"十二五"职业教育国家规划教材

经全国职业教育教材审定委员会审定

供高专高职护理、助产等专业使用

# 急危重症护理学

### 第二版

U0252336

主　编　佘金文　刘新平

副主编　万紫旭　翟朝霞　卜秀梅　胡小芳

编　者　（按姓氏笔画排序）

卜秀梅　（辽宁中医药大学）

万紫旭　（承德护理职业学院）

王　方　（红河卫生职业学院）

尤雪剑　（沧州医学高等专科学校）

刘新平　（滨州市人民医院）

佘金文　（长沙卫生职业学院）

胡小芳　（南昌大学抚州医学院）

袁荣华　（九江学院护理学院）

曾令斌　（长沙卫生职业学院）

翟朝霞　（运城护理职业学院）

科学出版社

北　京

## 内 容 简 介

本教材吸收了全国现有同类教材的合理创新之处，从临床和教学实际出发，汲取了急危重症护理领域的新知识、新进展和新技术。全书内容分为12章，突出了急危重症护理学的课程特色，注重能力培养，紧扣最新护士执业资格考试大纲，在每章后进行了要点总结和考点提示，并有一部分复习思考题，供学生自学和课后检测。另外，针对近几年全国职业院校护理技能大赛理论考试，本教材在部分章节后增加了模拟试题，以训练学生在实际工作中分析问题、解决问题的能力。配套的PPT课件、复习思考题答案及教学大纲供教师课堂教学选用。

本教材适用于全国高专高职护理、助产等专业学生使用。

图书在版编目（CIP）数据

急危重症护理学/佘金文，刘新平主编.—2版.—北京：科学出版社，2016.7

"十二五"职业教育国家规划教材

ISBN 978-7-03-048975-3

Ⅰ．急… Ⅱ．①佘… ②刘… Ⅲ．①急性病-护理学-医学院校-教材 ②险症-护理学-医学院校-教材 Ⅳ．R47.2

中国版本图书馆CIP数据核字（2016）第139578号

责任编辑：高　磊/责任校对：张怡君
责任印制：赵　博/封面设计：张佩战

科学出版社 出版

北京东黄城根北街16号
邮政编码：100717
http://www.sciencep.com

三河市骏杰印刷有限公司　印刷

科学出版社发行　各地新华书店经销

*

2013年1月第　一　版　　开本：787×1092　1/16
2016年7月第　二　版　　印张：10 1/2
2021年11月第十五次印刷　　字数：249 000

定价：29.80元
（如有印装质量问题，我社负责调换）

# 前　言

　　《急危重症护理学》是研究各类急性病、急性创伤、慢性疾病急性发作及危重患者的抢救与护理的一门学科，是护理学的重要组成部分，是护理专业专科层次教育中不可缺少的一门课程。

　　本教材第一版于 2013 年 1 月出版，因在编写内容上反映现代急危重症护理工作的特色，从临床和教学实际出发，突破学科界限，汲取了急危重症护理领域的新知识、新进展和新技术，突出了急危重症护理学的课程特色，并较好地结合国家护士执业资格考试内容，被评为"十二五"职业教育国家规划教材。但随着互联网的普及，如何运用现代信息技术创新教材呈现形式，使教材更加生活化、情景化、动态化、形象化，成为了我们的追求，为此，我们与科学出版社合作，利用"爱医课"这个平台，将教材数字化，并提供大量的视频、动画资源，建立互动教学平台，以供使用者利用网络平台自主学习。另外，针对近几年全国职业院校护理技能大赛理论考试，本教材在部分章节后增加了模拟试题，以训练学生在实际工作中分析问题、解决问题的能力。全书共分 12 章，包括绪论、院前急救护理、急诊科的管理与护理、心搏骤停与心肺脑复苏术、创伤患者的护理、急性中毒患者的抢救与护理、理化因素伤病的抢救与护理、常见急危重症的护理、重症监护病房的护理工作、多器官功能障碍综合征患者的护理、重要脏器功能监测及护理、常用急救技术。为了方便教学，本教材还同时编写了配套的 PPT 课件。

　　本套教材主要供医学高职高专三年制、五年制专科层次护理专业及助产专业、妇幼卫生专业使用。

　　本教材的编写，得到了各参编院校领导和专家的大力支持和热情帮助，在此表示衷心的感谢！由于水平有限，难免有疏漏和不妥之处，肯请各兄弟院校的专家和同学们在使用过程中发现问题并给予指正，我们将不胜感激。

编　者

2016 年 6 月

# 目 录

# 第1章 绪 论

📖 **学习目标**
1. 熟悉急危重症护理学研究的范畴。
2. 了解急危重症护理学发展史。
3. 熟悉急危重症护理学的学科特点与学习要求。

## 第1节 急危重症护理学概述

急危重症护理学经过了长期的临床实践，并伴随着急诊医学和危重病医学的发展而逐渐形成，是研究各类急性病、急性创伤、慢性疾病急性发作及危重患者的抢救与护理的一门学科，是护理学的重要组成部分。在抢救创伤患者、治疗危重患者、降低各种灾难事故的死亡率中发挥了重要的作用。近30年来，随着急诊医学和危重病医学的发展及社会需要的不断提高，急危重症护理学得到了快速的发展，同时急危重症护理学的发展也有力地促进了护理学的进步。

### 一、急危重症护理学研究的范畴

#### （一）院前急救

院前急救（pre-hospital care）是指急危重症患者进入医院前的医疗救护，包括呼救、现场初步复苏、途中监护和安全运送。院前急救的任务是采取及时、有效的急救措施，最大限度地减少患者的痛苦，降低伤残率和死亡率，为进一步诊治打下基础。首先建立有效的呼吸和循环，恢复基础生命体征，再根据病情和现有条件采取输液、止血、止痛、包扎、固定、解毒等措施，借助通讯联络工具向急救中心呼救并通报患者的病情。在转运途中连续监护和救治，为患者继续治疗赢得时间。

院前急救是急诊医疗服务体系（emergency medical service system，EMSS）的第一个环节，也是关键的一步，需要得到政府和社会各界的重视和支持，做好急救知识和初步急救技能的普及工作，提高大众的自救和互救能力，使在现场的第一目击者能首先给患者实施必要的初步急救。科学的管理体系，广大民众的积极参与和专业人员的共同努力，急救通讯、调度、指挥系统的不断完善，将使院外救护质量不断提高。

#### （二）医院急诊救护

医院急诊科（emergency department）是接收、处理日常急诊就诊及对院外转送的急诊危重患者进行院内救治的重要场所。急诊科应有完善的急救仪器与设备。急诊救护人员需经过专门而系统的培训，掌握精湛的急救技术和多学科知识，具备敏锐的观察力和快速的反应能力，具有良好的沟通能力，并熟悉相关的法律和卫生法规。急诊科抢救往往是团队性工作，需要多名医务人员密切配合、相互协作来完成。经过急诊科救治的患者，可根据病情给予急诊手术、入院治疗、重症监护治疗、急诊留院观察或离院等处理。

医院急诊救护是院前救护的延续，是EMSS中最重要而又复杂的中心环节。急诊科要建立畅通无阻的绿色通道，以利于急危重症患者的抢救。此外，要承担灾害、事故的急救工作。当突发事件或自然灾害发生时，医护人员应尽最大的努力，前往急救现场参加有组织的外援救护活动。急诊科要成立急救领导小组，遇有重大抢救任务时负责指挥与协调急救工作，以达到高效率、高质量的救护目标。

### （三）重症监护病房

重症监护病房（intensive care unit，ICU）是以救治急危重症患者为中心的医疗组织形式，是急救医疗服务系统的重要部分，也是收治危重患者的主要场所之一。ICU 的管理特点是强化与集中，工作实质是脏器功能支持和原发病控制，即集中训练有素的医生和护士，集中最先进的医疗监测和治疗设备，集中随时可能危及生命的急危重症患者，对他们进行持续、准确、强有力的动态监测，并对生命器官功能进行紧急或延续性支持治疗。

ICU 包括专科 ICU 与综合性 ICU。专科 ICU 是在专科基础上建立起来的 ICU，收治本专科的危重患者，如心血管内科的 CCU、呼吸内科的 RICU、急诊科的 EICU、麻醉科的 PACU。还有一些专业性更强的 ICU，如血液、新生儿、烧伤、颅脑外科等的 ICU。当原发病、专科问题成为患者的主要问题时，患者在这里能得到最合理、最恰当的治疗和护理。综合性 ICU 由医院直接领导，是医院的独立科室，其收治对象不分专科，以处理多脏器功能损害、均衡生命支持为主要工作内容，使危重患者得到全面的加强治疗和护理。

进入 ICU 的患者不仅其病理生理问题需要得到密切监测，与生理疾病密切相关的心理、社会、环境和家庭问题也需要得到精心的关护。以患者为中心，通过对患者的身心及社会、家庭背景做全面评估，收集完整的健康资料，掌握病情的发展和预后，才能获得良好的救治效果，达到挽救生命、提高生存质量的目的。

### （四）急危重症护理的人才培养和科研工作

对急危重症护士进行有计划、分层次的继续教育是急危重症护理学的重要内容。培养和提高急危重症护士的综合救护能力，是保证急救理质量的基本条件之一，要注重培养急危重症护士综合各学科专业知识去解决临床实际问题的能力和在紧急情况下能正确判断、敏锐反应的专业品质。急危重症专科护士的培养是我国急危重症护理的发展趋势，为适应国际急救护理发展的新形势，首先需建立统一的急危重症专科护士管理体制，做到评估标准化、培训基地化和上岗持证化。

2002 年由中华护理学会、香港危重病学会和中国协和医科大学率先培养了第一批重症专科护士，之后各省市护理学会纷纷进行重症专科护士认证，培养了大批重症护理人才。2005 年，我国各省市急诊专科护士培训开始起步，2007 年卫生部统一制定了急诊专科护士培训大纲，对学员选拔、师资、课程设置等情况都做了详细规定，目前急诊专科护士培训工作正在全国全面展开。教育部将《急救护理学》确定为护理学科的必修课，高等医学院校本科、专科开设《急救护理学》和《重症监护》课程，护理研究生教育也设立了重症监护方向。至此，急危重症护理人才的培养已经初具规模。

护理科研包括理论的探讨、护理实践的提高和改进，并为临床护理工作提供科学的依据。急危重症护理科研是急危重症护理学发展的支撑点和生命力延续的要素。应强化科研意识，提高科研水平，在急危重症护理实践中开展以科学为依据的循证护理。对常见的护理难题进行研究，提出新观点，进一步完善急危重症护理的理论体系。使急危重症护理学的教学、科研和临床实践紧密结合，为提高急救水平，发展我国急救事业做出努力。

## 二、急危重症护理学的发展史

### （一）国外急危重症护理学的发展史

现代急危重症护理学的起源，可追溯到 19 世纪南丁格尔的年代。1854～1856 年英国、俄国、土耳其在克里米亚交战。战争开始时，英军的医疗救护条件非常低劣，伤员死亡率高达 42%。南丁格尔率领 38 名护士奔赴前线开拓战地护理工作，伤员死亡率迅速下降至 2%，这充分说明了急危重症护理工作在抢救危重患者中的重要作用。

20 世纪 60 年代，由于心电示波装置、电除颤器、人工呼吸机、血液透析机等广泛应用于临床，医学理论与实践的逐渐深化，护理理论与护理技术也得到进一步提高。到了 60 年代后期，现代监护仪器设备的集中使用，促进了 ICU 的建立。20 世纪 70 年代，国外一些国家开始组建急诊医疗服务体系，训练各行各业的人员作为二线急救组织成员，重视现场抢救，重视急救护理教育。70 年代中期，在联邦德国召开的国际红十字会参与的一次医疗会议上，提出了急救事业国际化、国际互助和标准化的方针，要求急救车装备必要的仪器，国际统一紧急呼救电话及交流急救经验等。美国于 1959 年开始实施急救医疗，1973 年美国国会通过了《急诊医疗服务体系 EMSS 法案》，1976 年完成了立法程序，形成了全国急救医疗网。之后，美国又相继建立了院前急救、途中救护和重症监护体系。

### （二）国内急危重症护理学的发展史

我国的护理急救事业也经历了从简单到逐步完善形成新科学的发展过程。在早期只是将危重患者集中在靠近护士的病房或急救室，以便于护士观察与护理；对外科手术后的患者，也只是先送到术后复苏室，清醒后再转入病房；进入 20 世纪 70 年代，尤其是 80 年代以来，随着我国的对外开放和国民经济的快速发展，急救医学也开始步入了新的发展阶段。

1980 年，国务院在北京主持召开了新中国成立以来第一次由北京等 10 个城市参加的急救工作会议。会后，卫生部颁发了《关于加强城市急救工作意见》的文件，指出了急救医学在国家建设和保障人民健康中的重要作用，并明确了其性质、任务和建立健全急救站和医院急救科（室）的具体规定。1983 年卫生部又颁发了《城市医院急救科（室）建立方案》，明确提出城市综合性医院必须成立急诊科（室）。1986 年全国人民代表大会通过了《中华人民共和国急救医疗法》，并颁布实施。1986 年在上海召开了第一次急救医学学术讨论会，正式成立了"急救医学专科学会"。1989 年世界危重病急救医学学会接纳我国为该会会员，从此，我国急救医学组织跨进了国际专业组织的行列。经过多年的发展，我国的急救医学从组织机构、设施建设、队伍建设、设备装置及业务学术等方面都得到了很大的发展。目前，全国各大、中城市都建立了急救医疗中心，小城市和县镇也基本建立了急救医疗站，全国县以上的综合性医院和部分专科医院都设置了急诊科（室），形成了急救中心 - 急救站（所）- 急诊科（室）相结合的急救医疗网络。全国各大、中、小城市和县、镇都已经基本开通了"120"急救呼救电话专线，急救医疗的社会化、专业化、家庭化的格局已经初步形成。

20 世纪 80 年代后期各省 ICU 相继成立并蓬勃发展，根据专业不同建立了 RICU、CCU、NICU 等重症监护病房。2003 年非典型肺炎的流行促进了重症医学的发展，同年中华护理学会和中华医学会重症监护委员会正式成立。2008 年重症医学确立为临床医学二级学科，有了学科代码。2009 年，重症医学科列入一级临床诊疗科目，同年发布了《重症医学科建设与管理指南（试行）》，要求二级以上综合医院建立重症监护病房，并明确规定了设施、布局、人员、仪器设备和管理等多方面要求，重症医学逐渐走向规范化。

## 三、在护理学中的地位和作用

急危重症护理学是近 30 年发展起来的一门新兴学科，是研究对急危重症患者实施急救和特别监护的一门科学。它既是护理学的重要组成部分，又是急诊医学和危重病医学的组成部分。在护理大专和本科教育中，它是不可缺少的一门课程。随着医学科学的发展，急危重症护理学得到了快速发展，在救护急危重症患者方面发挥了重要作用。

# 第2节　急危重症护理学的学科特点与要求

## 一、急危重症护理学的学科特点

### （一）涉及知识范围广

急危重症护理学涵盖了所有临床专科的急症处理，包括院前急救、院内急诊和重症监护工作，要求急危重症护理人员具备广泛的理论知识与实践经验。

### （二）思想素质要求高

急危重症护理工作异常艰辛，在许多情况下需要牺牲个人利益。要想成为一名优秀的急危重症护士，首先应具备全心全意为患者服务的思想，要急患者所急，想患者之想，在抢救过程中需要有不怕脏累、不怕危险的精神；在抢救灾害性伤病员时，还需要有献身精神。

### （三）技术要求高

急危重症护理面对的是病情复杂多变、生命垂危的各种急危重症患者的救治，护理人员在判断病情和制定计划时必须具备扎实、广泛的理论基础知识和各专科疾病救治的实践经验，要求掌握在不同情况、不同环境下的准确到位的技术，还需要掌握现代化设备、仪器的使用，尤其是在特殊环境下的应用。基本功训练是提高急危重护理人员素质的基本环节。

## 二、急危重症护理学的学习要求

### （一）培养良好的职业道德

急危重症护士要遵循"慎独"精神，自觉地规范自己的言行和实践，设身处地为患者着想，牢固树立"时间就是生命"的观念，急患者所急，争分夺秒、全力以赴抢救患者生命，保证抢救工作的质量。

### （二）掌握急救技术和急救技能

要刻苦学习急救知识，勤学苦练急救技术，以具备扎实的业务素质；在工作中正确、敏捷操作以赢得救治生命的时间。

### （三）熟悉多学科知识与技能

急危重症工作跨度大，急危重症患者病情复杂，在分诊及护理过程中，涉及的知识面广，要求护士具备良好的专业素质，熟悉内、外、妇、儿等多学科护理知识和技能，以及伦理学、社会学、心理学等多方面的知识。还要善于将基础理论与学过的各专科知识相互联系、融会贯通，以便全面地判断病情、更迅速地抢救急危重症患者。

### （四）培养管理能力

急危重症护理工作中管理能力非常重要，能否排除抢救护理的各种障碍，协调好各方面的关系，直接关系到抢救工作能否顺利进行。因此，管理能力的培养对护士同样重要。

（刘新平）

# 第2章　院前急救护理

国道上一大型货车突然完全失控，在撞到中心隔离墩后驶向对向车道，与一满载乘客的中巴车迎面相撞，并双双坠入路基下 3 米的水塘，部分乘客被抛出车窗外而落水。

讨论分析：

1. 附近村民目睹了车祸经过，应如何紧急呼救？

2. 医疗救护人员赶赴事故现场应立即进行哪些方面的评估？如何快速判断危重伤病员的情况？

3. 现场救护中需遵循哪些原则？

4. 试述现场检伤分类的方法及其意义？

5. 一伤员被从水中救起后不省人事，检查无呼吸、颈动脉搏动消失，应如何施救？怎样判断施救效果？

6. 一伤员头颈部受伤，颈后疼痛、活动受限，躯体被卡在形变的车座之前，在救出该伤员的过程中应重点注意什么问题？如何正确搬运此类伤病员？

7. 试述重伤病员在转运途中的救护要点？

院前急救（Pre-hospital care）是指对遭受各种危及生命的急症（emergency）、创伤、中毒、灾难事故等患者从现场到送达医院之前进行的紧急救护。其目的是争取时间和挽救患者生命。院前急救有广义和狭义之分，广义院前急救既可是医疗单位闻讯后赶赴现场的救治活动和行为，也可是经过急救知识普及培训教育的红十字卫生员、司机、交通警察及其他人的救治活动。狭义院前急救则专指有通讯、运输和医疗基本要素所构成的专业急救机构进行的医疗救治活动。广义与狭义的概念主要区别在于有否有公众参与。我国著名急救医学专家李宗浩认为急救应实现"四化"，即急救社会化、结构网络化、抢救现场化、知识普及化。

## 第1节　院前急救概述

### 一、院前急救的性质

院前急救是整个急诊医疗服务体系（EMSS）的一个子系统，是急救过程中的重要一环。快速有效的院前急救对维护患者生命、减少院前患者的伤残率和降低死亡率非常重要。在日常生活和工作中，人们都有发生突发性疾病或遭受意外伤害的可能，心搏骤停（cardiac arrest）、窒息、气胸、外伤大出血、骨折、休克等，瞬间处理不当就会直接威胁生命或加重损伤，尤其是对心搏骤停的患者，相差几分钟就关系到患者的生死存亡。例如，心肌梗死的患者有 40%～50% 因得不到现场救治会在最初数小时内死亡，严重交通事故伤员有 2/3 以上在发生事故的 25 分钟内可因得不到及时救治而死亡。尽管院前急救是暂时的、应急的，但如果没有院前急救争取到的这关键的几分钟，医院内设备再好，医生的医术再高明，患者也难以起死回生。

院前急救也是整个城市和地区应急防御功能的重要组成部分，随着各类自然灾害及人为事故的不断发生，往往会造成大量的人员伤亡，需要包括医疗救护、消防、交通、公安等组成的城市应急防御体系共同救援，才能将人员伤亡和财产损失降到最低。

# 二、院前急救的特点

院前急救的任务不完全等同于医院急诊科的急救，在地点、时间、环境和患者对医疗服务要求等方面有许多不同，有其自身的特殊性。

## （一）随机性强、突发性强

患者随时呼救，病种多样，而且多为人们预料之外的突然发生的灾害性事件中出现的伤员或患者，有时少数，有时成批。因此，要求救护人员能对急救的理论知识及操作技术有全面的掌握。

## （二）时间紧迫

一有呼救立即出动，一到现场立即展开抢救或运送，充分体现了"时间就是生命"的紧迫性。突发性灾害事故后，患者病情复杂者、危重者多，不少患者及家属心理上十分焦虑和恐惧，因此要求救护人员必须具备良好的心理素质，做到沉着、冷静、果断。

## （三）流动性大

院前急救系统平时在急救医疗服务区域内活动，而急救地点可以散在于所管辖的任何街道、工厂、学校及居民点。当发生重大突发性灾害事故时，还可能跨市、跨区进行增援。

## （四）灵活性强

重大灾害发生后，伤员往往成批出现且伤情复杂，常会出现抢救器材、药品和转运工具不足的情况，因此需要灵活机动地寻找代用品，就地取材获得绷带、夹板、担架等，否则就会丢掉抢救时机，给伤员及患者造成不可挽救的后果。

## （五）急救环境条件差

院前急救有时在事故现场，有时在路边及转运途中，光线、噪声、震动等会对听诊、注射用药、吸痰及生命体征的监测带来困难。因此要求抢救人员在抢救过程中要冷静、细心。

## （六）对救护人员要求高

当灾害发生时伤员往往种类多，伤情重，一个患者可能发生多个系统、多个器官同时受累的情况，抢救人员须在短时间内完成初步诊断和紧急处理，因此需要具有丰富的医学知识、过硬的技术才能成功完成急救任务。

## （七）对症治疗为主

院前急救因无充裕的时间和良好的条件做明确的医疗诊断或鉴别诊断，只能以对症治疗为主。

## （八）体力劳动强度大

现场急救有时要上下楼搬运患者，有时要弃车步行，运送途中还要不断观察患者的病情，均需付出较大的体力劳动。

# 三、院前急救的任务

## （一）平时对呼救患者的院前急救

这是主要和经常性的任务。负责院前急救的工作人员接到患者的紧急呼救后立即通知相关部门，医护人员应携带必需的医疗器械和药品以最快速度赶赴现场。呼救患者一般分为两种类型。

**1. 短时间内有生命危险的患者**　称为危重患者或急救患者，如心肌梗死、急性气道阻塞、严重创伤、休克等。此类患者占呼救患者的 10%～15%，其中进行就地心肺复苏的特重患者<5%。此类患者必须进行现场抢救，目的在于挽救患者的生命或维持其生命体征。

**2. 病情紧急但短时间内无生命危险的患者**　称为急诊（emergency call）患者，如骨折、重症哮喘、急腹症、高热等患者。此类患者占呼救患者的 85%～90%，现场处理的目的在于稳定病情、减轻痛苦和避免并发症的发生。

### （二）灾难或战争时对遇难者的院前急救

对遇难者除应做到平时急救要求外，还需要与现场的其他救灾系统如消防、公安等部门紧密配合，同时注意救护者的自身安全。若遇特大灾害或因战争有大批伤员时，应结合实际情况执行有关抢救预案，加强伤员的分类和现场救护，并合理分流运送。

### （三）特殊任务的救护值班

遇有大型集会、重要会议、国际比赛等特殊活动时，要设立临时急救中心，执行此项任务的人员要求加强责任心，严防擅离职守，一旦发生意外，随时行动，快速处理。

### （四）急救知识的普及教育

院前急救的成功率不仅取决于院前急救人员的医疗救护水平、出动是否及时，还与公众的自我保护意识、自救与互救的能力密切相关。为了提高全民的急救意识，平时可通过各种媒体对公众普及急救知识，开展有关现场急救及心肺复苏的教育，使急救的初期技术从专业领域的医务人员扩大到社会人员，从而达到提高院前急救的成功率的目的。

## 四、院前急救的原则

院前急救总的任务是采取及时有效的急救措施和技术，最大限度地减少伤病员的痛苦，降低致残率，减少死亡率，为医院抢救打好基础。经过院前急救能存活的伤病员优先抢救。这是总的原则。为了更好地完成急救任务，还必须遵守以下 6 条原则。

### （一）先复苏后固定

先复苏后固定是指遇有心跳呼吸骤停又有骨折者，应首先应用口对口人工呼吸和胸外按压等技术使心肺脑复苏，直到心跳呼吸恢复后，再进行固定骨折的原则。

### （二）先止血后包扎

先止血后包扎是指遇到大出血又有创口者，首先立即用指压、止血带或药物等方法止血，接着再消毒创口进行包扎的原则。

### （三）先重伤后轻伤

先重伤后轻伤是指同时遇到垂危的和较轻的伤病员时，应优先抢救危重者，后抢救较轻的伤病员。

### （四）先救治后运送

过去遇到伤病员，多数是先送后救，这样常耽误了抢救时机，致使不应死亡者丧失了性命。现在应把它颠倒过来，先救后送。并且在送伤病员到医院途中，不要停止抢救措施，继续观察病情变化，少颠簸，注意保暖，平安到达目的地。

### （五）急救与呼救并重

急救与呼救并重是指在遇到成批伤病员时，又有多人在现场的情况下，要紧张而有序地分工合作，急救和呼救可同时进行，以较快地争取到急救外援。

### （六）搬运与医护的一致性

过去在搬运危重伤病员时，搬运与医护工作从思想和行动上有分家现象。搬运是由交通部门负责，途中医护是卫生部门来协助。在许多情况下，协调配合不好，途中应该继续抢救却没有得到保障，结果增加了伤病员不应有的痛苦和死亡。医护和抢救应在任务要求一致、步调协调一致、完成任务的指标一致的情况下进行。这样在运送危重伤病员时，就能减少痛苦，减少死亡，安全到达目的地。

过去急救是"抬起来就跑"的办法，这一概念在国际范围内已基本上被"暂等并稳定伤情"这样一种思想所代替，这一稳定方针已经表明可以有效地降低战争与和平时期急救中的死亡率和致残率。在"暂等并稳定伤情"时，并不是把伤病员搁置不管，而是急救人员在紧张地为马上需要转送的伤病员做应做的紧急处置，如开放气道、心肺脑复苏、控制大出血、制动骨折，止痛等重要而有价值的工作。大量事实证明，不搬运、少搬运对伤病员是有利的，但为了使伤病员脱离危险地带，迅速送到医院进行更系统的检查和治疗还必须搬运。这是一对矛盾，在急救中应根据伤病员情况进行选择。

根据大量急救实践，急救人员越早对伤病人员进行施救，伤病人员的存活率就越高。①最佳急救期：伤后 12 小时内。②较佳急救期：伤后 24 小时内。③延期急救期：伤后 24 小时以后。

# 五、院前急救组织体系和模式

## （一）急救指挥系统

医学急救是国家防灾减灾大系统中的重要组成部分，急救指挥系统从中央到地方，应是统一规划建设、统一指挥运作的系统，是群众急救普及化、区县急救网络化和医院急救专业化的核心。全国中央急救指挥中心是最高指挥部，下设省、市、区（县）指挥系统。省、自治区、直辖市必须建立急救中心（emergency center），掌握急救信息，负责抢救、监护、外出急救、承担培训和科研等工作。县以上地区要由当地卫生行政管理部门，在政府领导下负责统一指挥本地区的急救医疗工作，实行三级急救医疗体制，组成本地区的急救医疗网。在紧急情况下应能迅速地完成指挥、派遣、协调及安全护送等任务。

## （二）社会急救系统

1. 社会各部门或单位，接到急救求援信号后，必须从人力、物力、财力上给予援助，广大群众对各种场所发现的危重、急伤患者，都有义务予以急救，送往医疗单位或向急救部门呼救。

2. 为了让群众懂得急救的重要性，克服院前急救人力物力缺乏的弱点，使伤员在未到医院前就能得到妥善的处理，降低死亡率，普及急救知识是当务之急。医学院校要开设急救医学专业课，普通学校应开设卫生课，普及急救知识。各地政府和红十字会组织要对红十字会员、消防人员、警察、司机和乘务员及饮食行业服务人员，进行现场初级救护技术的培训。

## （三）我国院前急救工作模式

目前，我国城市院前急救由于经济实力、城市规模、急救意识、服务区域及传统观念等方面的影响，存在较大差异。院前急救的组织体系因隶属关系不同，其基本构架亦不同，主要可分为以下 5 种模式。

1. **"北京市急救中心"型模式**　以具有现代化水平和专业配套设施的独立型的北京市急救中心为代表，实行院外—急诊科—ICU 急救一条龙的急诊医疗体系。急救反应时间是衡量急救医疗服务系统功效的重要指标。北京市急救中心在新建社区和近郊区扩建、兴建急救网点，努力达到急救半径 3.5 公里，急救反应时间 5～10 分钟，从而接近发达国家的急救反应时间 4～7 分钟的水平。

2. **"上海医疗救护中心"型模式**　以上海市的医疗救护中心为代表。医疗救护中心在市区和郊县都设有救护分站，院前急救系统拥有救护车队，组成急救运输网，市区急救半径为 3～5 公里，平均反应时间为 10 分钟。

**3. "重庆急救中心"型模式**　附属于一所综合性医院的院前急救，或由全市数所医院组成的急救医疗协助网。以重庆市为代表。该模式具有强大的急救中心，形成了院前急救、医疗监护运送、院内急救、ICU 等完整的急救医疗功能。其特点是院外、院内急救有机结合，有效地提高了伤病员的抢救成功率。但医院的医护人员随车出诊存在专业技术人员浪费的现象。

**4. "广州急救指挥中心"型模式**　建立全市统一的急救通讯指挥中心，负责全市急救工作的总调度，其下以若干医院的急诊科为相对独立的急救单位，并按医院专科性质和区片划分分片出诊。以广州市的急救通讯指挥中心为代表。

**5. 小城市的"三级急救网络"型模式**　小城市的三级急救网络。Ⅰ级急救点设在乡、镇卫生所，Ⅱ级急救站设在区卫生院，Ⅲ级急救中心设在城市的综合性医院。但是，我国地域广阔，在偏远地区、农村尚无院前急救组织。

# 第 2 节　院前急救中的护理工作

当患者突患急病或遭受意外伤害时，救护人员赶赴现场院，利用所携带的医疗器械、设备、物品及药物对患者立即展开救护，以达到保全患者生命、防止病情恶化及为进一步救护赢得时间的目的。在急救现场，救护工作应遵循一定的程序，做到忙而不乱，稳中求快，由护士配合医生共同完成救护任务。主要护理工作包括：①抢救环境评估；②对伤情的快速准确评估；③必要护理措施的果断实施；④对患者进行安全转运和进行途中监护。各个环节紧密衔接，构成了院前急救护理的基本程序。

## 一、现 场 评 估

院前急救的基本原则是先救命后治病，医护人员抵达现场后，首先快速评估周围环境对患者及施救人员是否安全，尽快离开不安全的环境。如有害气体泄漏、塌方场所、交通要道等。抢救触电者要先切断电源；抢救溺水者要防止再次落水。

接下来应向患者或目击者简明地询问病史及发病过程，同时迅速而果断地处理直接威胁患者生命的伤情或症状。然后迅速对患者进行全身体检。进行体检时，原则上尽量不要移动患者的身体，尤其对不能确定伤情的创伤患者，移动患者有时可能会加重伤情。体检顺序：①测量患者的生命体征，确定患者的意识状态。②观察患者的一般情况，如语言表达能力、四肢活动状况及患者对伤情的耐受程度。③应用基本物理检查方法对患者全面体检，依次从头、颈、胸、腹、脊柱、四肢进行检查。

### （一）生命体征评估

**1. 神志（consciousness）及瞳孔（pupil）**　检查患者的意识状态（清醒、嗜睡、意识模糊、昏睡、浅昏迷或深昏迷）。观察瞳孔是否等大等圆，对光反射是否灵敏。瞳孔是否固定，有无压眶或角膜反射。双侧瞳孔散大并伴有对光反射消失为濒死状态的表现，如瞳孔不等大且伴有对光反射减弱或消失及神志不清，往往为脑功能损害的表现。

**2. 血压（blood pressure）**　常规测量肱动脉压，判断患者血压是否正常，如患者双上肢受伤，应测量腘动脉血压，其压力值比上肢动脉压高 20～30mmHg（2.6～4.3kPa）。血压过高需立即控制，血压过低提示可能有大量出血或休克存在。

**3. 脉搏（pulse）**　检查桡动脉或颈动脉是否有搏动，并注意频率和节律。患者的脉搏微弱或触摸困难与心脏活动和血容量有直接关系。如触不到桡动脉搏动，提示收缩压降至 80mmHg 以下；如触不到颈动脉搏动，提示收缩压下降至 60mmHg 以下。

**4. 呼吸（respiration）**　检查患者有无呼吸，观察其呼吸速率、节律和深浅度是否正常，有无呼吸困难、被动呼吸体位及发绀等情况。

**5. 体温（temperature）及末梢循环（circulation）** 可直接用手触摸患者皮肤感受患者体表温度，有无皮肤湿冷、发凉等表现。观察患者肢体末梢色泽，有无苍白、发绀或花纹出现。肢端湿冷或皮肤出现花纹提示微循环不良，是休克的征兆。

**（二）全身检查**

**1. 头部体征**

（1）眼：观察患者眼球及晶状体是否正常，有无结膜充血、角膜异物，视物能力如何。

（2）口：口唇有无发绀，口腔内有无出血、呕吐物、异物及脱落的牙齿，如有应及时清除，以防堵塞呼吸道。观察口唇皮肤完整性，有无因误服腐蚀性液体而导致的口唇灼伤。观察患者的呼吸有无异味。

（3）鼻：观察患者鼻的外形是否完整，鼻腔是否通畅，有无呼吸气流，有无血液或脑脊液流出。

（4）耳：观察患者耳郭是否完整，耳道中有无异物，有无血液或脑脊液流出，患者听力是否正常。

（5）头颅：检查患者的头皮有无伤口、血肿。患者的颅骨是否完整，有无变形。

**2. 颈部体征** 观察患者颈部有无损伤、出血、血肿，颈后有无压痛点。检查时应注意动作轻柔，避免加重损伤。

**3. 胸部体征** 检查锁骨有无隆起或变形，并可适当加压以确定是否有骨折存在。检查胸部有无创伤、出血，有无开放性损伤及反常呼吸运动。询问是否存在胸痛及疼痛的性质。

**4. 腹部体征** 检查患者腹部有无膨隆、包块、创伤及出血。腹式呼吸是否存在，腹壁有无压痛、反跳痛、腹肌紧张。

**5. 脊柱体征** 对于急性创伤患者，在未明确是否存在脊髓损伤的情况下，切不可盲目搬动患者。检查时，用手平伸向患者后背，自上向下触摸，检查脊柱及两侧软组织有无压痛、肿胀、畸形。

**6. 骨盆体征** 两手分别放在患者髋部两侧，轻轻施加压力，检查有无疼痛和骨折。观察外生殖器有无损伤。

**7. 四肢体征** 有无畸形、肿胀、疼痛，关节活动是否正常，触摸动脉搏动，观察皮肤颜色、温度及末梢循环情况，注意双侧对比。

对患者的病情评估应迅速、准确，动作轻柔，并根据病情、症状、体征进行有重点的体格检查。检查中，要随时处理直接危及患者生命的症状和体征。

**（三）患者分类**

通过检查，一般可将患者分成以下 4 种情况。

**1. 轻症患者** 指病情较轻，患者清醒，对检查能够配合并反应灵敏，经门诊或手术处理后即可回家休养而不需住院者，如皮肤擦挫伤、小面积烧伤、关节脱位等。此类患者佩带绿色标志。

**2. 中度患者** 指病情暂不危及生命，患者对检查有反应，但不灵敏，有轻度意识障碍，可在现场处理后由专人观察下送往医院救治，如患者有较大面积软组织损伤，肢体有两处以上骨折者。此类患者佩带黄色标志。

**3. 重度患者** 指病情危重，患者对检查完全无反应，意识丧失，随时有生命危险，需立即抢救，如窒息、休克、大出血等。此类患者佩带红色标志。

**4. 死亡** 指病人呼吸、心跳已停止，各种反射均消失，瞳孔固定散大者。此类患者佩带黑色标志。

# 二、现 场 救 护

对患者病情做出初步判断后，护士应配合医生对患者进行急救处理。常规急救护理措施包括给患者以合适的体位、建立静脉通路、观察维护生命体征的平稳等。另外，可根据需要协助医生进行人工呼吸、气管内插管、胸外心脏按压、止血和骨折固定等。

## （一）体位

对于轻症或中度患者，在不影响急救处理的情况下，可根据病情取舒适体位，如屈膝侧卧位、平卧位或半坐卧位。对意识丧失者，应取平卧位头偏向一侧，防止舌根后坠或呕吐物等阻塞气道引起窒息。对需进行心肺复苏者，取平卧位并在其身体下垫硬木板。放置好患者体位后应注意给予保暖。

## （二）保持气道通畅，维持呼吸功能

协助医生清除患者口腔、咽喉和气管内的分泌物、呕吐物及异物。对呼吸停止者协助医生建立人工气道，行人工呼吸。对缺氧患者及时有效地予以吸氧。

## （三）维持循环功能

对心跳呼吸骤停的患者，应立即进行胸外心脏按压。病情需要而又有条件时，应及时协助医生进行心脏电除颤、药物治疗，并进行心电监护。

## （四）建立有效的静脉通路

对于所有需要建立静脉通路的院前急救患者，如可能的话，均选用静脉留置针，可保证在短时间内能快速输入液体和药物。静脉穿刺部位一般选用前臂静脉或肘正中静脉。穿刺成功后，以胶布固定牢靠，即使患者躁动、体位改变也不易脱出血管外或刺破血管。对危重患者可建立两条或两条以上静脉通道。通过静脉通路输入的液体和药物，护士应掌握其药理作用、副作用及配伍禁忌，并做好用药观察。用过的空安瓿应暂时保留，以便核对。

## （五）对症处理

对于各种急性症状，可根据医嘱采取降温、止痛、解痉、止血、解毒等救护措施。

## （六）心理护理

由于突然遭遇急症或意外伤害，患者及家属往往会出现紧张、焦虑、恐惧等心理反应。医护人员可通过语言安慰、客观的病情介绍及有条不紊的工作来降低患者及家属的不良心理反应。

# 三、转运与途中监护

危重患者经现场急救后，应迅速且安全地运送到邻近的医院或急救中心，使患者得到更完善的诊治。在转运时应根据患者的情况和现场的情况，合理选择搬运方法和转运工具，以免患者在转运中受到新的伤害或增加患者的痛苦。

## （一）转运前准备

**1. 选择合理运送工具**　应根据患者的病情、现有的条件选择合适的转运工具。

**2. 联络接收医疗单位**　应与即将接收患者的医院或急救中心保持联络，通报患者病情，以利于对所接收的患者做好合理的接收准备。

**3. 正确搬运患者至运送工具上**

（1）担架搬运：此法在现代急救中用的最多。担架的种类很多，如帆布担架、充气担架等，可供不同的患者使用。在尽可能不改变患者体位的情况下，将患者平抬上担架，然后搬运到汽车或其他运送工具上。

（2）徒手搬运：当遇有大批伤员出现且在现场找不到合适的搬运工具，以及在一些特殊地点如火灾现场、山区塌方不能使用担架，就要依靠医护人员徒手搬运。但病情危重、脊柱损伤等患者不宜用此法。

1）扶持法：适用于神志清楚、行动困难的患者。救护者站在患者受伤的一侧，患者的手臂搭在救护者的颈部，然后救护者用外侧的手牵着患者的外侧手腕，并用近侧手从患者背后扶持患者的腰部，使患者依靠住救护者的身体，协助患者行走。

2）抱持法：救护者站于患者一侧，一手托其背部，一手托其股部，将患者抱起。一般用于胸部和腹部损伤患者。

3）背负法：救护者站在患者面前，将患者背起，胸部创伤患者不宜采用。

### （二）不同转运工具转送特点与途中救护

**1. 担架转运伤病员的途中护理**　担架是灾难急救转运伤员中最常用的工具，结构简单、轻便耐用。

（1）担架转运伤病员的特点：优点是舒适平稳，转运中对伤病员的影响小，适用于各类伤病员，不受地形、道路等条件限制，工具不足时还可利用木板、树枝等就地取材，临时制作。缺点是非机械化，速度慢，占用人力多，担架员搬运途中体力消耗大，当遇寒冷、雨雪等恶劣天气时会影响使用。

（2）伤病员在担架的体位：一般伤员在担架上取平卧位，恶心呕吐的伤病员应取侧卧位，防止仰卧位时呕吐物引起窒息。昏迷的患者应将头偏向一侧，以防舌根后坠或分泌物堵塞呼吸道。

（3）担架运送的要求：将伤病员安置在担架上后，系好安全约束带，将伤病员胸部、下肢与担架固定在一起，以防患者摔伤。抬起担架时尽量保持患者身体在水平状态，下楼梯时，在前面抬担架者应将担架举高，使担架保持平衡。担架在行进中，伤病员头部在后，以利于随时观察病情变化，担架员的步调力求协调一致、平稳，防止摆动及颠簸而增加伤病员的痛苦。为防止伤病员和担架员疲劳，途中应定时休息。运送带有输液管、引流管、气管插管的伤病员时，必须保持管道通畅，防止移位、扭曲受压和阻塞。使用止血带的伤员，应在1～2小时松解一次，每次持续2～3分钟，松解止血带时要用力按压住出血的伤口，以防大出血造成休克。

**2. 汽车转运伤病员的途中护理**

（1）汽车转运伤病员的特点：优点是快速、机动、受气候条件影响小，特别是救护车装备有各种急救器材和设备，便于抢救。缺点是汽车在不平的山路或土路行驶时颠簸较重，给行驶中抢救带来很大困难。部分患者易发生晕车、恶心、呕吐、体力消耗，而加重病情。

（2）安置合适体位：一般重伤员均可采仰卧位。胸部损伤呼吸困难者，取半卧位并给予吸氧。颅脑损伤和呕吐的患者头应偏向一侧，以防发生窒息。长骨骨折的患者应将伤肢放在合适位置，并固定牢靠，防止在运送途中由于颠簸而引起疼痛或损伤血管神经。

（3）运送途中护理：车速尽量为匀速行驶，快捷中求平稳，尽量减少颠簸，避免骤然加速或刹车。运送中严密观察病情，发现异常情况及时处理。对于转送途中有生命危险的伤员，如大出血未止住，休克尚未纠正，生命体征尚不稳定者，应暂缓用汽车长途转送。

**3. 列车转运伤病员的途中护理**　较大灾害或战争发生时往往导致大批伤员出现，此时列车转运较为常见。转运时每节车厢伤员的病情轻重应加以调配，医护人员对重伤员必须重点护理。应做到以下几点。

（1）对特殊或重伤员做出明显标志：由于伤病员较多，卧铺又分上中下三层，给转运途中的观察治疗护理带来困难。因此，对出血、瘫痪、昏迷等危重伤病员，必须在其身旁挂有醒目的标志，以便作为重点观察护理对象。

（2）要做到勤查体、勤询问、勤处理、勤巡回：以利于及时发现病情变化，及时给予处置。如本车厢的医护人员处理抢救有困难，应立即报告，请求其他车厢组支援，以保证伤病员安全到达目的地。

（3）全面观察、重点监护：列车在运行中，患者的病情是可以随时发生变化的，危重患者可因抢救及时而转危为安，轻症患者也可以因护理不周而使病情恶化。因此，对列车上的所有患者无论病情轻重，医护人员都应认真检查，细心照顾，注意生命体征的观测，及时发现病情变化。

**4. 飞机转运伤病员的途中护理**

（1）飞机转运伤病员的特点：优点是速度快、效率高、平稳舒适，且不受道路、地形的影响，可将伤病员迅速转运到急救中心或专科医院。缺点是随着飞行高度的上升，空气中的氧含量减少，氧分压下降，一般每升高 1000m，氧分压会下降 18～20mmHg，含氧量低，会加重心肺功能不全患者的病情。另外，飞机在上升及下降时，气压的升降变化，会使开放性气胸的伤员发生纵隔摆动，加重呼吸困难；腹部手术的伤员则可引起或加重腹部胀气、疼痛，伤口缝合裂开。

（2）合理摆放伤病员：大型运输机，患者可横放两排，中间为过道，便于医护人员巡视及治疗。若是直升飞机，伤员应从上到下逐层安置，危重患者最好放在下层以利抢救。休克患者因血容量少血压低，头部应朝机尾，以免飞行中引起脑缺血。

（3）飞机转运途中护理：高空中温度、湿度较低，气管切开插管的患者应注意采取气道湿化措施，如使用雾化器、加湿器，防止气管分泌物黏稠结痂，阻塞气管。外伤导致的脑脊液漏的患者，因空气中气压低会增加漏出量，要用多层无菌纱布加以保护，严防逆行感染。头面部外伤波及中耳及鼻旁窦者，空气可能由此进入颅腔，引起颅内压增高，可在患者鼻腔内滴入麻黄素、肾上腺素等收缩血管药物，以保持中耳腔、鼻旁窦与外界畅通。昏迷患者因眼球角膜外露致角膜干燥，要定时滴氯霉素眼药水，眼球上覆盖无菌油纱布加以保护。

**（三）伤病员交接**

无论采用何种工具转运患者，救护人员将伤病员送到医院或急救中心后，要与急诊科的医护人员进行交接，对已采取的急救措施、患者所用的药物、各种管道及目前状况等做好详细交班，以便院内医护人员进行参考，争取时间进行救治。

（万紫旭）

---

**案例分析**

**案例 2-1 分析：**

1. 立即拨打"120"急救电话以启动紧急救援系统；以简洁的语言清晰地告知事故的确切地点，指出周围明显标记和最佳路径；说明事故原因、现场情况及其严重程度、伤病员人数及存在的危险、现场已采取的救护措施等；告示现场联系电话和联系人。呼救同时迅速展开现场急救。

2. 应立即评估事故原因、现场环境，并快速评估危重伤病情况。主要从意识、气道、呼吸、循环等几方面的快速评估以判断危重伤病情况，及时发现危及生命的伤病状况以利于尽早施救。

3. 先排险后施救；先重伤后轻伤；先施救后运送；急救与呼救并重；转送与监护急救相结合；紧密衔接、前后一致。

4. 在快速完成现场危重病情评估后，根据实际情况，对患者的头部、颈部、胸部、腹部、骨盆、脊柱及四肢进行全身系统或有针对性的重点检查，注意倾听患者或目击者的主诉及有关细节，重点观察伤病员的生命体征及受伤与病变主要部位的情况。根据伤员出现的临床症状和体征可将伤情分为4类——轻度、中度、重度和死亡，分别应用绿色、黄色、红色、黑色标记以利于快速识别和分类处理。检伤分类的意义：在现场伤员多、伤情复杂而人力、物力、时间有限的情况下，检伤分类有利于急救工作有条不紊地进行，使不同程度伤情的病员都能尽快得到及时、恰当的处理，达到提高存活率、降低病死率的目的。

5. 立即清理呼吸道，保持呼吸道通畅，实施徒手心肺复苏术，如有条件应及早除颤。复苏有效特征：心跳恢复，可触及大动脉搏动；面色（口唇）由发绀转为红润；出现自主呼吸（规则或不规则），或由机械通气呼吸恢复正常，$SpO_2 > 95\%$；瞳孔由大变小，并有对光反应或眼球活动。

6. 重点注意保护颈部，避免引起或加重脊髓损伤。搬运及转送过程中予以颈部制动，最好使用颈托以保护颈椎，保持脊柱轴线稳定。应采用三人或多人搬运法，使头部、躯干成直线位置，严防颈部前屈或扭转。使用硬质担架，避免颠簸，勿摇动伤者的身体。

7. 伤员进入救护车，救护人员要充分利用车上设备对伤员实施生命支持与监护：①观察病情，密切观察患者的症状和体征。②使用监护和救护设备，使用心电监护仪对伤员进行持续心电监测；对气管插管伤员必要时使用呼吸器，保证有效通气。③各种管道的护理，包括输液管、气管插管、胸腔引流管、导尿管等各种管道必须按要求加以保护，同时要保证各种管道的通畅和无菌操作。④正确实施院前急重症护理技术，包括 CPR、体外除颤、气管插管、静脉穿刺、胸腔穿刺引流、导尿术等。⑤做好抢救、观察、监护等有关医疗文件的记录。

## 要 点 总 结 与 考 点 提 示

1. 院前急救的概念。
2. 院前急救的特点。
3. 院前急救的原则。
4. 院前急救的病情评估。

## 复 习 思 考 题

【A₁型题】

1. 在急救中对患者进行检查时发现患者清醒，对检查有反应并能积极配合，此类患者应配带何种颜色标志（    ）。

   A. 黄色          B. 绿色
   C. 黑色          D. 红色
   E. 白色

2. 使用止血带的伤员在运送过程中，应每隔多长时间松解止血带一次（    ）。

   A. 1～2 小时     B. 2～3 小时
   C. 3～4 小时     D. 4～5 小时
   E. 5～6 小时

3. 院前急救的最佳急救期为（    ）。

   A. 伤后 24 小时以内

   B. 伤后 12 小时以内
   C. 伤后 12～36 小时
   D. 伤后 24～36 小时
   E. 伤后 36～48 小时

4. EMSS 中第一个重要环节是（    ）。

   A. 院前急救          B. 心肺脑复苏
   C. 止血              D. 救护车送医院
   E. 途中监护

5. 院前急救应该包括（    ）。

   A. 伤员本人自救      B. 亲属、朋友施救
   C. 救护车现场急救    D. 途中救护
   E. 以上都是

# 第3章 急诊科的管理与护理

医院急诊科承载着医护人员接受各种急诊患者，对其进行抢救和护理，并根据不同的病情完成立即手术、收住专科病房或重症监护病房或转院、留急诊观察及出院的决定等医院急诊救护工作。急诊科具有紧急抢救性、同步协同性、多学科综合性的特点。急诊救护是院外救护的延续，是 EMSS 的第二个重要环节，是抢救急、危、重症患者的重要场所，也是医院工作的缩影。

## 第1节 急诊科的工作任务和设施

### 一、急诊科的工作任务和特点

**（一）急诊科的任务**

**1. 接收紧急就诊的各种患者** 急诊科 24 小时随时应诊，急诊护士负责接收、预检分诊、救治和护理工作。

**2. 接收院外救护转送的伤病员** 随时接受由院外救护转送而来的伤病员，并对其进行及时有效的后续救治与监护。

**3. 承担灾害、事故的急救工作** 当突发事件或自然灾害发生时，医护人员尽最大的努力参加有组织的救护活动，前往第一现场。必要时将"流动急诊室"搬到患者身边进行现场救护。同时，参与在医疗监护下，把患者安全护送至医疗单位进行继续救治工作。

**4. 开展急救护理的科研、教育和培训工作** 积极开展有关急症病因、病程、机制、诊断、治疗及护理方面的研究工作，提高急救质量。建立健全各级各类急诊人员的岗位职责、规章制度和技术操作规程。对医护人员进行专业培训，不断地更新知识，加速急诊人才的成长。开展急救知识的宣传教育活动。

**（二）急诊科工作特点**

**1. 急** 急诊患者发病急、变化快。因此，急诊护理工作要突出一个"急"字，必须分秒必争，迅速处理，争取抢救时机。

**2. 忙** 急诊患者来诊时间、人数及危重程度难以预料，随机性大，可控性小，尤其是发生意外灾害、事故、急性中毒、传染病流行时，更显得工作繁忙。因此，平时要做到既有分工，又有合作。遇成批伤病员时，要有高效能的组织指挥系统和协调体制，使工作忙而不乱。

**3. 杂** 急诊患者病种复杂，还常遇有传染患者及无主的患者，也有涉及法律与暴力事件的患者，与其他部门相比，工作要复杂得多。因而，急诊护士要有管理协调能力，才能使复杂的工作变得有序。

### 二、急诊科的设置要求

医院急诊科应独立或相对独立成区，位于医院的一侧或前部，标志必须醒目，有明显的路标，夜间有指路灯标明，便于就诊者寻找。急诊科面积应与全院总床位数及急诊就诊总人数成合理比例。急诊科应有独立的进出口，门口应方便车辆出入，门厅要宽敞，以利担架、患者、家属、工作人员的流动。急诊科配备应有的设施与合理的布局、畅通无阻的绿色通道、良好的急救环境，是保证急救质量的重要条件之一。

**（一）组织管理要求**

1. 急诊室的护理人员必须具有救死扶伤的精神，业务水平高，技术操作熟练，抢救动作迅速，治疗及时、准确。

2. 要有严格以岗位责任制为核心的规章制度，如交接班制、仪器使用检查保管制、抢救制度等。护理人员值班时坚守岗位，不得擅离职守。

3. 要有健全的院内抢救组织，遇有特殊情况，通过信号系统立即组织人员赶赴急诊室进行抢救。

4. 急诊室工作人员要有严格的时间观念，对患者的接诊、抢救、治疗要争分夺秒，任何人不得延误，否则要追查责任。

**（二）业务管理要求**

**1. 急诊室护士的条件**　要经过专业训练，能熟练掌握抢救常见病症的技能，如心电图机的使用和心脏异常图形的识别；除颤、起搏器的使用；人工呼吸机的使用及简单排除故障的办法；气管插管的使用；心搏骤停的抢救等。

**2. 抢救定位工作训练**　对常见急诊，按抢救内容顺序，规定医师与护士的工作职责，制成文字条款与图片，并经常练习。这样，可在抢救时有条不紊、准确无误地工作，抢救成功按标准应达80%～85%。

**3. 做好预检分诊工作**　分诊准确率应在90%以上，并认真登记统计，以便总结经验，改进工作。

**4. 严格执行无菌操作规程**　遇有急性传染患者时，应及时做好消毒隔离工作。

**（三）绿色通道设置要求**

**1. 急救绿色通道的硬件要求**

（1）方便有效的通讯设备：根据地区不同情况，选用对讲机、有线或移动电话、可视电话等通讯设备，设立急救绿色通道专线，不间断的接收院内、外急救的信息。

（2）急救绿色通道流程图：在急救大厅设立简单明了的急救绿色通道流程图，方便患者及家属快速进入急救绿色通道的各个环节。

（3）急救绿色通道的醒目标志：急救绿色通道的各个环节，包括预检台、抢救通道、抢救室、急诊手术室、急诊药房、急诊化验室、急诊影像中心、急诊留观室和急诊输液室等均应有醒目的标志，可采用绿色或红色的标牌和箭头。

（4）急救绿色通道的医疗设备：各地相差较大，一般应备有可移动的推车或床、可充电或带电池的输液泵，常规心电图机、多导（心电、血压、经皮血氧饱和度等）监护仪（有手提式更理想）、固定和移动吸引设备、气管插管设备、除颤起搏设备、简易呼吸囊、面罩、机械通气机等。

**2. 急救绿色通道的人员要求**

（1）急救绿色通道的各个环节24小时均有值班人员随时准备投入抢救，并配备3～4名护士协助工作。院内急会诊10分钟内到位。

（2）急救绿色通道的各个环节人员均应能熟练胜任各自工作，临床人员必须有两年以上的急诊工作经验。

（3）急救绿色通道的各个环节人员应定期进行座谈协商，探讨出现的新问题及解决办法，不断完善急救绿色通道的衔接工作。

（4）设立急救绿色通道抢救小组，由医院业务院长领导，包括急诊科主任、护士长和各相关科室领导。

**（四）救护车管理要求**

1. 护士长、救护车司机每天检查救护车的车况、车容、抢救设备和药品。

2. 急诊班护士每班检查救护车的车况、车容、抢救设备和药品，做到及时更换和补充并做好登记。

3. 护理部每月检查救护车的车况、车容、抢救设备和药品。

4. 科主任、护士长对救护车进行严格管理，救护车只做医疗救护用，不得挪作他用。

5. 救护车司机必须保持车况良好、车容车貌整洁，接到电话 5 分钟内必须出车。并设有出车登记本，记录出车时间、地点、到达时间、随车人员等。

# 三、急诊科的布局与设备

**（一）基础设施与布局**

**1. 分诊室**　或称预检室，是急诊患者就诊的第一站，应设立在急诊科门厅入口明显位置，标志要清楚，室内光线要充足，面积足够，便于进行预检、分诊。分诊室内应设有诊查诊察台、候诊椅、电话传呼系统、对讲机、信号灯、呼叫器等装置，以便及时与应诊医生联系及组织抢救。还需备有简单的医疗检查器械如血压计、听诊器、体温表、电筒、压舌板等，以及患者就诊登记本和常用的化验单等。

**2. 抢救室**　设在靠近急诊室进门处，应有足够的空间，充足的照明。抢救室内需备有抢救患者必需的仪器设备、物品和药品。抢救床最好是多功能型，可移动、可升降，每床配有环形静脉输液架、遮帘布、床头设中心给氧装置、中心吸引装置。

**3. 诊察室**　综合性医院设有内、外、妇、儿、眼、口腔、耳鼻喉、骨科等诊察室，室内除必要的诊察床、桌、椅外，尚须按各专科特点备齐急诊需用的各科器械和抢救用品，做到定期清洁、消毒、灭菌和定期检查。

**4. 清创室或急诊手术室**　位置应与抢救室、外科诊察室相邻，外伤患者视病情进行清创处理或经抢救和生命体征不稳定且随时有危及生命可能者，应在急诊手术室进行抢救手术。

**5. 治疗室**　位置一般靠近护士办公室，便于为急诊患者进行各种护理操作。根据各医院条件不同，可分为准备室、注射室、输液室、处置室等，各室内应有相关配套设施。

**6. 观察室**　观察床位一般可按医院总床数的 5% 设置。观察室内设备与普通病房基本相似，护理工作程序也大致同医院内普通病房，如建立病历、医嘱本、病室报告和护理记录，对患者采取分级管理和进行晨晚间护理等。

**7. 重症监护室**　位置最好和急诊抢救室相近，以便充分利用各抢救资源。床位数主要根据医院急诊人数、危重患者所占比例及医院有无其他相关 ICU 等因素来确定。一般以 4～6 张病床为宜，平均每张床最好占地面积达 $15～20m^2$ 以上。有中心监护站，内设中心监护仪，包括心电、血压、呼吸、体温、血氧饱和度等多种功能的监测，并备有呼吸机、除颤器、起搏器等相关的急救设备与器材。急诊 ICU 是对在急诊科诊断未明、生命体征不稳定暂时不能转送的危重患者或急诊术后患者进行加强监护。

**8. 隔离室**　有条件的医院应设有隔离室并应配有专用厕所。遇有疑似传染病患者，护士应及时通知专科医生到隔离室内诊治，患者的排泄物要按隔离原则及时处理。凡确诊为传染病的患者，应及时转送传染病科或传染病院诊治。

**9. 洗胃室**　有条件的医院设有洗胃室，用于中毒患者洗胃、急救，室内备有洗胃机 2 台，以备洗胃机故障时能替换进行。

### （二）辅助设施与布局

医院在设置布局时，对比较大的辅助科室最好采取门急诊共用的原则，使资源充分利用。辅助设施一般包括急诊挂号室、急诊收费处、急诊药房、急诊检验室、急诊超声室、急诊 X 线室和急诊 CT 室等。

### （三）急救绿色通道

急救绿色通道即急救绿色生命安全通道，是指对危、急、重患者一律实行优先抢救、优先检查和优先住院的原则，而医疗相关手续按情补办。原则上所有生命体征不稳定和预见可能危及生命的各类急、危、重症患者均应纳入急救绿色通道，在我国目前医疗人力资源相对不足的情况下，建立急救绿色通道更能及时有效地抢救患者。

**1. 急救绿色通道的首诊负责制**　由首诊医护人员根据病情决定启动急救绿色通道，通知相关环节，并及时报告科主任和护士长或相关院领导，科主任和护士长应能随叫随到，组织领导抢救工作。首诊医护人员在绿色通道急救要随时在场并做好各环节的交接，在适当的时候由患者家属或陪同人员补办医疗手续。

**2. 急救绿色通道记录制度**　纳入急救绿色通道的患者应有详细的登记，包括姓名、性别、年龄、住址、就诊时间、陪护人员及联系电话、生命体征情况和初步诊断等。患者的处方、辅助检查申请单、住院单等单据上须加盖"急救绿色通道"的标志，保证患者抢救运输的畅通。

**3. 急救绿色通道转移护送制度**　首诊医护人员在转移急救绿色通道患者前必须电话通知相应环节人员，途中必须有急诊科首诊医护人员陪同并有能力进行途中抢救，交接时应明确交代注意事项和已发生或可能发生的各种情况。

**4. 急救绿色通道备用药管理制度**　急诊科应备有常规抢救药物，并有专门人员或班次负责保管和清点以保证药品齐全可用。抢救急救绿色通道患者时可按急需先用药后付款。

### （四）基本设备配置

**1. 抢救监护仪器设备**　包括呼吸机、心电监护除颤仪、心电图机、血压监护仪，多参数监护仪、血气分析仪、洗胃机、起搏器、B 超机、X 线机、快速血糖仪、供氧装置、吸引器、血压计、输液泵、护理用具（充气式床垫、升降温机、输液治疗车）等。

**2. 手术设备**　麻醉机、心电监护除颤仪、多功能手术床、无影灯、双极电凝器、显微镜、$CO_2$ 激光刀，各类急救手术器械。

**3. 出诊车设备**　便携式监护仪、便携式氧气筒、吸引器、出诊箱（内放各类急救药品、物品）等。

### （五）设备维护与管理

1. 医院医疗器械处（科）对急诊室医疗设备有仪器总账，并储存于计算机中。急诊科应设有分户账，账目要清楚，账物相符。

2. 按照专人保管、专人负责、妥善使用的原则，一般由一位护士负责管理，按不同仪器管理要求进行每日一次、每周一次、每月一次的清点及检查仪器的运转情况，使之保持在随时备用状态。

3. 新添仪器进行调试合格后方可投入使用，并由设备处与急诊科共同提出"三定标准"（定使用寿命、定收费标准、定使用效率）。

4. 所有贵重仪器设备均应制定出仪器操作规则，写出书面文字卡片，连同使用登记本挂在仪器旁，便于仪器的正确使用。每次使用时记录开机与停机时间，以了解仪器的使用情况。

5. 操作前先检查仪器运转是否正常，操作中严格执行各项仪器使用规程，操作后要切断仪器电源，擦拭干净，并进行必要的消毒处理。消毒后及时安装，以备急用。

6. 操作人员应经过培训，正确掌握使用方法、适应证和注意事项，并熟悉仪器的结构和性能，负责日常清洁保养，及时排除故障。未经训练的人员不得随意使用仪器。

7. 医疗设备管理人员要定期检修，尤其是贵重、精密仪器，要及时调整不常使用或需要更新的设备，以使所有仪器发挥最大的使用效能。

8. 各类仪器定位放置。保养要做到"五防"即防潮、防震、防热、防尘、防腐蚀，定期上油，如有腐蚀性溶液沾附在机器上应立即擦拭干净。

# 四、急诊护理工作流程

急诊科应严格执行《全国医院工作条例》中有关急诊方面的各项规章制度，并根据条例有关制度的要求结合急诊科工作实际制定适合本部门急诊工作的制度及有关规定。同时，制定切实可行的急救程序、各项急救技术操作规程及质量标准和相关的急救预案，制定急诊工作制度、首诊负责制度、预检分诊制度、急诊抢救制度、急诊留观制度、急诊监护室工作制度、急诊值班制度、急诊查房制度、疑难与死亡病例讨论制度、消毒隔离制度、医疗设备仪器管理制度、出诊抢救制度和重大突发事件呈报制度等，使工作规范、有章可循。

急诊护理工作流程分为接诊→分诊→处理三部分（图 3-1）。

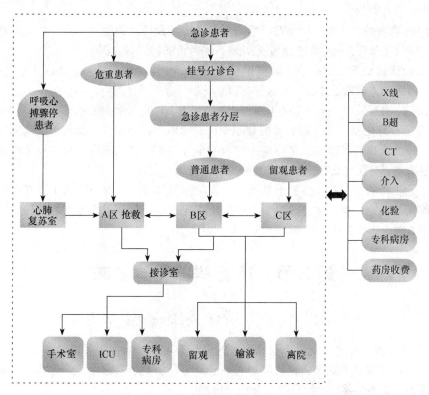

图 3-1 急诊患者可及连续式服务流程

## （一）接诊

预检护士对就诊的急诊患者要热情接待，将患者快速接诊就位。一般急诊患者可坐着候诊，对危重患者应根据不同病情合理安置体位。如果由救护车等运输工具送来的急诊患者，应主动到急诊室门口接应，并与护送人员一起将患者搬运到诊察床上。

## （二）分诊

分诊是指对来院急诊的就诊患者进行快速、重点地收集资料，并将资料进行分析、判断、分类、分科，同时按轻、重、缓、急安排就诊顺序，并登记入册（档），时间一般应在2～5分钟内完成。高质量的分诊能使患者得以及时救治，反之，则有可能因延误急救时机而危及生命。所以，做好这项工作对急危重患者的救治成功与否起着至关重要的作用。

**（三）处理**

处理是将进入急诊室的患者，经评估分诊后，根据不同的病种和病情，给予及时、合理的处置。

**1. 一般患者处理**　由专科急诊就诊处理，视病情分别将患者送入专科病房、急诊观察室或带药离院。

**2. 危急重患者处理**　病情危急的患者立即进入抢救室紧急抢救，或进急诊手术室施行急诊手术处理，之后进入EICU进行加强监护。在紧急情况下，如果医生未到，护士应先采取必要的应急措施，以争取抢救时机。如给氧、吸痰、建立静脉通路、气管插管、人工呼吸、胸外按压、除颤等。

**3. 传染病患者处理**　疑患传染病患者应将其进行隔离，确诊后及时转入相应病区或转传染病院进一步处理，同时做好传染病报告工作与消毒隔离措施。

**4. 成批伤病员处理**　遇成批伤病员就诊时，护士除积极参与抢救外，还应进行协调工作，尽快使患者得到分流处理。

**5. 特殊患者处理**　因交通事故、吸毒、自杀等涉及法律问题者，给予相应处理的同时应立即通知有关部门；无主的患者应先处理，同时设法找到其亲属。

**6. 患者转运处理**　对病重者需辅助检查、急诊住院、转ICU、去急诊手术室或转院，途中均须由医护人员陪送监护，并做好交接工作。

**7. 清洁、消毒处理**　按规定要求做好用物、场地、空间的清洁消毒，以及排泄物的处理。

**8. 各项处理记录**　在急诊患者的处理中应及时做好各项记录。执行口头医嘱时，应复述一次，经二人核对无误后方可用药；抢救时未开书面医嘱或未做记录，应及时补上。书写要规范清楚，并做好交接工作，对重症患者进行床头交班。

在急诊工作的全过程中，护士是抢救工作的纽带和骨干，对患者的生死存亡起着举足轻重的作用。因此，要求在急诊科工作的护士首先要明了急诊工作特点与工作流程，才能做到心中有数，工作有序，提高工作效率与质量。

# 第2节　急诊科的管理要求

## 一、急诊科护理人员素质要求

**1. 医德高尚**　有全心全意为人民服务的工作态度，一切从患者出发，急患者之所急，想患者之所想，视患者如亲人，解除患者痛苦，尽量满足患者需求。工作认真负责，任劳任怨，不怕脏、不怕累、不怕危险，有献身精神。

**2. 业务娴熟**　有扎实的业务基础和一定的临床工作经验，具有多专科疾病的医疗护理知识，熟练掌握各项急救技术，熟悉抢救药品的应用，掌握抢救仪器及监护仪设备的性能与使用方法，能判断分析常用的监测数据，在急救护理中能及时、准确、迅速地完成各项护理工作。

**3. 心理健康**　急诊护士应当开朗稳重、自信自爱、自尊自强，同时还要有坚韧的意志和高度的理智，处事不乱不惊，应对从容。对患者诚恳正直、热情有礼，对工作满腔热情、沉着冷静、作风严谨、干净利落，并要始终保持头脑清醒，思维敏捷，有条不紊，善于分析思考问题，能从复杂多变的状态中做出快速准确判断，妥善处理各种问题，用最短的时间做出最佳抢救护理方案。

**4. 身体健康**　护理人员必须身体健康，能经受在紧张的抢救护理工作中磨练。

**5. 团队精神**　能与科室人员及医院有关部门团结协助。抢救工作是个合作过程，只有通过群体合作，才能产生巨大的力量，取得良好的效果。

**6. 护士长要求**　护士长应以身作则，不断提高自身技术素质，并认真组织业务学习，督促检查全科护士、护理员做好本职工作；同时，应把握好对护士批评的方式、时机和效果，对护理工作中出现的问题，根据轻重缓急采取不同的对策进行帮助教育，以期共同进步。应重视对护士的思想教育，提高护理人员的素质，注重加强集体凝聚力。

## 二、急诊科护理工作质量要求

急诊护理质量是急诊科护理管理的核心问题，良好的护理质量是取得良好医疗效果的重要保证。急诊护理工作应站在患者的立场上制定管理目标，根据目标确立急救管理规划与措施，并认真落实。

### （一）管理目标

1. 医护人员应树立全心全意为人民服务的思想，具有良好的医德和献身精神，工作热情主动、急患者之所急。

2. 时间观念强，所谓急诊的急就是指患者病情急，诊治要快，不得耽误，时间就是生命。

3. 急诊科应配备与其任务、功能、规模相适应的急诊医疗设备和药品。所有急诊抢救物品要保持性能良好、数量规格齐全、固定地点放置、专人负责管理，严格执行交接班制度。

4. 各种抢救记录、表格、病历等书写必须客观、真实、及时、完整、清楚。

### （二）管理措施

1. 建立常见急症的抢救工作程序。医护人员应有丰富的临床抢救经验，能熟练掌握各种抢救仪器的性能、操作技术和排除一般故障。

2. 强调危重患者的抢救成功率，根据医院的技术水平拟定常见急诊病种的抢救成功指标。

3. 抢救工作组织要严密，真正做到人在其位、各尽其责，使抢救工作井然有序地进行。

4. 积极采取各种防范措施，杜绝医护差错事故的发生。

# 第3节　急诊患者的观察分诊

## 一、急诊患者收集资料的方法

### （一）询问

通过问诊，得到患者的主观资料，即主诉及其相关的伴随症状，并了解患者对疾病的感受、心理状态与行为反应及社会情况，了解与现病史有关的既往史、用药史、过敏史等。在问诊过程中应注意识别患者及家属倾向性的表述，根据病情有目的地进行询问，使收集的资料真实全面。

### （二）简要体检

分诊护士接诊后，为了准确地分科，可运用一些简单的护理体检工具（如压舌板、电筒、体温计、血压计、听诊器等），进行必要的护理体检来收集患者的客观资料，即主要的体征。重点观察患者的神志、精神状态，测量血压、脉搏、呼吸、体温；查看瞳孔变化、对光反射情况。

**1. 视**　看患者的姿势、步态、一般情况；主诉的症状表现程度如何，还有哪些症状患者未提到，观察患者的面色，有无苍白、发绀，有无颈静脉怒张。

**2. 闻**　闻患者是否有异样的呼吸气味，如酒精味、烂苹果味、大蒜味；如有化脓性伤口应注意有无甜腥臭或恶臭味等其他特殊气味。

**3. 触**　触脉搏，了解脉率、脉律和脉搏波形；触皮肤温度、湿度，毛细血管充盈度；触疼痛部位，了解涉及范围及程度。

**4. 听**　听患者的咳嗽音、呼吸音，有无异常呼吸音或啰音；听心率及心律，有无心脏杂音等。

**5. 系统检查**　如有必要，在时间允许情况下，可对患者的头颈部、胸部、腹部、骨盆、脊柱及四肢进行重点查体或全身系统检查。

### （三）辅助检查

还可用心电图机、快速血糖仪等仪器进行检查，进一步收集完整资料。

经过上述步骤，初步判断患者的疾病病种，转到相应的科室。如果病情复杂，难以立即确定科别的，先由初诊科室或护士进行处理。

## 二、急诊患者护理观察分诊技巧

临床上将常用分诊技巧概括为分诊公式，公式易记，实用性强。常用的有以下几点。

### （一）SOAP 公式

SOAP 公式是 4 个英文单词的第一个字母的缩写。

S（subjective，主观感受）：收集患者的主观感受资料，包括主诉及伴随的症状。

O（objective，客观现象）：收集患者的客观资料，包括体征及异常征象。

A（asses，估计）：将收集的资料进行综合分析，得出初步判断。

P（plan，计划）：根据判断结果，进行专科分诊，按轻、重、缓、急有计划地安排就诊。

### （二）PQRST 公式

PQRST 公式是 5 个英文单词第一个字母组成的缩写，适用于疼痛的患者。

P（provoke，诱因）：疼痛发生的诱因及加重与缓解的因素。

Q（quality，性质）：疼痛的性质，如绞痛、钝痛、电击样、刀割样、针刺样、烧灼样等。

R（radiate，放射）：有否放射痛，向哪些部位放射。

S（severity，程度）：疼痛的程度如何，若把无痛到不能忍受的疼痛用 1~10 数字来比喻，相当于哪个数的程度。

T（time，时间）：疼痛开始、持续、终止的时间。

### （三）CRAMS 评分

CRAMS 评分是主要采用循环、呼吸、运动、语言 4 项生理变化加解剖部位的一种简易快速、初步判断伤情的方法。为便于记忆，以 CRAMS 为代表，每项正常记 2 分，轻度异常记 1 分，严重异常为 0 分，总分≤8 分为重伤。CRAMS 记分是总分越小，伤情越重。

C（circulation，循环）：毛细血管充盈正常、收缩压＞100mmHg 为 2 分；毛细血管充盈延迟、收缩压为 85~99mmHg 为 1 分；毛细血管充盈消失、收缩压＜85mmHg 为 0 分。

R（respiration，呼吸）：正常为 2 分，急促、浅或呼吸频率＞35 次／分为 1 分，无自主呼吸为 0 分。

A（abdomen，腹胸部）：无压痛为 2 分，有压痛为 1 分，肌紧张、连枷胸或有穿通伤为 0 分。

M（motor，运动）：运动自如为 2 分，对疼痛有反应为 1 分，无反应或不能动为 0 分。

S（speech，语言）：正常为 2 分，谵妄为 1 分，讲不清完整的词语为 0 分。

# 三、常见急诊病症的观察分诊技术

## （一）急性心肌梗死

**1. 询问**

（1）最常见的典型症状为突发的胸骨后持续性压榨性疼痛，程度重于心绞痛，可向左上肢或颈部放射，伴有乏力、恶心、呕吐、大汗及濒死的恐惧感。

（2）病史应注意是否为胸骨后或心前区突然出现的疼痛或压榨感，与呼吸无关。应与心绞痛、肺梗死、主动脉夹层瘤、自发性气胸、胃及胆囊穿孔等相鉴别。

（3）老年人的心肌梗死可表现为"无痛性"或"上腹痛"。

**2. 查体**

（1）体检须注意患者有无颜面苍白，皮肤湿冷，休克。

（2）听诊应注意有无奔马律、心包摩擦音、心律失常、急性左心衰竭等体征。

## （二）休克

**1. 询问**　有无感染性疾病病史，如胆道感染、绞窄性肠梗阻、大面积烧伤、弥漫性腹膜炎、败血症等；有无心脏病病史；有无大出血或体液丢失病史等。

**2. 查体**

（1）生命体征：T、P、R、BP。

（2）神志改变：烦躁，淡漠或昏迷。

（3）皮肤变化：苍白、发绀、湿冷。

（4）尿量：单位时间尿量多少。

## （三）呼吸衰竭

**1. 询问**

（1）病因包括任何能损害呼吸功能的疾病，慢性呼吸衰竭主要病因为 COPD 等。

（2）呼吸困难、发绀，伴肺性脑病时出现神经精神症状；原发病的表现。

（3）$PaO_2 < 6.6kPa$。

**2. 查体**

（1）全身检查：体温，脉搏，呼吸，血压，神志，面容，发绀，杵状指（趾）。

（2）专科检查：呼吸频率，胸廓运动，触觉语颤，啰音。

## （四）上消化道出血

**1. 询问**

（1）有无慢性上腹痛、肝炎、血吸虫病、慢性乙醇中毒、胆道炎病史。

（2）有无使用损害胃黏膜（非甾体类消炎药、激素等）药物史、大量饮酒史。

（3）呕血或黑便次数、颜色、稀薄程度及伴随症状。

（4）有无周围循环衰竭表现。

**2. 查体**

（1）全身检查：体温，呼吸，脉搏，血压，神志，体位，面色及全身系统检查。

（2）专科检查：有无腹壁静脉曲张、有无上腹部压痛，能否触及肝脏等。

## （五）脑血管意外

**1. 询问**

（1）突发头痛、意识障碍、精神异常、抽搐、偏瘫的患者，排除能引起此类症状或体征的其他疾病，可考虑为急性脑血管病。

（2）有无高血压、糖尿病、心脏病史。

（3）是活动中起病还是安静状态下起病，是否进行性加重，有无头痛、抽搐等先兆症状。

**2. 查体**

（1）全身检查：体温，呼吸，脉搏，血压，神志，体位，面色及全身系统检查。

（2）专科检查：瞳孔变化、意识状态、肌力、肌张力、神经反射等。

# 四、急诊患者护理处理中的注意事项

1. 急诊预检分诊护士必须由熟悉业务、责任心强的护士来担任。

2. 必须坚守工作岗位，临时因故离开时必须由护士长安排能胜任的护士替代。

3. 预检分诊护士对来急诊科（室）就诊的患者，按轻、重、缓、急依次办理分科就诊手续，并做好预检分诊登记，包括姓名、性别、年龄、职业、接诊时间、初步判断、是否传染病、患者去向等项目，书写规范，字迹清楚。

4. 如有分诊错误，应按首诊负责制处理，即首诊医生先看再转诊或会诊，护士应做好会诊、转科协调工作。

5. 遇急危重患者应立即将其送入绿色通道，要实行先抢救后补办手续的原则。

6. 遇成批伤病员时，对患者进行快速检伤、分类、分流处理，并立即报告上级及有关部门组织抢救。

7. 遇患有或疑患传染病患者来院急诊，应将其安排到隔离室就诊。

8. 对于由他人陪送而来的无主患者，先予分诊处理，同时做好保护工作。神志不清者，应由两人以上的工作人员将其随身所带的钱物收拾清点并签名后上交保卫科保存，等亲属来归还。

（王　方）

## 要点总结与考点提示

1. 急诊科护士的基本素质应包括哪些？
2. 分诊方法有哪些？
3. 急诊科工作流程。

## 复习思考题

【A₁型题】

1. 急诊科的任务不包括（　　）。

　A. 接受紧急就诊的各种患者

　B. 承担灾害、事故的急救工作

　C. 负责对转送到急诊科的危重患者的抢救工作

　D. 负责患者的康复工作

　E. 开展急救护理的科研和培训

2. 有关分诊的要求，以下哪项是错误的（　　）。

　A. 急诊预检分诊护士必须由熟悉业务、责任

心强的护士来担任

　B. 如有分诊错误应听从医生吩咐，重新安排就诊

　C. 遇急危重患者应立即让其进入绿色通道

　D. 遇成批伤病员时进行快速检伤、分类、分流处理，并立即报告

　E. 遇患有或疑患传染病患者来院急诊，应将其安排到隔离室就诊

# 第4章　心搏骤停与心肺脑复苏术

**案例 4-1**

　　患者，女性，52 岁，心肌梗死病史 3 年，5 小时前于干活时突然出现剧烈胸痛，急诊入院治疗。心电图检查提示急性心肌梗死，收住入院。在持续心电监护中，护士发现患者心跳停止，意识丧失，监护仪显示血压测不出，心电图显示为心室颤动（室颤）。

讨论分析：

1. 该患者目前发生了什么状况？

2. 该护士应立即采取哪些抢救措施？

3. 如抢救成功，还应进一步采取什么措施？

## 📖 学习目标

1. 熟悉心搏骤停的概念。

2. 掌握常见的心搏骤停类型。

3. 掌握心肺复苏的操作流程。

4. 熟悉脑复苏的治疗措施。

5. 了解心肺复苏发展史。

## 第1节　概　　述

### 一、心搏骤停的定义

　　心搏骤停是指由各种原因所致的心脏射血功能的突然终止，大动脉搏动与心音消失，引起全身严重缺血、缺氧的临床急危重症。心搏骤停时心脏可以完全停止活动，也可能处于心室颤动状态。医学研究发现当患者处于心搏骤停早期阶段，如果能够采取及时、正确、有效的复苏措施，其存活率可达 70%～80%，反之可迅速导致死亡。

### 二、心脏骤停的病因

　　导致心搏骤停的原因可分为两大类。

#### （一）心源性因素

因器质性心脏病所致。

**1. 冠心病**　急性冠状动脉供血不足或急性心肌梗死常引发室颤或心室停顿，是造成成人心搏骤停的主要原因，约占 80%。

**2. 心肌病变**　急性病毒性心肌炎及原发性心肌病常并发室性心动过速或严重的房室传导阻滞，易导致心搏骤停。

**3. 主动脉疾病**　主动脉瘤破裂、夹层动脉瘤、主动脉发育异常，如马方综合征、主动脉瓣狭窄。

**4. 先天性心脏病**　发绀型心脏病中以法洛四联症，尤其是术前有严重肺动脉瓣狭窄者猝死多见，其次为艾森门格综合征。

**5. 严重心律失常**　如窦房结病变、预激综合征及 Q-T 间期延长综合征等。

### （二）非心源性因素

**1. 呼吸衰竭或呼吸停止**　如气管异物、各种原因导致的气道组织水肿、溺水或窒息等所致的气道阻塞，呼吸中枢受累（脑卒中、颅脑外伤）等均可导致呼吸衰竭或呼吸停止。此时气体交换中断，心肌和全身器官组织严重缺氧，可导致心搏骤停。

**2. 严重的电解质与酸碱平衡失调**　严重低血钾、高血钾、高血镁均可导致心搏骤停。血钠和血钙过低可加重高血钾的影响，而血钠过高可加重缺钾的表现。严重高血钙也可导致传导阻滞、室性心律失常甚至发生室颤。酸中毒时细胞内钾外移，心肌收缩力减弱，引起血钾增高，亦可发生心搏骤停。

**3. 药物中毒或过敏**　药物的毒副作用可导致严重的心律失常甚至心搏骤停，如氯喹、洋地黄类、奎尼丁等药物的毒性反应。青霉素、链霉素、某些血清制剂发生严重过敏反应时，亦可致心搏骤停。此外，静脉内较快注射苯妥英钠、氨茶碱、氯化钙、利多卡因等，也可导致心搏骤停。

**4. 电击或溺水**　电击伤可因强电流通过心脏而引起心搏骤停。强电流通过头部，可引起生命中枢功能障碍，导致呼吸和心搏停止。溺水多因氧气不能进入体内进行正常气体交换而发生窒息，淹溺较常引起室颤。

**5. 麻醉和手术意外**　麻醉过深、气管插管及手术牵拉对迷走神经的刺激、心脏手术或心导管检查等，可引起心搏骤停。

**6. 其他**　如有机磷中毒、蛇咬伤等中毒也可导致心搏骤停。

## 三、心搏骤停的类型

根据心脏活动情况及心电图表现，心搏骤停可表现为室颤、心室静止和心电－机械分离等。

**1. 心室颤动（ventricular fibrilationg，VF）**　简称室颤。心室肌发生极不规则的快速而又不协调的颤动；ECG 表现为 QRS 波群消失，代之以大小不等、形态各异的颤动波，频率为 250～500 次/分。若颤动波波幅高并且频率快，称为粗颤较容易复律；若波幅低且频率慢，称为细颤则复律可能性小，多为心脏停顿的先兆。

**2. 心脏停搏**　又称心室静止。心房、心室肌完全失去电活动能力，ECG 上房室均无激动波可见，呈一直线，或偶见 P 波。

**3. 心电-机械分离**　指的是心肌仍有生物电活动，出现缓慢而无效的收缩，ECG 频率多在 20～30 次/分以下，呈现矮小、宽大畸形的心室自主节律，但无心搏出量，听不到心音，触不到脉搏。

## 四、心搏骤停临床表现

### （一）先兆征象

大多数患者无明显先兆症状，常突然发病。部分患者在发病前数分钟至数十分钟有乏力、头晕、心悸、胸闷等非特异性症状。此时心电监护可能发现某些严重心律失常。

### （二）典型临床表现

1. 意识突然丧失，伴有局部或全身性抽搐。

2. 呼吸断续，呈叹息样或短促痉挛性呼吸，随后呼吸停止。

3. 大动脉搏动消失，血压测不出。

4. 心音消失。

5. 皮肤苍白或发绀，瞳孔散大。

6. 可出现大小便失禁。

## 五、心搏骤停的诊断

心脏停搏 15 秒患者意识丧失，30 秒呼吸停止，60 秒瞳孔散大固定，4 分钟糖无氧代谢停止，5 分钟脑内 ATP 枯竭，能量代谢完全停止。因此缺氧 4～6 分钟脑神经元发生不可恢复病理改变，心搏骤停后黄金抢救时为 4～6 分钟。

### （一）主要诊断依据

1. 意识突然丧失或抽搐。

2. 大动脉搏动消失（如颈动脉、股动脉或肱动脉）。

### （二）次要诊断依据

1. 叹息样呼吸或呼吸停止。

2. 心音消失。

3. 瞳孔散大。

因为心搏骤停生存率很低，抢救成功的关键是尽早心肺复苏和尽早进行电复律治疗，必须分秒必争。当主要诊断依据存在时心搏骤停的诊断即可以成立，应该立即进行初步急救。《2010 美国心脏协会心肺复苏和心血管急救指南》中指出，专业人士和非专业人士一样，不再强调检查呼吸。同时也不再强调判定心搏骤停必须进行脉搏检查。非专业人士不需要检查脉搏而判定患者发生了心搏骤停。医务人员检查动脉搏动的时间也不应超过 10 秒。《2015 年 AHA 心肺复苏及心血管急救指南更新》把体征评估从"3 步"变成了"2 步"，倾向于评估患者意识后同时评估呼吸和脉搏，之后启动应急反应系统（ERS）或求助，这样可有效减少启动 ERS 的时间。

# 第 2 节　心肺脑复苏的发展史

心搏骤停后，使患者迅速恢复心跳、呼吸和脑功能所采取的一系列急救措施称为复苏术或心肺脑复苏术（cardiopulmonary cerebral resuscitation，CPCR）。现代心肺复苏术（cardiopulmonary resuscitation，CPR）于二十世纪五六十年代期间逐步形成，CPR 的出现已挽救了众多呼吸心搏骤停患者的生命。

1956 年首次记载了 Zoll 除颤器的应用，电除颤重新转复心脏的正常节律掀开了医学史上崭新的篇章。1958 年，Peter Safar 发明了口对口人工呼吸法，并被确定为呼吸复苏的首选方法。1960 年 Kouwenhoven 首先创立并倡导"不开胸心脏按压术"，开创了以胸外心脏按压为基础的心肺复苏术（CPR）。此后各国先后制定了内容大致相同的成人心肺复苏术标准和指南。

1966 年美国心脏协会（AHA）发布了第一个国家心肺复苏指南，并在医学发展的进程中逐步完善 CPCR 的内容。1979 年和 1985 年又制定和完善了小儿心肺复苏术。分别于 1980、1986 和 1992 年多次修订再版，2000 年将指南修订成心脏紧急救治和 CPR 国际指南，并将其应用于 CPCR 主要机构和高等急救培训教程，为救助者和急救人员提供了有效、科学的救治建议，指导挽救了更多的心血管急症患者，2005 年对指南再次修订。有研究发现接受现场 CPR 且存活者中有 10%～40% 遗留明显的永久性脑损害。这一事实引起人们对脑保护及脑复苏的重视，推动了脑复苏的研究和实施，将 CPR 扩展为心肺脑复苏（CPCR），即包括心、肺、脑复苏三个主要环节。

2010 年美国心脏学会（AHA）和国际复苏联盟（ILCOR）发布的心肺复苏和心血管急救指南，突出强调高质量的胸外按压，保证胸外按压的频率和深度，最大限度地减少中断，避免过度通气，保证胸廓完全回弹。并由 2005 年的四早生存链改为五个链环来表达实施紧急生命支持的重要性：①立即识别心脏停搏并启动应急反应系统；②尽早实施心肺复苏 CPR，强调胸外按压；③快速除颤；④有效的高级生命支持；⑤综合的心搏骤停后治疗。《2015 年 AHA 心肺复苏及心血管急救指南更新》对 2010 年指南再次修订，对成人生存链分为两链，一链为院内救治体系，一链为院外救治体系。把院内和院内出现心搏骤停的患者区分开来，确认患者获得救治的不同途径（图 4-1、图 4-2）。

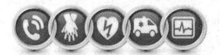

图 4-1　2010 年美国心脏学会心血管急救成人生存链

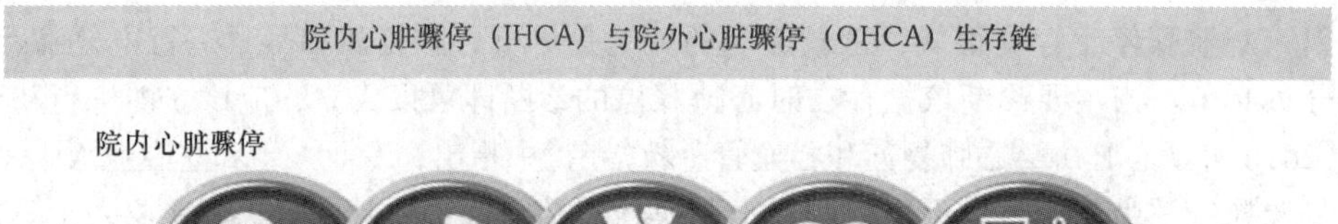

院内心脏骤停（IHCA）与院外心脏骤停（OHCA）生存链

院内心脏骤停

监测和预防　　识别和启动应急反应系统　　即时高质量心肺复苏　　快速除颤　　高级生命维持和骤停后护理

初级急救人员　　高级生命支持团队　　导管室　　重症监护室

院外心脏骤停

识别和启动应急反应系统　　即时高质量心肺复苏　　快速除颤　　基础及高级急救医疗服务　　高级生命维持和骤停后护理

非专业施救者　　EMS急救团队　　急诊室　　导管室　　重症脑护室

图 4-2　2015 年 AHA 院内心搏骤停与院外心搏骤停生存链

# 第 3 节　心肺脑复苏术

完整的心肺复苏术包括 3 个阶段，即基础生命支持（basic life support，BLS）、进一步生命支持（advance life support，ALS）和延续生命支持（prolong life support，PLS）三部分。

心肺脑复苏的成功率与抢救是否及时、有效有关。若能在心搏骤停 4 分钟内进行 BLS 和心脏除颤，抢救成功率约 89%，大于 4 分钟，成功率约为 10%，越早抢救，复苏成功率越高。

# 一、基础生命支持

在心搏骤停患者发病现场进行的徒手心肺复苏技术。BLS 又称初期复苏处理或现场急救。其主要目标是迅速有效地恢复心、脑及全身重要器官的血流灌注和供氧，延长机体耐受临床死亡时间。如患者在院内发生心搏骤停应尽快启动快速反应小组（RRT）和紧急医疗团队系统（MET），以团队形式实施心肺复苏。BLS 包括心跳、呼吸停止的判定，胸外心脏按压（C，circulation）、开放气道（A，airway）、人工呼吸（B，breathing）和转运等环节，概括为"CAB" 3 个步骤。

## （一）判断患者情况

**1. 判断患者反应**　在确定周围环境安全后，施救者立即拍打患者的双肩并呼叫患者："喂，你怎么了？"以判断患者的反应，要求在 5～10 秒内完成。不可用力摇动肩部，以防加重骨折等损伤。如果患者有头部创伤或怀疑有颈脊髓损伤者，切勿轻易搬动患者，以免进一步损伤造成截瘫。

**2. 启动急救反应系统**　一旦发现患者无反应，立即向就近的人员呼救，同时检查呼吸是否消失或异常，并拨打"120"急救电话与急救中心联系。

**3. 检查循环体征**　检查颈动脉搏动，时间不要超过 10 秒。1 岁以上患者，颈动脉比股动脉易触及，方法是患者仰头后，急救人员一手按住前额，用另一手以患者喉结为定点标志，示指和中指沿甲状软骨向侧下方滑动 2～3cm，至胸锁乳突肌凹陷处找到气管可触及颈动脉（图 4-3）。

## （二）患者体位

患者平卧在平地或硬板上摆复苏体位，将双上肢和双下肢放置于身体两侧。如果患者为俯卧位或侧卧位，应将患者整体翻转，即头、肩、躯干同时转动，始终保持在同一轴面上，避免躯干扭曲。疑有颈部损伤者要特别注意保护，翻动时应一手托住颈部，另一手扶住肩部，使患者平稳地转动为仰卧位（图 4-4）。

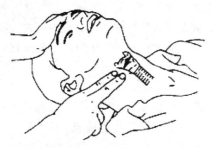

图 4-3　检查颈动脉

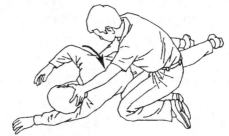

图 4-4　翻转患者

## （三）胸外心脏按压

患者重要生命器官的血液循环和氧供的恢复主要依靠胸外心脏按压。心肺复苏时在患者胸骨中下部施加垂直的压力，这种压力通过直接挤压心脏（"心泵学说"）或增加胸膜腔内压（"胸泵学说"）产生血流建立人工循环，并辅以适当的人工呼吸，可为体内重要生命器官（脑、心、肾等）提供有氧血供，直到患者恢复自主心律。

**1. 人工按压**

（1）用物：如患者睡在软床上，应备与床等宽的硬板 1 块，即心脏按压板，以保证有效按压。另备脚踏凳 1 只。

（2）操作方法：使患者仰卧于硬板床或地上，解开衣领。救护者紧靠患者一侧。为确保按压力垂直作用于患者胸骨，救护者应根据患者所处位置高低和个人身高，采用踩脚踏凳或跪式等相应姿势。

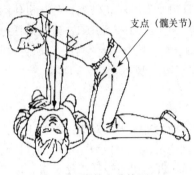

支点（髋关节）

图 4-5　胸外心脏按压

1）定位：救护者靠近患者足侧手的示指和中指沿患者肋弓下缘上移至胸骨下切迹，将示指和中指横放在胸骨下切迹的上方，示指上方的胸骨正中部为胸骨中、下 1/3 交界处，即正确的按压部位。男性患者可用两乳头连线中点定位即为正确的按压部位。操作时将手掌根部紧贴于按压部位，另一手平行重叠在此手背上，手指交叉互握稍抬起离开胸壁，只以掌根部位接触患者胸骨。操作者两臂位于患者胸骨正上方，双肘关节伸直，利用上身重量垂直下压（图 4-5）。

2）频率：成人 100～120 次 / 分，按压与放松时间相等，按压有规律，平稳不间断。

3）深度：成人按压幅度 5～6cm，保证每次按压后胸廓回弹，并尽可能减少胸外按压的中断。

4）比例：对成人实施单人或者双人抢救，按压通气的比例均为 30∶2。目的在于增加按压次数、减少过度通气、减少因人工呼吸的按压中断。

（3）注意事项

1）按压部位要准确：按压部位应在正中线，否则可能引起肋骨骨折、肋骨与肋软骨脱离等并发症；部位过低，可损伤腹部脏器或引起胃内容物反流；部位过高，可伤及大血管。

2）按压姿势要正确：按压者双肩位于双手的正上方，注意肘关节伸直，手指不应加压于患者胸部，在按压间隙不倚靠患者胸部，按压者不加任何压力施加在患者胸部，但掌根仍置于原按压部位，不离开胸壁，以免移位。

3）按压力度均匀适中：过重易造成损伤，过轻达不到效果。

4）当实施双人 CPR 时，一人实施胸外心脏按压，另一人进行人工通气，每 2 分钟或每 5 个按压通气后，二人可相互对换，以防止按压者疲劳，按压质量下降。交换可在完成一组按压通气的间歇中进行，尽可能将中断控制在 10 秒以内，按压操作在整个 CPR 过程中不低于 60%。

5）按压期间，密切观察病情，判断效果。

6）非专业人员可单纯胸外按压，也可在急救调度员指导下进行复苏，直到专业人员接管。训练有素的专业人员，如果能够执行人工呼吸，按压与呼吸比例按照 30∶2 进行。

**2. 机械胸外按压装置**　由于体力、技术等各种限制，人工按压的稳定性、标准化不可避免会出现波动。因此，基于胸外心脏按压的原理出现了众多机械胸外按压装置来代替人工按压。国外研究较多的是束带式胸外按压器以及主动加压－减压式胸外按压器，目前我国临床常用的机械装置有进口和国产的心肺复苏机。人工按压和机械按压在不同时间段有各自的优势，2015 年最新心肺复苏指南指出人工胸外心脏按压仍然是治疗心搏骤停的救治标准，但在特殊情况下机械活塞装置可以作为传统心肺复苏的替代品。

**（四）开放气道**

心搏骤停后，患者意识丧失，会厌部肌肉松弛，肌张力下降，常导致舌根后坠使咽喉部阻塞。为了保持呼吸道通畅，必须开放气道，及时清除患者口中的异物和呕吐物，有假牙者应取出假牙。现场徒手开放气道的方法有以下几种。

**1. 仰头抬颏法**　适用于无头颈部创伤者。抢救者用手掌小鱼肌置于患者前额，下压使其头部后仰，另一只手的示指和中指置于靠近颏部的下颌骨下方，向上抬颏，帮助头部后仰，气道开放，成人头部后仰的程度是下颌角与耳垂连线垂直于水平线。必要时用拇指轻按下唇，使口轻轻张开（图 4-6）。

**2. 托颌法**　适用于颈椎损伤者。抢救者位于患者头端，双手放置在患者头部两侧，肘部支撑在患者躺的平面上，握紧下颌角，用力向上托下颌。颈部有外伤者只能采用托颌法开放气道，不宜采用仰头举颏法和仰头抬颏法，以下颌上提为主，不能将患者头部后仰及左右转动，以避免进一步脊髓损伤（图 4-7）。

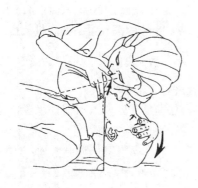
图 4-6　仰面举颏法

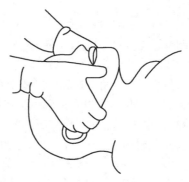
图 4-7　托颌法

**3. 仰头抬颈法**　颈部损伤者禁用。患者仰卧，抢救者一手抬起患者颈部，另一手以小鱼肌侧下压患者前额，使其头后仰，气道开放（图 4-8）。

**（五）呼吸支持**

人工呼吸是指用人工方法借外力来推动肺、膈肌或胸廓的活动，使气体被动进入或排出肺脏，以保证机体氧的供给和二氧化碳排出。如此周而复始以代替自主呼吸，达到维持肺泡通气和氧合作用。人工呼吸是现场急救最为常用的方法。

**1. 方法**

（1）口对口人工呼吸：是一种快捷有效的通

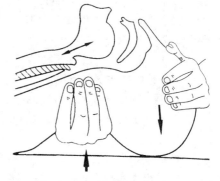
图 4-8　仰头抬颈法

气方法。首先要确保气道通畅，救护者用置于前额的拇指与示指捏住病人鼻孔，正常吸气，用口唇把患者的口全罩住，缓慢吹气 1 秒以上，保证有足够的气体进入并使胸廓上抬。吹气完毕松开患者鼻腔，救护者头偏向一侧换气，并同时观察患者胸廓是否有起伏。

（2）口对鼻人工呼吸：适用于口腔严重损伤，牙关紧闭不能打开口腔，或口对口人工呼吸难以实施者，可采用口对鼻人工呼吸。具体方法为：抢救者将一手小鱼肌压住患者前额，使其头后仰，另一只手抬下颏使口唇紧闭，用双唇罩住患者鼻部使之密闭，向鼻孔内吹气，吹气量、速度、频率同口对口人工呼吸。

（3）口对口鼻通气法：适用于婴幼儿。现将其头后仰，将下颌部轻轻后抬，使其口腔、鼻孔充分开放。抢救者吸气后用口包住患儿的口鼻吹气，吹气时应注意胸部起伏情况。

（4）球囊 - 面罩通气法：球囊 - 面罩是 EMS 系统和医院内提供正压通气的最常用的装置（图 4-9），与气管插管疗效相同。球囊 - 面罩通气可单人操作，也可双人操作，面罩放

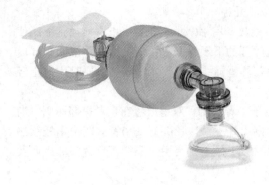

图 4-9　球囊-面罩

置采用"EC/OK"手法。单人操作时，用一只手的拇指和示指固定面罩（形如英文字母"C"），中指、无名指、小指提起下颌骨（形如英文字母"E"），使头后仰并托住下颌开放气道；另一手挤压球囊。两人操作时，一个人扣紧面罩，另一个人缓慢挤压球囊，手法与单人操作相同。球囊-面罩装置通气时潮气量、呼吸频率、吹气时间与口对口人工呼吸相同。成人 1L 容量的球囊，每次挤压 2/3，2L 容量的球囊，每次挤压 1/3，大约提供 600ml 的潮气量。如有供氧可能，氧浓度大于 40%，氧流量至少在 10～12L/min。

**2. 注意事项**

（1）在保持患者呼吸道畅通和口部张开位置进行人工呼吸。

（2）救护者在操作时可以在患者口唇上垫一层薄纱布。吹气时保证患者口鼻腔的密闭状态，防止漏气，换气时务必松开患者鼻腔，使其及时排除 $CO_2$。

（3）每次吹气时间应在 1 秒以上，连续两次，两次吹气之间施救者应均匀吸气而不是深吸气。

（4）避免过度通气。过度通气会导致胃胀气，反流致误吸或吸入性肺炎。同时会增加胸膜腔内压，减少静脉回流，降低心脏输出量。因此要采取小潮气量和低呼吸频率，潮气量为 6～7ml/kg（500～600ml）。

（5）人工呼吸频率成人为 10～12 次 / 分，8 岁以下的儿童为 12～20 次 / 分，婴儿人工通气的频率为 20 次 / 分。

（6）注意观察人工通气效果，以患者胸廓起伏方为有效。

**（六）复苏有效指标**

1. 触及大动脉搏动，肱动脉收缩压≥60mmHg（8kPa）。

2. 散大的瞳孔回缩变小，对光反射恢复。

3. 末梢循环改善，口唇面色、甲床、皮肤黏膜发绀转为红润。

4. 脑功能恢复，有知觉反射、呻吟或出现自主呼吸。

5. 心电图出现交界区、房性或窦性心律。

# 二、进一步生命支持

ALS 是在 BLS 基础上应用辅助设备及特殊技术，建立和维持更为有效的通气和血液循环，尽最大努力保护脑和心、肺等重要脏器的功能，并尽快恢复自主呼吸和循环功能。ALS 应尽可能早开始，如人力足够，BLS 与 ALS 应同时进行，可取得较高的疗效。包括建立静脉输液通道、药物治疗、气管插管、机械通气等一系列维持和监测心肺功能的措施。ALS 多为患者送达医院后有专业人员采取的急救措施。

**（一）明确诊断**

尽可能迅速地进行心电监护和必要的血流动力学监测，明确引起心搏骤停的病因或诱因，以便及时采取相应的急救措施。

**（二）人工气道**

心肺复苏时急救人员可采用气管插管、口（鼻）咽气道、喉罩等可选择的辅助气道保证人工呼吸。以声门为界分上人工气道和下人工气道。

**1. 上人工气道**

（1）口咽通气道：适用于没有咳嗽或呕吐反射的浅昏迷而不需要气管插管的患者。口咽通气管通常呈"S"形，使用时遵循"宁大勿小"原则，长度以下颌角到鼻尖距离为宜。放入方法有直接放置法和反向放入法，应注意其在口腔中的位置，因为不正确的操作会将舌推至下咽部而引起呼吸道梗阻。

（2）鼻咽通气道：主要适用于牙关禁闭、咬伤、颞颌关节紧闭、妨碍口咽通气道置入的颌面部创伤等。对疑有颅骨骨折的患者使用鼻咽通气道要谨慎。对于浅昏迷患者，鼻咽通气道比口咽气道的耐受性更好。但鼻咽气道置入可引起鼻黏膜的损伤而致出血，如果导管过长，可刺激声门反射引起喉痉挛、恶心及呕吐，操作中应尽量避免损伤。

（3）喉罩：是由一根通气导管和远端一个卵圆形可充气气罩组成。插入时无需直视声门，无需停止心脏按压，操作简单易学。喉罩被置入咽部，在远端开口进入下咽部感觉有阻力时，向罩内注入适量空气，密封喉部，即可进行通气。适用于颈部损伤和困难气管插管患者的临时替代品。

（4）食管气管联合导管：是在食管封闭基础上发展而来，特点是无论插入食管还是气管均能建立人工气道。1993 年美国麻醉医师协会将食管气管联合导管作为困难气管插管的解救措施之一。构造为双腔和双气囊导管，其中一个腔远端为封闭的盲端，近端有侧孔作为食管腔；另一个腔远端开口作为标准的气管导管进行通气。操作者用盲法将导管插入，直至标志线到达牙齿，确定远端开口的位置，即可通过近端开口通气。使用联合导管同样具有隔离气道、降低误吸及更可靠的通气等优点，而学习和掌握置管技巧较气管插管容易。联合导管致命的并发症是其在食管或气管的远端腔的位置不正确，另外可能造成食管损伤。

**2. 下人工气道**

（1）环甲膜穿刺：适用于紧急气道阻塞而严重窒息的患者。可用 16 号粗针头刺入环甲膜，接上"T"型管输氧，可立即缓解严重缺氧情况，为下一步气管插管或气管造口术赢得时间，为完全复苏奠定基础。

（2）气管插管：是急危重症患者抢救过程中的重要措施，并且能够及时吸出气管内分泌物或异物，防止异物进入呼吸道，保持呼吸道通畅，进行有效的人工或机械通气，并可作为急救药物给药途径，保护气道防止反流误吸。因此，有条件时应尽早作气管插管。气管插管可分为经口气管插管和经鼻气管插管。插管前，给予患者充分供氧，操作要迅速，如器械齐备，手法熟练，应在 30 秒内完成，中断心肺复苏的时间应小于 10 秒。并可与简易人工呼吸器、麻醉机或呼吸机相接以行机械人工呼吸。

（3）气管切开：常用于口、面、颈部创伤不能气管插管和需要长期机械通气患者。目前分为手术切开和经皮气管切开 2 种方法。气管切开套管可接氧气吸入或呼吸机辅助呼吸。气管切开可迅速解除呼吸道阻塞，长期保持呼吸道通畅，清除气道分泌物，减少气道阻力和解剖无效腔，增加有效通气量，便于吸痰、加压给氧以及气管内给药等。

**（三）氧疗和人工通气**

**1. 氧疗** 目前推荐在复苏开始阶段让患者吸入纯氧，保持动脉血氧饱和度在 94% 以上，并逐步调整吸氧浓度至最低水平，因长时间吸高浓度氧会发生氧中毒。吸氧可通过各种人工气道进行，必要时接呼吸机辅助呼吸。人工气道建立后，通气频率成人应为每 6 秒一次，呼吸频率为 10 次 / 分。

**2. 人工通气**

（1）简易呼吸器法：简易呼吸器由一个有弹性的球囊、三通呼吸活门、连接管和面罩组成。在球囊后面空气入口处有单向活门，以确定球囊舒张时空气能单向流入；其侧方有氧气入口，有氧气条件下可自此输氧 10～15L/min，可使吸入氧气浓度增至 75% 以上。

（2）呼吸机辅助呼吸：院内复苏首选呼吸机辅助呼吸，是最有效的人工呼吸。气管插管接呼吸机辅助呼吸可减少呼吸道无效腔，保证足够的氧供，呼吸参数易于控制。

### （四）开胸心脏挤压

实验证实开胸心脏挤压心排出量高于胸外心脏按压约 1 倍，心、脑灌注也高于后者。大量临床资料表明胸外心脏按压效果不满意，最终仅 10%～14% 完全康复；而开胸心脏挤压的长期存活率却高达 28%。因此，开胸心脏挤压术又重新受到重视。

**1. 适应证**　胸外创伤引起心搏骤停者；胸廓畸形或严重肺气肿、心包填塞者。

经常规胸外心脏按压 10～15 分钟（最多不超过 20 分钟）无效者。

有创动脉血压监测，胸外心脏按压时的舒张压小于 40mmHg（5.332kPa）。

**2. 方法**　采用胸廓切开术（左前外侧第四肋间切口），以右手进胸，拇指和大鱼际肌置于心脏前面，其余四手指和手掌放在心脏后面，或两手分别置于左右心室同时挤压，以 80 次/分的频率有节律的挤压心脏。

### （五）药物治疗

几十年来，用于心肺复苏的药物种类较多，包括肾上腺素、阿托品、利多卡因和碳酸氢钠等。其中肾上腺素是目前公认的首选药物。

**1. 用药目的**　①提升周围血管阻力，增加心肌和脑血流灌注量；②提高心脏按压效果，激发心脏复跳，增强心肌收缩力；③降低除颤阈值，为除颤创造条件，同时防止室颤的发生；④纠正酸血症或电解质失衡，使其他血管活性药物更能发挥效应。

**2. 给药途径**　从自主心律恢复的快慢来讲，给药途径依次为静脉注射、骨髓腔给药、气管内给药和心内注射。因心内注射不利于心脏复苏，有一定危险性，操作不当可发生气胸、血胸、心肌或冠状动脉撕裂、心包积血等严重并发症，且注入心腔内的准确性不到50%。若将肾上腺素等药物注入心肌内，可造成顽固性室颤，目前已不再应用。静脉用药的媒介液体应首选生理盐水，确定患者有低血糖时选用葡萄糖液。

（1）静脉给药：迅速建立有效的静脉通道，能够保证复苏用药准确，尽快发挥作用。外周静脉穿刺操作容易，并发症少，且不受心肺复苏术的干扰。首选上臂近心端外周静脉（肘前或颈外静脉）建立通道，外周静脉给药的药物峰值浓度低、起效时间较长，静脉给药后立即给予 20ml 生理盐水快速推注，给药期间和给药后暂时抬高下肢，以利于药物尽快发挥药效。在条件允许情况下，应留置中心静脉导管（锁骨下静脉、颈内静脉或股静脉）给药。中心静脉给药血药浓度高，药物起效快，安全可靠，但是建立中心静脉通道时不应间断心肺复苏。

（2）骨髓腔给药：骨髓腔为药物进入静脉丛提供了通道，可以满足快速补液的需求，可用于液体复苏、给药和血标本的采集，2010 年心肺复苏指南建议对建立静脉通道困难的心搏骤停患者可采用。

（3）气管给药：心搏骤停期间，静脉通道或骨通道尚未建立而已行气管插管者，一些复苏药物（如肾上腺素、阿托品和血管加压素等）可经气管内给药，其剂量应为静脉给药的2～3 倍，至少用 10ml 生理盐水或注射用水稀释后气管内给药，并接呼吸机正压通气，以便药物弥散至两侧支气管。

**3. 复苏药物**

（1）肾上腺素

1）药理作用：适用于任何类型的心搏骤停患者的复苏。肾上腺素是肾上腺素能 α 受体激动剂，可以加快心率，加强心肌收缩力，增加冠状动脉血流量、脑血流量和周围血管阻力。并使心室细颤波变为粗颤波，提高电除颤成功率。

2）用法用量：目前肾上腺素的"标准剂量"为 1.0mg 静脉注射或骨髓腔内给药，每 3～5 分钟给药一次。也可以气管内给药，给药剂量为静脉给药的 2～2.5 倍。

3）注意事项：严格掌握用药适应证，密切观察患者是否出现心悸、头痛等副作用；复苏成功后应立即控制本药使用，否则可因用量过大或皮下注射误入血管引起血压突然上升导致脑出血的发生。

（2）纳洛酮

1）药理作用：其化学结构与吗啡相似，但对阿片受体的亲和力却比吗啡大，能阻止吗啡样物质与阿片受体结合，为阿片类的解毒剂，还有增加急性中毒的呼吸抑制者的呼吸频率，并能对抗镇静作用及使血压上升等优点。

2）用法与用量：本药可皮下、肌内或静脉注射。2015 年 AHA 最新心肺复苏指南推荐对于已知或疑似阿片类药物成瘾的患者，如无反应且无正常呼吸，但有脉搏，可由经过正规培训的非专业施救者和 BLS 施救者在提供标准 BLS 救治同时，如有可能尽早给予纳洛酮，鼻内使用 2mg 或肌内注射 0.4mg，可在 4 分钟后重复给药。重度乙醇中毒，肌内或静脉注射 0.8～1.2mg，1 小时后重复给药 0.4～0.8mg。

3）注意事项：①应根据患者具体情况和病情，选用适当的剂量和给药速度。②密切观察患者的体征变化，如呼吸、血压、心率，并及时采取相应措施。③阿片类及其他麻醉性镇痛药成瘾者，注射本品时，会立即出现戒断症状，故要注意掌握剂量。

（3）阿托品

1）药理作用：阿托品属 M 胆碱受体阻断剂，可以解除迷走神经对心脏的抑制，加快心率，解除小血管痉挛。并能抑制腺体分泌，缓解支气管痉挛，对保持呼吸道通畅和肺通气有利。适用于治疗心室静止和心电机械分离的心搏骤停患者，或经复苏自主循环恢复后心率慢至 50 次 / 分以下的心搏骤停患者，或伴室性期前收缩及低血压的心动过缓患者。还可用于有机磷中毒的抢救。

2）用法用量：首剂 1.0mg 静脉注射，若疑为持续性心脏停搏，应在 3～5 分钟内重复给药；如仍为缓慢性心律失常，可每间隔 3～5 分钟静脉注射 1 次（0.5～1.0mg），至总量 0.04mg/kg（约 3mg），气管内给药为静脉给药的 2～2.5 倍。

3）注意事项：①密切观察静脉注射阿托品后，患者是否出现心动过速、口干、视物模糊等副作用。②阿托品中毒时，除上述症状加重外，还可出现呼吸加快、烦躁不安、惊厥等中枢神经系统症状，严重中毒时可出现昏迷、呼吸麻痹而死亡。③用药过程中应加强监护，并备好利多卡因及除颤器等。④当成人心率超过 110 次 / 分或儿童高于正常值，并有室性期前收缩、室性心动过速时，应立即停药，通知医生。

（4）胺碘酮

1）药理作用：属Ⅲ类抗心律失常药，具有轻度非竞争性的 α 及 β 肾上腺素受体阻滞剂，延长各部心肌组织的动作电位及有效不应期，有利于消除折返激动。抑制心房及心肌传导纤维的快钠离子内流，减慢传导速度。减低窦房结自律性。目前胺碘酮作为一线抗心律失常药物。心肺复苏时主要用于 VF（室颤）或无脉性 VT（室速）。

2）用法用量：初始剂量为 150mg 溶于 20ml 5% 葡萄糖内静脉注射 10 分钟以上。对血流动力学不稳定的 VT 或有反复或顽固性 VF 或 VT 患者，可适当增加剂量。然后 300mg 加于 5% 葡萄糖液至 50ml 中按 1mg/（kg·min）速度持续泵入 5 小时，再减量至 0.5mg/（kg·min）持续泵入 10 小时。每日最大剂量不超过 2g。

3）主要不良反应是低血压和心动过缓，应用时心电监护，严密观察心率、心律及血压的变化，如心率小于 60 次 / 分者停用。应经常复查心电图，如 QT 间期明显延长（＞0.48秒）者停用。

（5）利多卡因

1）药理作用：利多卡因为人工合成酰胺类局部麻醉药，具有抗心律失常作用，是治疗室性心律失常的常用药物。

2）用法用量：心搏骤停患者，初始剂量为 1.0～1.5mg/kg 静脉注射，30 秒至 1 分钟注完，如室颤或持续性无脉性室速，自主循环恢复后，每 5～10 分钟静脉注射 0.5～0.75mg/kg，起效后可用 5% 的葡萄糖溶液 100ml＋利多卡因 100mg，1～4mg/min 静脉滴注维持，但 1小时内总剂量不可超过 200～300mg。气管内给药剂量为静脉给药的 2～2.5 倍。

3）注意事项：①整个用药过程应加强监护，用量过大易发生中毒。应严格掌握静脉注射剂量和速度，无特殊医嘱不超过 4mg/min。②24 小时后如仍需用药应减量或监测血药浓度。

**（六）电除颤**

利用较强的脉冲电流通过心脏来消除心律失常，使之恢复窦性心律的方法，称为电除颤或电复律术。对于室颤的患者，如能在 3～5 分钟内立即行 CPR 和电除颤，存活率最高，随着时间延长存活率明显降低，且存活者大多遗留不同程度的神经功能障碍。为了给患者提供最大的生存机会，发生心搏骤停时必须尽快实施启动急救医疗服务系统（EMSS）、CPR 和电除颤。目睹院外心搏骤停且现场有自动电除颤（AED），施救者应从胸外心脏按压开始复苏，并尽快使用 AED。对于院内心搏骤停并有心电监护者，从患者室颤到除颤的时间应在 3 分钟内，除颤仪到位前先行心肺复苏。

**1. 非同步电除颤**　救护车内配备有除颤监护仪。一旦明确患者为室颤，应迅速用除颤仪进行非同步除颤，它是室颤最有效的治疗方法。在除颤器准备好之前，应持续心脏按压。一次除颤未成，应创造条件重复除颤。

（1）能量选择：指南推荐应用单次电击，建议双相波除颤采用 150～200J，单相波形除颤能量选择 360J；若室颤终止后再出现，再给 360J 能量除颤。开胸除颤时，电极直接放在心脏前后壁，能量一般为 5～10J。一次除颤后仍不能消除室颤，其原因应为心肌缺氧，需要施行 2 分钟 CPR，以重新恢复心脏的氧供，这样做可使随后施行的除颤更有效。

（2）操作步骤

1）接通电源，检查仪器性能，确定"非同步"放电。

2）在准备除颤同时，做好心电监护以确诊室颤。

3）充电：将电极板涂上导电糊或包上已浸湿生理盐水的纱布，按下充电按钮充电，准备放电。

4）部位：电极放置位置应能产生最大的经心脏电流。标准的部位是一个电极置于胸骨右缘锁骨下方（第 2、3 肋间），另一个电极置于左乳头的外侧（左腋前线第 5、6 肋间），电极的中心在腋中线上。另一种电极放置方法是将心尖电极放于心前区左侧，另一个电极放在右肩胛下角区（图 4-10）。

5）放电：确定所有人员离开病床后，操作者两臂伸直固定电极板，使自己的身体离开床缘，然后双手同时按下放电按钮，进行除颤。

6）观察：放电后立即给予 2 分钟 CPR（不需中断胸外按压检查心律和脉搏），然后观察心电示波，了解除颤效果。无效者，可准备再次除颤。

（3）注意事项

1）除颤前应详细检查器械和设备，做好一切抢救准备。

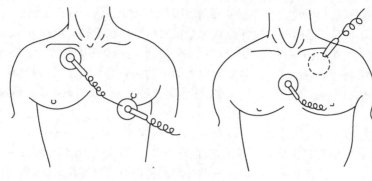

图 4-10 电极的放置

2）电极板的位置要准确，并应与患者皮肤密切接触，保证导电良好，同时注意两电极板距离应在 10cm 以上，电极之间皮肤必须干燥，电极之间不应有导电糊或生理盐水相连，否则会导致电流短路，是电流经过皮肤而不流经心脏。

3）对安有永久性起搏器的患者行电转复或除颤，电极勿靠近起搏器，因为除颤会造成其功能损害。

4）电击时，任何人不得接触患者及病床，以免触电。

5）对于细颤型室颤者，应先进行心脏按压、氧疗及药物等处理后，使之变为粗颤，再进行除颤，以提高除颤成功率。

6）除颤部位皮肤可有轻度红斑、疼痛，也可出现肌肉痛，3～5 天后可自行缓解。

**2. 自动体外除颤器（AED）** 是一种便携式、易于操作，稍加培训即能熟练使用，专为现场急救设计的急救设备。AED 有别于传统除颤器，可以经内置电脑分析和确定发病者是否需要予以电除颤。除颤过程中，AED 的语音提示和屏幕显示使操作更为简便易行。AED 非常直观，对多数人来说，只需几小时的培训便能操作。美国心脏协会认为，学用 AED 比学 CPR 更为简单，从某种意义上讲，AED 不仅是急救设备，更是一种急救新观念，一种由现场目击者最早进行有效急救的观念。2015 年 AHA 最新心肺复苏指南更加强调实施公共场所除颤（PAD）方案（如机场、赌场、运动场所等），对有目击的成人心搏骤停，应尽快使用除颤器，以增加院外突发心搏骤停的存活率。

使用 AED 需急救人员逐步操作。首先在除颤前必须确定被抢救者具有"三无征"，即无意识、无脉搏、无呼吸。具体操作步骤是：打开电源开关，将两个电极固定在患者胸前，机器自动采集和分析心律失常，操作者可获得机器提供的语音或屏幕信息。一经明确为致命性心律失常（室性心动过速、室颤），语音即提示急救人员按除颤按钮，如不经判断按除颤键钮，机器不会自行除颤，以免误电击。

# 三、延续生命支持

延续性生命支持的重点是脑保护、脑复苏及复苏后疾病的防治，即除了积极进行脑复苏，还应严密监测心、肝、肾、凝血及消化器官的功能，一旦发现异常立刻采取有针对性的治疗。

## （一）脑完全性缺血缺氧的病理生理

心搏骤停时机体面临缺血、缺氧，而缺氧首当其冲是对脑（中枢神经系统所在）的损害。脑组织耗氧量高，能量储存少，无氧代谢能力有限。因此，脑组织对缺氧很敏感，在正常体温下，心脏停搏 4～6 分钟，即可造成"不可逆转"的脑损伤。

脑复苏是复苏的最终目的，直接关系发到整个复苏的成败。复苏的成败，在很大程度上与中枢神经系统功能是否恢复有密切关系。临床数据表明，心搏骤停患者恢复自主循环后 1/3 未能得到脑复苏而死亡，1/3 长期存活者可遗留运动、认知障碍，其中仅 1%～2% 能生活自理。近年来对于心搏骤停后神经系统受损的严重性和正确的治疗方法已越来越引起临床专家的关注。脑复苏进行的有效与否也是决定患者能否全面康复的重要环节之一。

缺氧对脑组织造成的损害：①脑血管自动调节功能丧失，脑血流量减少；②脑细胞代谢紊乱、脑水肿；③微血管管腔狭窄，微循环灌注受限；④二氧化碳蓄积，渗透压升高，加重脑水肿。

### （二）脑复苏

**1. 维持血压**　循环停止后，迅速建立有效循环，保证合适的脑灌注压，应维持患者平均动脉血压在正常或稍高水平，以恢复脑循环和改善周身组织灌注。必要时应用血管活性药物来维持血压，如去甲肾上腺素、多巴胺和多巴酚丁胺等，维持收缩压在 90mmHg 以上，平均压在 65mmHg 以上。同时应防止血压剧烈波动，因血压过高可加重脑水肿，血压过低可加重脑及其他脏器组织缺血、缺氧。

**2. 呼吸管理**　大脑缺氧既是脑水肿的重要根源，也是阻碍恢复呼吸的重要因素。因此在心搏骤停开始时应及早加压给氧，以纠正低氧血症。过度通气可导致高气道压和内源性呼气末正压的产生，颅内静脉回流障碍，颅内压增高脑水肿产生，进一步导致脑血流减少和加重脑缺氧。所以，心搏骤停后应避免过度通气，维持正常 pH，$SpO_2$ 在 94% 以上或 $PaCO_2$ 40～45mmHg 即可。

**3. 亚低温治疗**　脑组织的代谢率决定脑局部血流的需求量。体温每升高 1℃，脑代谢率约增加 8%。复苏后，体温升高可导致脑组织供氧关系的明显失衡，从而影响到脑的康复。相对而言，降温是降低大脑代谢率的一种有效方法。研究表明，轻度低温（34℃）对于减轻脑缺血损伤有很好的疗效，而且损害作用也较小。正常脑组织中，脑部温度每降低 1℃，大脑代谢率可降低 7%。

（1）降温开始时间：降温时间越早越好，复苏早期就应该严密监测脑功能并采取积极的复苏措施，在不影响 CPR 的情况下，应尽早采取有效的降温措施，争取在抢救开始后 5 分钟内用冰帽头部降温。以最快的速度，力争在 30 分钟内使体温降至 37℃以下，于数小时内逐渐降至目标温度 32～36℃，至少维持 24 小时。

（2）降温深度：不论患者体温正常或升高，均应将体温（肛温或鼻腔温度）降至目标温度 32～36℃并维持。脑组织温度降至 28℃时，脑电活动明显呈保护性抑制状态，但体温降至 28℃易诱发室颤等严重心律失常，所以宜采用头部重点降温法。降温可保护缺氧的脑组织，减轻脑水肿，降低颅内压。一般要求在 6 小时内降到 30～32℃，24～48 小时后保持在 32～34℃。

（3）降温持续时间：持续时间根据病情决定，一般需 2～3 天，严重者可能要 1 周以上。为了防止复温后脑水肿反复和脑耗氧量增加而加重脑损害，故降温持续至中枢神经系统皮层功能开始恢复，出现听觉为止。然后逐步停止降温，让体温自动缓慢上升，绝不能复温过快，一般每 24 小时体温提升 1～2℃为宜。

（4）降温方法：①物理降温：头部可用冰帽和冰枕，体表可用冰袋和冰毯降温。②药物降温：应用冬眠药物进行冬眠疗法。上述 2 种方法结合使用降温效果更好。

（5）注意事项：降温总原则是及早降温，平稳降温，深度降温，持续降温，缓慢升温；降温过程要平稳，观察有无并发症，如寒战、心律失常、凝血障碍和冻疮等，如有发生及时处理；机械通气伴有谵妄、抽搐和躁动患者，可用小量肌松剂或镇静剂；根据病情需要，逐渐复温，先自下而上撤冰袋。

**4. 药物的应用**

（1）冬眠药物：用于辅助物理降温，主要目的在于消除低温引起的寒战，解除低温时的血管痉挛，改善循环血流灌注。冬眠药物的应用应先于物理降温，可选用冬眠 Ⅰ 号（哌替啶 100mg、异丙嗪 50mg、氯丙嗪 50mg）或 Ⅳ 号（哌替啶 100mg、异丙嗪 50mg、乙酰丙嗪 20mg）分次肌内注射或静脉滴注。

（2）脱水剂：为了防止脑水肿，在降温和维持血压平稳的基础之上，宜及早应用脱水剂，通常选用高渗性脱水剂如 20% 甘露醇 250ml 静脉注射或快速静脉滴注，30 分钟滴完；利尿剂如呋塞米 20mg 静脉注射，视病情重复使用。上述药物可重复或交替使用。

（3）激素的应用：肾上腺皮质激素能降低毛细血管通透性，维持血脑屏障的完整性，稳定溶酶体膜，从而减轻脑水肿和降低颅内压，改善循环功能。首选地塞米松，用量 1～3mg/kg。

（4）促进脑细胞代谢药物的应用：三磷酸腺苷可供应脑细胞能量，恢复钠泵功能，有利于减轻脑水肿。葡萄糖为脑获得能量的主要来源。此外，与脑代谢有关的药物如吡拉西坦、依达拉奉、川芎嗪等均可选用。

（5）巴比妥类药物的应用：巴比妥作为镇静、安眠、止痉的药物，对不完全性脑缺血、缺氧的脑组织具有良好的保护作用。常用药有硫喷妥钠，剂量 4～5mg/kg。

（6）钙离子通道阻滞剂：可防止和解除脑血管痉挛，改善脑血流，阻断钙离子内流，明显减轻脑损害。常用药有利多氟嗪和尼莫地平。

**5. 高压氧的应用**　高压氧一方面能快速、大幅度地提高组织氧含量和储备，增加血氧弥散量及有效弥散距离。显然高压氧对纠正细胞缺氧，尤其是脑水肿条件下的细胞缺氧，其效果肯定。另一方面，在复苏后期，由于高压氧具有增强组织活力及生命合成功能，促进侧支循环建立和重建，对神经细胞的恢复及脑循环的重建有治疗作用。研究表明，开展高压氧治疗越早，效果越好。经抢救患者心脏复跳后，只要心率在 60 次 / 分以上，血压用升压药能维持，即使呼吸未恢复，也应及时进行高压氧治疗。最好在 24 小时内进行，即在脑水肿及感染高峰出现前进行，可减轻神经损伤，且有利于受损神经细胞的恢复。由此可见，高压氧在复苏中能起到其他任何治疗不能替代的重要作用，但不是唯一治疗，应该强调以高压氧为重点的综合治疗。

**（三）重症监护**

**1. 维持有效的循环功能**　心搏恢复后，往往伴有血压不稳定或低血压状态，为判定有无低血容量及掌握好输液量和速度，宜行中心静脉压（CVP）和有创动脉血压监测，可将 CVP、动脉压和尿量三者结合起来分析以指导输液治疗。使用相关心血管活性药物维持心血管功能、改善组织灌注，选用相应的抗心律失常药防治心律失常。

**2. 维持呼吸功能**　心跳恢复后，自主呼吸未必恢复，或即使恢复但不正常，故需要加强呼吸管理，继续进行有效的人工通气，及时行血气监测，促进自主呼吸尽快恢复正常。应用机械通气时选择合适的通气模式和参数，在保证氧合的前提下，选择最小的支持压力和呼气末正压，以免阻碍静脉回流，加重脑水肿和减少心排血量等不良影响。抗炎治疗同时注意防止肺部并发症，如肺炎、肺水肿导致的急性呼吸衰竭。若长时间自主呼吸不恢复，应病情允许情况下进行详细的辅助检查以明确诊断，如行 CT、BMI、B 超和 X 线检查等。

**3. 纠正酸中毒**　由于长时间低血压和缺氧，心脏停搏后可能有明显的代谢性酸中毒，一旦恢复足够的灌注，代谢性酸中毒随着微循环改善可能逆转。临床上应根据动脉血气分析和血生化情况决定碳酸氢钠的用量，碳酸氢钠对心搏骤停患者不应常规使用。

**4. 血糖控制**　应及时处理高血糖，同时也要防治低血糖，维持适度的血糖浓度，控制血糖范围在 8～10mmol/L。

**5. 防治多脏器功能不全**　心肺复苏后由于各脏器急性缺血、缺氧，引起组织细胞不同程度的再灌注损伤，可出现多器官功能障碍综合征（MODS），应加强各脏器功能的监测。因缺氧导致的消化道出血在多脏器衰竭中出现最早，观察有无应激性溃疡引起的呕血、便血情况；监测尿量和肾功能等观察有无肾衰竭发生，血凝分析和肝功能情况有无肝衰竭发生。密切观察，力争早期发现各脏器功能不全的先兆，尽早采取防治措施。

## 四、预　　后

尽管急救医学近些年发展迅速，心搏骤停患者的死亡仍是不可避免的结局之一，关于CPR 仍有众多问题亟待解决。目前心搏骤停的总体存活率仍然很低，对存活希望极低的患者持续进行 CPR 是对医疗资源的极大浪费，因此判断患者有无存活的希望是一个重要问题，终止复苏（termination of recovery，TOR）是必要的选择。关于是否开始或何时终止心肺复苏的伦理学问题比较复杂，取决于环境（院内或院外），医护人员（基础或高级），患者年龄段（新生儿、儿童、成人）等多种因素。

2011 年美国国家急救医疗服务医师协会发布了第一个官方院前非创伤性心搏骤停 TOR 规则，满足以下 3 个条就可以终止复苏：患者心搏骤停无急救人员目击；始终无可除颤的心律；始终无自主循环出现。2015 年 AHA 最新心肺复苏指南中指出所有接受心肺复苏的患者，出现死亡或脑死亡的患者都应评估为可能的器官捐献者。

终止复苏的指标有以下两点。

（1）复苏成功。

（2）复苏失败，其参考指标有以下两点。

1）心脏死亡：经 30 分钟 BLS 和 ALS-CPR 抢救，心脏毫无电活动，可考虑停止复苏术。

2）脑死亡：目前尚无明确的"脑死亡"诊断标准，故需慎重执行，以避免不必要的医疗纠纷。即使脑死亡明确，能否放弃抢救，在我国出于伦理学方面的原因，也应征求患者家属的意见方可执行。

# 第 4 节　儿童（婴儿）心肺复苏

**1. 基础生命支持顺序**　儿童和婴儿的基础生命支持应按照胸外按压、开放气道、人工呼吸即 C-B-A 的顺序进行；而新生儿心搏骤停的病因几乎都是窒息，因此应按开放气道、人工呼吸、胸外按压即 A-B-C 的复苏顺序进行。婴幼儿可轻拍足底或弹足跟，摩擦背部判断患儿反应。触摸动脉搏动 1 岁以下的婴儿则触摸肱动脉。如患儿脉搏≤60 次 / 分伴有血液灌注不足征象，则进行胸外按压。

**2. 胸外按压**

（1）按压方法和部位：单人抢救婴幼儿时用示指和中指按压乳房连线的下方胸骨，双人抢救时可采用两拇指环抱压法，即双手指环抱胸廓，两拇指压在胸骨的下 1/3 处，拇指用力按压胸骨。儿童应用单手或双手的掌跟按压胸骨的中下 1/3 处。

（2）按压幅度：婴儿和儿童的按压幅度至少为胸部前后径的三分之一（婴儿大约为 4cm，儿童大约为 5cm）。

（3）按压频率：每分钟 100～120 次。

（4）按压与通气比率：对儿童和婴儿进行单人抢救时，给予的按压通气比值为 30：2，双人抢救时按压通气比值为 15：2，每 5 个按压通气循环为一个周期。

**3. 除颤**　除颤能量选择为 2～4J/kg，如不成功可增至 10J/kg。

（刘新平）

**案例分析**

**案例 4-1 分析：**

1. 该患者目前发生了心搏骤停（室颤）。

2. 该护士应立即进行心肺复苏，同时通知医生，准备电除颤。

3. 如抢救成功，应对该患者进行持续心电监护，密切观察患者生命体征的变化，并尽早进行脑复苏，加强脑保护。

# 要 点 总 结 与 考 点 提 示

1. 心搏骤停的概念。

2. 常见的心搏骤停类型。

3. 心肺复苏的操作流程。

4. 脑复苏的治疗措施。

# 复 习 思 考 题

【A₁ 型题】

1. 猝死患者的最佳抢救时间是（ ）。

　A. 6 分钟　　　　　　B. 4 分钟

　C. 15 分钟　　　　　 D. 30 分钟

2. 进一步生命支持中，药物治疗途径首选（ ）。

　A. 静脉给药　　　　　B. 气管给药

　C. 心内给药　　　　　D. 肌内注射

3. 对心搏骤停的成人患者施行首次单相波电除颤时一般除颤电能为（ ）。

　A. <200J　　　　　　B. 200J

　C. 300J　　　　　　 D. 360J

4. 心脏性猝死最常见的原因（ ）。

　A. 冠心病　　　　　　B. 心肌病

　C. 风心病　　　　　　D. 急性心肌炎

5. 心搏骤停前最常见的心电图图形是（ ）。

　A. 心电机械分离　　　B. 房颤

　C. 室颤　　　　　　　D. 心室静止

6. 临床死亡的特征应除外（ ）。

　A. 呼吸停止　　　　　B. 瞳孔缩小

　C. 脑电图静止　　　　D. 面色发绀

【A₂ 型题】

7. 患者，男性，12 岁，因溺水出现心搏骤停，心电监护示一直线，有双人参与抢救，除如下哪种抢救措施外，其余措施均可采取（ ）。

　A. 胸外按压　　　　　B. 人工呼吸

　C. 电除颤　　　　　　D. 心脏起搏

8. 患者，女性，59 岁，因心前区剧烈疼痛急诊入院，医生诊断为急性心肌梗死引发心搏骤停，那么该患者最有可能是哪种类型的心搏骤停（ ）。

　A. 心室颤动　　　　　B. 心电 - 机械分离

　C. 心室静止　　　　　D. 以上都不是

【A₃ 型题】

（9～10 题共用题干）

患者，男性，40 岁，工人，因施工时电钻漏电被电击伤致意识丧失、呼吸停止，周围人员立即进行胸外心脏按压并呼叫"120"，急救人员约 5 分钟赶到现场。查体：意识完全丧失，双瞳孔散大（直径约 5mm），对光反射无，颜面发绀，呼吸音、心音未闻及。

9. 在确诊为心搏骤停后急救人员立即展开急救，对该患者进行心肺复苏，请问按压通气比值应该是（ ）。

　A. 30：2　　　　　　 B. 15：1

　C. 15：2　　　　　　 D. 30：1

10. 在抢救成功后还需要加强脑保护，而防治脑水肿是脑复苏的关键，应尽早施行下述措施，哪项除外（ ）。

　A. 高压氧疗法　　　　B. 脱水疗法

　C. 镇静止痉　　　　　D. 高温

# 第5章 创伤患者的护理

## 第1节 概　述

**案例 5-1**

　　患者，男性，30岁，建筑工人，从6楼摔下，伴昏迷10分钟。急救人员到达现场后患者工友叙述，10分钟前，患者在施工时不慎从6楼摔下，当时见患者昏迷，四肢抽搐。查体：患者意识不清，呼吸深、快，约28次/分，脉搏120次/分，血压80/50mmHg。头右颞部见一约5cm×3cm伤口，出血不止，右侧瞳孔散大，对光反射消失。鼻腔见少量血性液体流出。左胸部及左季肋部见明显皮肤擦伤痕迹，左7、8、9肋扪及明显的骨擦音，胸腔叩呈清音，呼吸音正常。腹稍胀，叩及移动性浊音，肠鸣音4次/分，腹腔穿刺抽出不凝固血液。右前臂明显畸形，可扪及骨擦音，左侧肢体瘫痪。

　　1. 患者目前可能有哪些损伤？

　　2. 该患者按伤情分类属于哪一种程度的损伤？

　　3. 患者入院后还需要进行哪些检查？

　　4. 如何抢救该患者？

　　创伤（trauma），有广义和狭义之分。广义是指机械、物理、化学或生物等因素造成的组织结构完整性的破坏或功能障碍。狭义是指机械因素作用于人体所造成的机体结构完整性破坏和功能障碍。本章主要介绍狭义的创伤。随着现代社会的快速发展，致伤因素日渐多样化，创伤的发病率、致残率和死亡率均有增加趋势。因此，开展创伤的救治及预防成为急危重症医学、急危重症护理学的重要任务。

## 一、创伤的分类

### （一）按致伤因素分类

　　烧伤、冷伤、锐器伤、挤压伤、火器伤、冲击伤、毒剂伤、核辐射伤及多种因素所致的复合伤等。

### （二）按伤后皮肤完整性分类

　　**1. 闭合性创伤**　受伤部位的皮肤或黏膜仍保持完整，无开放性伤口，多由钝性暴力所致。常见有以下几种。

　　（1）挫伤：钝器打击造成的皮下组织损伤，重者可伤及筋膜、肌肉等，头、胸和腹部挫伤可合并内脏损伤。

　　（2）扭伤：暴力使关节异常扭转超出正常活动范围，造成关节囊、韧带、肌腱等组织的撕裂。

　　（3）挤压伤：是人体肌肉丰富部位受暴力大范围挫压或长时间挤压所造成的损伤，严重者受伤部位肌组织广泛坏死，可导致休克及急性肾衰竭，临床称为挤压综合征，常危及生命。

（4）冲击伤：由爆炸产生的冲击波形成的高压及高速气流所致，体表常无损害，而含气体或液体较多的胸腔与腹腔内脏、耳鼓膜，可发生出血、破裂或水肿。

**2. 开放性创伤** 受伤部位皮肤黏膜完整性破坏，有伤口和出血，深部组织与外界相通，易受污染致伤口感染。常见的有以下几种。

（1）擦伤：皮肤受摩擦造成的表皮损伤，是最轻的创伤。

（2）刺伤：由尖细的物品穿入组织所造成的创伤，伤口常小而深，可有异物存留，易并发厌氧菌感染。

（3）切割伤：由锐利器具造成的损伤，创缘整齐，周围组织损伤较小，易造成血管、神经、肌腱损伤。

（4）裂伤：由钝器打击造成软组织裂开，创缘形态不规则，周围组织损伤较重，易发生组织坏死和感染。

（5）撕脱伤：由暴力牵拉所致，造成大面积皮肤及深部组织撕脱，常有大出血，创面易感染。

（6）火器伤：由弹片或枪弹所致，伤情多复杂，易损伤深部器官，组织破坏严重，多有伤口污染。

**（三）按受伤部位分类**

颅脑伤、颌面部伤、颈部伤、胸部伤、腹部伤、骨盆伤、脊柱脊髓伤、四肢损伤等。如多个脏器或多部位损伤，则称为多发伤。

**（四）按伤情轻重分类**

**1. 轻伤** 主要是指伤员局部软组织伤，意识清楚，仍可坚持工作，无生命危险，或只需小手术者。如无感染的软组织损伤、闭合性四肢骨折、轻度撕裂伤等。

**2. 重伤** 是指一般无生命危险，生命体征稳定，但需要严密观察病情变化，尽可能在伤后 12 小时内处理。如广泛软组织损伤、肢体挤压伤等。

**3. 危重伤** 是指随时有生命危险，需紧急处理的伤情。分类核查（triage checklist）表列出的危及生命的条件包括：①收缩压<11.97kPa（90mmHg）、脉搏>120 次 / 分、呼吸>30 次 / 分或<12 次 / 分；②头、颈、胸、腹或腹股沟部穿透伤；③意识丧失或意识不清；④腕或踝以上创伤性断肢；⑤连枷胸；⑥有两处或两处以上长骨骨折；⑦ 3m 以上高空坠落伤。

# 二、病 理 生 理

创伤后机体迅速发生各种局部和全身性防御性反应，以利于对抗致伤因子的有害作用，维持内环境的稳定和促进机体的康复。但如反应过于强烈，对机体也会造成有害的影响，需要在治疗中加以调整。

**（一）局部反应**

局部反应是由于组织结构破坏，或细胞变性坏死、微循环障碍，或病原微生物入侵及异物存留等所致。主要表现为局部炎症反应，在致伤因子的刺激下，伤后数小时内即出现炎症反应，组织局部充血、渗出，在临床上表现为红、肿、热、痛。渗出过程中，纤维蛋白原转变为纤维蛋白，可充填组织损伤裂隙和作为细胞增生的网架；中性粒细胞经过趋化、吞噬作用，可清除组织内的细菌，单核细胞转变为巨噬细胞后可吞噬组织中的坏死组织碎片、异物颗粒。这种炎症反应是非特异性防御反应，有利于清除坏死组织、杀灭细菌及组织修复。

## （二）全身反应

全身性反应是因受到严重创伤时，机体受刺激所引起应激反应及代谢反应。主要反应是人体神经内分泌系统活动增强而导致一系列功能和代谢变化的过程，是一种非特异性应激反应。

**1. 神经内分泌系统变化**　由于疼痛、精神紧张、失血等刺激，使下丘脑－垂体－肾上腺皮质轴和交感神经－肾上腺髓质轴产生大量的儿茶酚胺、促肾上腺皮质激素、抗利尿激素、生长激素和胰高血糖素；同时，肾素－血管紧张素－醛固酮系统也被激活。上述3个系统互相协调，共同调节全身各器官功能和代谢，以对抗致伤因素的损害作用。

**2. 机体代谢变化**　严重创伤后，机体发生以高能量消耗和高分解代谢为主要表现的代谢紊乱。受神经内分泌系统的影响，机体糖、蛋白质、脂肪分解加速，糖异生增加，而合成代谢减弱，表现为高糖血症、高乳酸血症，血中游离脂肪酸和酮体增加、尿素氮排出增加，机体发生负氮平衡、营养不良、酸中毒和水、电解质代谢紊乱，进一步加重机体组织细胞的结构和功能损害。

**3. 免疫系统变化**　严重创伤可引起免疫功能紊乱，其机制较为复杂，一般认为与免疫抑制因子、免疫抑制细胞和神经－内分泌－免疫功能网络紊乱有关。细胞免疫和体液免疫功能下降，将导致机体容易并发感染，严重的全身性感染是创伤常见且严重的并发症。

## （三）组织修复和创伤愈合

**1. 组织修复的基本过程**　大致可分为3个既相互区分又相互联系的阶段。①局部炎症反应阶段：创伤后立即发生，持续3～5天。主要是血管和细胞反应、免疫应答、血液凝固和纤维蛋白的溶解，目的在于清除损伤或坏死组织，为组织再生和修复奠定基础。②细胞增殖分化和肉芽组织生成阶段：局部炎症开始不久即可有新生细胞出现。成纤维细胞、内皮细胞等增殖、分化、迁移，分别合成、分泌组织基质和形成新生血管，共同构成肉芽组织。③组织塑形阶段：新生组织在数量和质量方面并不一定能达到结构和功能的要求，需进一步改构和重建，主要包括胶原纤维交联增加、强度增加，多余的胶原纤维被胶原蛋白酶降解，过度丰富的毛细血管网消退和伤口的黏蛋白及水分减少等。

**2. 创伤愈合的类型**　分为2种类型。①一期愈合：组织修复以本来细胞为主，受伤时组织损伤少，创缘整齐，无感染，对合良好的开放伤，经清创缝合后，上皮组织于术后1～2天可将创口覆盖，肉芽组织于伤后2～3天即可从创缘长出，约1～2周创口完全愈合，仅留一条线形瘢痕。②二期愈合：组织修复以纤维组织为主，受伤时组织缺损较多，创缘不整齐，或有感染的创口，肉芽自底部和边缘生长将创口填平后，上皮细胞才开始迅速生长覆盖创面。二期愈合时间显著延长，瘢痕明显，并可造成功能障碍。

**3. 影响创伤愈合的因素**　主要有全身及局部两方面因素。全身因素包括年龄、营养状况、内分泌影响和药物作用等。局部因素如感染、伤口内存留异物、局部血运、制动及局部处理情况等。

# 三、伤 情 评 估

## （一）身体状况

**1. 全身表现**　轻者多无全身症状，严重者可发生创伤性休克。由于出血及损伤组织分解产物的吸收，体温可增高，一般不超过38℃，称为吸收热，如并发感染，体温可更高。脉搏、呼吸、血压均可有改变，尿量常减少。代谢功能改变，出现疲乏、精神及食欲不振等表现。

**2. 局部表现**　常有疼痛或压痛、肿胀或瘀斑和功能障碍。开放性创伤则有伤口伴有出血，如并发感染，局部疼痛、肿胀、压痛等征象更为显著。

**3. 并发症**　不同部位可以并发各部位的重要脏器伤、血管伤和神经伤。常见的并发症有休克、感染、脂肪栓塞综合征、应激性溃疡、凝血功能障碍、器官功能障碍等。

### （二）辅助检查

**1. 实验室检查**　血常规和血细胞压积有助于判断感染、贫血或血液浓缩；尿常规有助于泌尿系统损伤的诊断；肝肾功能检查有利于了解内脏功能；血电解质、血气分析有助于判断体液失衡和血氧状况等。

**2. 影像学检查**　X 线透视或平片有利于了解有无骨折、胸腹部损伤；超声检查有利于观察伤后体腔有无积血积液，观察肝、脾等脏器损伤；CT 有利于了解脑、肝、脾等器官损伤。

**3. 穿刺和导管检查**　胸穿、腹穿、腹腔置管灌洗、导尿管插入或灌注试验等，有利于了解体腔内情况，判断有无内脏损伤。

# 四、救治与护理

### （一）救治

**1. 救治原则**　保护伤员生命放在首位，尽可能保存或修复损伤的组织与器官，并恢复其功能，积极防治全身与局部各种并发症。

**2. 全身治疗**　对创伤较重的患者要加强支持疗法，注意防治休克和多器官功能衰竭；对开放性创伤应使用抗生素预防感染，并预防破伤风；对合并深部器官损伤者须及时进行专科处理。

**3. 局部治疗**　对于一般软组织闭合性创伤采用局部休息、制动、抬高患肢、早期用冷敷以减轻肿胀，1～2 日后用热敷、理疗等，以促进消肿和损伤愈合；对于开放性创伤应争取在伤后 6～8 小时内行清创术，以使污染伤口变为清洁伤口，污染较轻或提前使用抗生素的头面部伤口清创时间可放宽到伤后 24 小时内。

### （二）主要护理问题

**1. 疼痛**　与局部创伤及反应性炎症有关。

**2. 组织完整性受损**　与组织器官受损伤、结构破坏有关。

**3. 体液不足**　与出血、体液丢失或补充不足有关。

**4. 焦虑或恐惧**　与创伤刺激或伤口的视觉刺激、忧虑伤残等因素有关。

**5. 知识缺乏**　缺乏创伤救护和康复治疗相关知识。

### （三）护理措施

创伤发生后，第一时间内现场死亡人数是最多的。伤后即刻死亡者占创伤死亡人数的 40%，所以对于现场创伤急救来说，时间就是生命。现代创伤救护的过程主要包括现场急救、转运途中救护和院内救护 3 个环节。

**1. 现场急救护理**　急救医疗模式的改变，要求在家庭、社区和医院外公共场所的第一现场进行救护，使伤者在发生危急情况的第一时间能得到及时救治。严重创伤患者抢救的黄金时间是前 30 分钟，在此时间段内患者如得到及时、有效的抢救，其死亡率和伤残率将大大降低。

（1）创伤现场急救的目的：现场抢救的基本目的是：抢救患者生命；减少出血，防止休克；保护伤口；固定骨折部位，预防并发症并创造条件快速转运。

（2）现场急救措施

1）脱离危险环境：抢救人员到达现场后，应使伤员迅速安全地脱离危险环境，排除可以造成伤害的原因，如将伤员从倒塌的建筑物或损坏变形的汽车内抢救出来，转移到通风、安全、保暖、防雨的地方进行抢救。搬运伤员时动作要轻稳，切忌将伤肢从重物下硬拉出来，避免再损伤或继发损伤。

2）现场评估：医护人员达到现场后要快速检查患者生命体征，并注意观察患者的意识和瞳孔变化，及时报告医生。首次检测一般都要在2分钟内完成。力争在最短时间内明确患者是否存在脑、胸、腹等致命伤，遵循边诊断边抢救的原则，并强调抢救先于诊断，抢救顺序应优先处理致命性损伤，把抢救生命放在第一位。

3）心肺脑复苏：如有呼吸及心搏骤停者，应立即配合医生实施现场心肺复苏术。条件许可时可行气管插管术。

4）保持呼吸道通畅：及时给予氧气持续吸入，及时清除口腔内的分泌物和异物，保持呼吸道通畅，对于休克或意识不清者要放置牙垫或咽喉通气道，防止舌后坠堵塞呼吸道。

5）局部伤情处理：要及时控制外出血，包扎开放性伤口，固定骨折，制动伤肢，要特别注意开放性胸部损伤的处理。严密观察患者的呼吸、血压、脉搏和神志的改变。

6）抗休克治疗：快速建立静脉通道，及时补充液体，采取有效的止血措施，必要时给一定量的止血药，防止和纠正因创伤或失血导致的休克。

7）及时作好转运准备：在做好相应的处置后，要及时转送到医院进一步抢救及治疗，特别是对于疑有内脏损伤的患者，途中要严密观察其生命体征的变化，及时处理突发情况，必要时进行心电监护。保持与医院的联系，做好接诊和抢救的准备。

**2. 转运途中的救护**　经过现场紧急处理后，在患者呼吸道通畅、休克得到基本纠正的情况下，应立即将患者转运至医院抢救。正确搬运、迅速转运，可减少患者的痛苦，避免加重损伤。严重创伤患者转运过程中应密切注意以下要点。

（1）预防窒息：颅脑损伤伴昏迷患者易将异物吸入呼吸道导致窒息，在途中应让患者平卧，头偏向一侧，及时清除口腔分泌物和异物，切忌头后仰，致分泌物或异物堆积咽部造成窒息。

（2）预防脊髓损伤：对脊髓损伤患者，按脊髓损伤的原则搬运处理。对颈椎损伤的患者严禁随意转动颈部，必要时可实施牵引，以免再次损伤脊髓，造成严重的呼吸肌麻痹，加重呼吸功能障碍。如无禁忌，应使患者平卧，注意保暖。抬担架时尽量保持水平位。车速要平稳，不要急刹车或突然提速，途中保持输液通畅，及时补充血容量，备好抢救药品和器械。

（3）做好抢救准备：转运途中患者一旦出现心搏停止，应立即进行复苏抢救，切忌不抢救继续转运以致失去抢救机会。

（4）严密观察，记录病情：转运途中应做好护理记录及初步检查记录，通知院内领导和相关科室，保证绿色通道通畅，做好院内抢救准备工作。

（5）做好患者交接：患者转运到达医院后，抢救人员应与急诊室医护人员做好交接班工作，详细说明受伤时间和原因、意识、瞳孔、合并损伤、现场抢救过程及途中监护情况等。

**3. 院内救护**　伤员转运到医院后即进入院内救护阶段，主要包括急诊室救护和重症监护室的救治。在医院内，对于创伤患者的救护应以维持生命、最大限度地减轻创伤和防止并发症为目的。创伤患者的院内救护原则如下。

（1）病情评估：有危及生命的情况，如呼吸道阻塞、活动性大出血等应立即采取气管插管或气管切开、伤肢固定、伤处表面止血、手术止血等措施。应特别注意无反应能力的伤员，防止把注意点过于集中在某些表面现象而忽视更为隐匿、更为严重的创伤，比如严重的颅脑损害患者往往伴有神经系统改变（如昏迷、嗜睡、躁动），还有一些严重的休克或低氧血症患者往往表现为表情淡漠、收缩压降低、呼吸增加、心动过速等，而某些大声呼救、外伤流血者不一定是重伤员。

（2）保证气道和静脉通道通畅：要及时检查气道是否通畅，必要时可用留置针或深静脉穿刺，同时建立2～3条静脉通路，以保证用药及抗休克治疗的需要。

（3）严密监测病情：进行心电、呼吸、血压、血氧饱和度及二氧化碳结合力的监测。

（4）协助医生做好检查和手术准备：及时协助急救医生通知相关科室会诊，配合医生做好各种穿刺的准备工作，如腹穿、胸穿、腰穿或胸腔闭式引流等；积极配合医生进行必要的清创缝合术。对于需要手术者要及时进行采血、备血，同时做好其他术前准备工作如留置胃管和尿管等。

（5）心理护理：创伤患者大多存在不同程度的恐惧心理，迫切要求得到最佳治疗和护理。外伤、出血、疼痛、胸闷、呼吸困难等症状，以及各种监护仪的使用，使伤员受到不良的心理刺激，躯体上的痛苦与心理的恐惧交织在一起，往往导致伤员急躁不安；患者被安置在复苏室或重症监护室时，与亲友、家属、医护人员交流机会减少，会有一种被隔离的感觉，产生压抑感；截瘫、截肢患者因失去肢体活动能力，心理活动复杂，严重时可产生绝望与轻生的念头。因此，对意识清醒的伤员，心理护理应贯穿整个急救护理过程。

# 第2节　多　发　伤

## 一、概　　述

多发伤是指同一致伤因素作用下，人体同时或相继有两个或两个以上解剖部位或脏器的严重创伤，且其中至少一处是可以危及生命的严重创伤，或并发创伤性休克。多发伤致伤因素外力大、致伤重、出血多，具体表现为：①多发性骨折、广泛性软组织伤；②同一器官有多处创伤；③同一体腔内有几个器官损伤；④同时存在两个或两个以上体腔损伤，各体腔也可有几个器官受伤。

多发伤具有以下特点：①伤情严重、复杂、伤情变化快，死亡率高；②不同器官的病情可以相互影响，加重损伤反应；③休克和低氧血症发生率高；④容易漏诊和误诊；⑤易发生感染等并发症。

## 二、伤　情　评　估

### （一）身体状况

**1. 危及生命的状况**　对多发伤早期的伤情检查，重点判断有无致命伤。例如，①气道有无不畅或阻塞；②呼吸是否有通气不良、有无鼻翼煽动、胸廓运动是否对称、呼吸音是否减弱，特别注意有无张力性气胸、开放性气胸或连枷胸；③有无活动性大出血，血容量是否减少；④毛细血管充盈时间是否延长；⑤桡动脉、股动脉或颈内动脉搏动如何，用示、中二指指尖感觉有无脉搏搏动，感觉不到脉搏提示心搏停止；⑥是否有意识障碍、瞳孔是否等大等圆、对光反射是否正常、有无偏瘫或截瘫等。

**2. 全身伤情评估**　在进行紧急处理后，生命体征平稳的状况下，应迅速进行全身检查，对伤情做出全面评估。采用"CRASHPLAN"顺序检查法，以减少漏诊、误诊。CRASHPLAN 为心脏（cardiac）、呼吸（respiration）、腹部（abdomen）、脊柱（spine）、头部（head）、骨盆（pelvis）、四肢（limbs）、动脉（arteries）、神经（nerves）9个解剖部位的英文单词第一个字母组成。评估应注意迅速、轻柔，不同病因伤病员评估的侧重点不同。但是绝不可以因为评估而延误抢救。根据以上评估，以确定救治的先后顺序。

**3. 多发伤诊断提示**　因同一致伤原因引起下列两条以上伤情者为多发伤：①颅骨骨折，

伴有昏迷、半昏迷的颅内血肿，脑挫裂伤，颌面部骨折；②颈部外伤伴有大血管损伤、血肿、颈椎损伤；③多发性肋骨骨折，血气胸，肺挫伤，纵隔、心、大血管和气管损伤；④腹内出血，内脏损伤，腹膜后大血肿；⑤肾破裂、膀胱破裂、尿道断裂、阴道破裂、子宫破裂；⑥骨盆骨折伴有休克；⑦脊椎骨折伴有神经系统损伤；⑧上肢肩胛骨、长骨干骨折；⑨下肢长骨干骨折；⑩四肢广泛撕脱伤。

### （二）辅助检查

**1. 实验室检查**　红细胞、血红蛋白与血细胞比容下降表示大量出血；血尿是泌尿系损伤的重要标志。血电解质和血气分析可了解水、电解质、酸碱平衡失调状况及有无呼吸功能障碍。其他血生化检查有助于了解肝肾功能状况。

**2. X线检查**　可用于诊断肋骨骨折、脊椎骨折、股骨骨折等。膀胱造影可用来协助诊断膀胱损伤。

**3. B型超声检查**　可用于诊断肝、脾、胰、肾等的损伤，并能根据脏器的形状和大小提示有无损伤，以及损伤的部位、程度和周围积血、积液情况。

**4. CT、MRI检查**　可用于协助颅骨骨折、脊椎骨折、脑挫裂伤等的诊断。

# 三、救治与护理

多发伤急救是一个序贯的过程，包括现场急救、转送、抗休克、重要脏器伤的专科处理等，任何环节处理不当都会影响伤员的生命安全。因此一定要重视多发伤的现场救护和急诊室救护。

### （一）现场救护

**1. 迅速脱离危险现场**　救护人员到达现场后，首先应迅速排除可以继续造成伤害的原因，使伤员迅速安全地脱离危险环境。如将伤员从变形的车体、倒塌的建筑物中抢救出来，转移到安全、适宜的地方进行急救。搬运时注意动作轻柔，避免过快过猛的动作，切忌将伤肢从重物下拉出来，以免造成继发性损伤。

**2. 维持呼吸道通畅**　呼吸道梗阻或窒息是受伤现场和输送途中伤员死亡的首要原因。可采取以下措施处理，恢复呼吸道通畅：①松开衣领，置伤员于侧卧位，或头转向一侧，以保持呼吸道通畅；②用手或用吸引器迅速清除口、鼻、咽喉部的异物、血块、分泌物及呕吐物等；③对颅脑损伤而有深昏迷及舌后坠的伤员，可托起下颌骨，使头后仰，牵出下坠的舌，将头偏向一侧，窒息多可以解除；④喉头水肿及颈部或面颌部外伤所致气道阻塞的伤员，可用大号针头进行环甲膜穿刺。

**3. 及时有效止血**　及时正确的止血是减少现场伤员死亡的重要措施，可采取指压法和加压包扎法控制明显的外出血。①可压住出血伤口近心端动脉干，迅速加压包扎，抬高患肢，以控制出血。②对无法止血的四肢大血管破裂，可用橡皮止血带或充气止血带。记录使用止血带时间，每30分钟～1小时松解一次。解开止血带时不可突然松开，同时压住出血伤口以防止大出血造成休克。

**4. 处理创伤性气胸**　①在受伤现场，气量较少的闭合性气胸可不做处理。②胸部有开放性伤口时，应迅速用大型急救包或厚的敷料严密封闭伤口，变开放性气胸为闭合性气胸，如现场无无菌敷料，应立即用可得到的任何敷料覆盖，包扎要牢固可靠。③有张力性气胸、呼吸困难、气管明显移位者，应立即向患侧胸壁锁骨中线第二肋间插入带有活瓣的穿刺针排气减压。④对血气胸者进行胸腔闭式引流。⑤对胸壁软化伴有反常呼吸者应固定浮动胸壁。

**5. 正确处理伤口**　①有创面的伤口，用无菌敷料或清洁的毛巾、衣服、布类覆盖创面，用绷带或布条包扎。②外露的骨骼、肌肉、内脏等组织切忌回纳入伤口内，以免将污染物带入伤口或深部。不要随意去除伤口内异物或血凝块，以免发生大出血。③颅脑伤，应用敷料或布类物品做一大于伤口面积的圆环放在伤口周围，然后包扎，防止颅骨骨折碎片在包扎时陷入颅内。④有内脏脱出的腹部伤，先用大块无菌纱布盖好内脏，后用凹形物（如饭碗）扣上或用纱布、绷带等做成环状保护圈，再用绷带、三角巾包扎伤口，以免内脏继续脱出。⑤骨折部位要妥善包扎固定，以免骨折端发生异常活动，加重损伤。

**6. 妥善保护离断肢体**　用无菌急救包或清洁的布料包扎好离断肢体，有条件者可装入塑料袋内，周围置冰块，低温保藏，以减慢组织的变性和防止细菌滋生繁殖，但切忌使冰水浸入断肢创面或血管腔内。断肢应随同伤员运送医院。如伤势严重，不能立即行再植手术，应将断离肢体送至手术室，处理后低温保存，待伤员全身情况许可时，立即行再植手术。

**7. 积极纠正休克**　给予休克患者迅速地止血、输液扩容和应用抗休克裤。在现场没有血压计的情况下，可用手触动脉法估计血压状况。

**8. 现场观察**　了解受伤原因、暴力情况、受伤时间，最初的体位、神志和出血量等，并做好记录，以便向医院救治人员提供详细伤情，以助于判断病情、估计出血量和指导治疗。

**（二）急诊室救护**

急诊室救护原则首先要维持生命安全。主要包括：解决呼吸道阻塞或呼吸功能紊乱引起的呼吸功能衰竭和心跳呼吸骤停；制止大出血；预防、纠正休克造成的循环功能衰竭。

**1. 维持呼吸道通畅**　及早清除呼吸道阻塞物，畅通气道，给予氧气吸入，必要时行气管插管或气管切开，应用呼吸机辅助呼吸。

**2. 积极抗休克**　积极补充有效的循环血量。如休克患者合并肢体或内脏的严重创伤，应在积极抗休克的同时紧急手术止血。

**3. 正确处理胸部损伤**　有反常呼吸运动者，用厚棉垫压在"浮动"的胸壁处，用胶布固定，亦可用巾钳肋骨悬吊法或者胸廓外固定外加呼吸机正压通气。有气胸者，尽快穿刺抽气、闭式引流、必要时开胸手术。

**4. 颅脑损伤的处理**　应用甘露醇、高渗糖、呋塞米等；给予脑部降温；限制液体进入量，成人每天不超过2000ml。颅内血肿一旦诊断明确，应尽快钻孔减压。

**5. 腹部内脏损伤的处理**　疑有腹腔内出血者，立即行腹腔穿刺术、B超探查。尽快输血，防治休克，做好术前准备，尽早剖腹探查。

**6. 骨科处理**　多发性创伤患者90%以上合并骨折，骨盆骨折易引起出血性休克，可直接危及患者生命。开放性骨折、经关节的骨折或合并有神经和血管损伤的骨折应在迅速纠正全身情况后尽早手术治疗。

# 第3节　复 合 伤

复合伤是指两种以上致伤因素同时或在短时间内相继作用于人体所造成的损伤，复合伤可发生于战时或平时。

## 一、常 见 类 型

### （一）放射复合伤

放射复合伤是指伤员同时或相继受到放射损伤和一种以上其他非放射损伤，这是核爆炸引起的特殊的重要伤类。

## （二）烧伤复合伤

烧伤复合伤是指伤员在遭受热能，如热辐射、热蒸气、火焰等损伤的同时或相继遭受到其他创伤所致的复合损伤。在各种意外爆炸、电击和交通事故时，发生率较高。

## （三）化学复合伤

化学复合伤是指化学毒剂中毒合并各种创伤，或创伤伤口直接染毒而造成的损伤。多见于战时使用化学毒剂，平时也偶见于化学毒剂的意外泄漏或排放时。多以一伤为主，伤情可被掩盖，易发生复合效应。

# 二、特　　点

## （一）放射复合伤

**1. 感染重**　复合伤感染发生的较早、较多、较重。这与局部屏障破坏，全身抗感染能力降低及放射损伤造血功能使白细胞数减少，反应减弱有关。

**2. 休克重**　休克的发生率和严重程度较单一损伤为重，严重程度主要取决于受照射的剂量。一般情况下，照射的剂量越大，休克的发生率越高。当合并出血、感染时，休克更为严重，是死亡的主要原因。

**3. 创伤愈合迟缓**　中度以下的复合伤与单纯伤在创伤愈合上无明显差别，但遭受较大剂量照射时，创伤的愈合速度明显减慢。复合骨折时，形成骨痂迟缓，生长抑制，甚至造成骨折不愈合或形成假关节。

**4. 造血功能损伤重**　复合伤导致的骨髓破坏较单纯的放射性骨髓破坏更为严重，并且出现时间较早。可表现为外周血白细胞数进行性下降，如损伤红细胞系则出现红细胞的破坏和贫血。

**5. 死亡率增高**　放射复合伤的死亡率较单一伤明显增高。

## （二）烧伤复合伤

**1. 整体损害加重**　在严重烧伤引起体表损伤的同时，会有多种内脏并发症发生。此时若再合并冲击伤，两伤合并将会出现伤情相互加重，使休克、感染出现早、程度重、持续时间更长。

**2. 伤者全身情况差，症状复杂多样**　如合并颅脑伤，则表现为表情淡漠、反应迟钝、乏力、嗜睡、食欲不振等。复合肺损伤可出现胸闷、憋气、咳嗽、咳血性泡沫痰。复合腹腔内脏器损伤可有急腹症症状。复合听器损伤可出现耳鸣、耳聋或听力减退。复合严重的烧伤者，将使外周血白细胞、红细胞、血小板减少。复合冲击伤时，即使烧伤的伤情不太严重，也可伴发少尿、无尿、血尿，血中非蛋白氮持续升高，甚至发生肾衰竭。

**3. 心、肺功能紊乱**　心脏损伤主要表现为早期心动过缓，心率低于 50 次 / 分，以后为心动过速，心率可达 200 次 / 分，并可出现心律失常，甚至心功能不全。如冲击波直接作用于胸腹部，则引起胸闷、憋气、咳嗽，有时很快出现肺水肿、肺出血、肺破裂和肺大疱等，是现场死亡的主要原因。

## （三）化学复合伤

伤情取决于创伤的严重程度及化学毒剂的毒性和对靶器官的损害。化学毒剂可经不同途径进入人体、引起人群中毒甚至死亡。毒剂经伤口进入机体，吸收会更快，中毒程度也明显加重。如神经性毒剂污染伤口后，局部伤口及其周围组织暂时无特殊感觉和改变，但不久伤口局部就会出现持续性肌颤，全身吸收中毒时则出现恶心、呕吐、流涎、胸闷、腹痛及惊厥，甚至昏迷等。而芥子气污染伤口，局部出现刺痒、灼痛、红斑、水泡、糜烂、溃疡等。毒剂种类不同，临床表现也各不同。

# 三、救治与护理

## （一）放射复合伤

**1. 迅速去除致伤因素**　彻底清除口、鼻、耳道的粉尘和异物，保持呼吸道通畅。遮盖暴露的皮肤，如戴口罩、围毛巾、扎紧袖口裤脚。对伴有气胸、休克者迅速采取对症急救措施。

**2. 早期抗辐射处理**　对伤员进行清洗消毒，清洗消毒的污水、污物用深坑掩埋，以防放射性污染扩散。胃肠道污染者可采取催吐、洗胃、缓泻等方法进行抗辐射处理。

**3. 创面、伤口的处理**　首先去除患者体表的污染，包括脱去污染的衣服，清除耳、鼻等孔道的粉尘和剃光头发，如病情允许可淋浴，或用家用普通漂白粉液清洗无破损的皮肤。有伤口者最好先进行放射性测定，以确定污染的范围和程度，再剪去伤口周围毛发，用1∶5稀释的漂白粉液彻底清洗，也可用等渗盐水。清洗消毒时，须先覆盖伤口，避免冲洗液带放射性物质流入伤口，清创的伤口通常进行延期缝合。

## （二）烧伤复合伤

**1. 密切监测生命体征**　严防心力衰竭、肺水肿的发生。

**2. 对症处理**　烧伤合并开放性损伤易并发感染，应及早妥善处理创面，可用消毒敷料或其他急救包、三角巾包扎，以免再污染。如合并有骨折，应先进行简单固定。合并颅脑、胸腹部损伤时采取相应急救措施。并早期应用抗生素和破伤风抗毒素预防各种感染。

**3. 留置导尿管**　记录每小时尿量，观察尿的颜色、性质和量的变化，以防急性肾衰竭的发生。

## （三）化学性复合伤

**1. 严密观察生命体征、意识、瞳孔及皮肤色泽的变化**　因化学性复合伤病情变化快、复杂多变，应首先处理危及生命的创伤，再处理毒物中毒。诊断明确后立即应用有效拮抗剂实施对症治疗。

**2. 清除毒物**　经皮肤中毒者，立即脱去污染毒剂的衣服。水溶性毒剂用清水冲洗皮肤10分钟以上。脂溶性毒剂可用活性白陶土吸附，或用特效化学解毒剂彻底清除毒物；由呼吸道吸入中毒的伤员，迅速撤离有毒区，必要时可戴防毒面具；如毒剂经眼进入，需用大量清水冲洗10分钟以上；对口服毒剂中毒者可采用催吐、洗胃、导泻等方法终止毒剂吸收和排除毒物；经伤口进入者，如病情允许，应及时用生理盐水冲洗伤口，以尽量彻底清除伤口内坏死组织和异物。但要注意保护周围组织，防止在抢救过程中造成交叉染毒和工作人员中毒。对位于四肢的伤口，急救时应及早使用止血带，以减少毒剂吸收。

（佘金文）

**案例分析**

**案例 5-1 分析：**

1. 该患者目前可能有以下损伤
（1）右侧颅内血肿。
（2）脾破裂、失血性休克。
（3）颅底骨折。
（4）左 7、8、9 肋骨骨折。
（5）左尺、桡骨骨折。

2．该患者按伤情分类属于危重伤。

3．还需进行以下检查

（1）头部 CT。

（2）立即定血型、交叉合血。

（3）腹部 B 超。

（4）胸部及左前臂 X 线检查。

4．抢救措施

（1）在扩容的同时立即手术行颅内血肿清除、脾破裂修补或脾切除。

（2）术后抬高头部，保持鼻腔清洁，防治颅内感染。

（3）胸部用胸带或胶布进行外固定。

（4）左前臂骨折可暂时做临时固定，待病情稳定后再做处理，如骨折较为简单也可行手法复位后石膏外固定。

## 要点总结与考点提示

1. 挤压综合征的概念。
2. 危重伤的概念，危及生命的条件。
3. 创伤愈合的过程、愈合的类型、影响创伤愈合的因素。
4. 创伤现场急救护理。
5. 多发伤的概念。
6. 如何妥善保护离断肢体。
7. 复合伤的概念。

## 复习思考题

【A₁ 型题】

1. 以下属于闭合性损伤的是（　　）。
   - A. 擦伤
   - B. 挫伤
   - C. 刺伤
   - D. 割伤
   - E. 火器伤

2. 对严重挤压伤患者，护理时严密观察生命体征，应特别注意尿量和尿色，这种患者血电解质报告最可能为（　　）。
   - A. 高钠血症
   - B. 低钠血症
   - C. 高钾血症
   - D. 低钾血症
   - E. 高氯血症

3. 为防止交叉感染应安排下列哪位患者先换药（　　）。
   - A. 压疮创面
   - B. 下肢慢性溃疡
   - C. 脓肿切开引流
   - D. 下肢开放性损伤
   - E. 清创缝合后拆线

4. 易导致破伤风的损伤是（　　）。
   - A. 擦伤
   - B. 刺伤
   - C. 切割伤
   - D. 撕脱伤
   - E. 裂伤

【A₂ 型题】

5. 一男孩头部不慎被玻璃割破，出血多，压迫止血后 24 小时来医院急诊就诊，伤口长 2cm，边缘整齐，处理方法应为（　　）。
   - A. 冲洗后缝合
   - B. 清创后一期缝合
   - C. 清创后延期缝合
   - D. 清创后不予缝合
   - E. 按感染伤口处理

6. 患者，女性，35 岁，左手被砸伤 2 小时，左手肿胀，皮肤青紫，压痛明显，X 线检查未见骨折，其受伤类型为（　　）。
   - A. 裂伤
   - B. 擦伤
   - C. 挤压伤
   - D. 挫伤

E. 扭伤

7. 患者，男性，44 岁，遭遇严寒，全身冻伤，患者感觉迟钝，四肢无力，头晕，嗜睡，来院后首要的措施是（　　）。

  A. 抗感染　　　　　B. 加强营养

  C. 用抗凝剂　　　　D. 复温

  E. 保暖

8. 患者，女性，56 岁。在路上行走时不慎绊倒，手掌、手腕部、膝盖部挫伤。局部处理方法错误的是（　　）。

  A. 局部制动　　　　B. 抬高患肢

  C. 血肿加压包扎　　D. 早期局部热敷

  E. 血肿若进行性增大，需切开止血

9. 患者，男性，50 岁，车祸造成多发性损伤，急救车首先要处理的情况是（　　）。

  A. 开放性骨折　　　B. 外伤性大出血

  C. 腹部外伤后肠管脱出　D. 颅脑外伤

  E. 膀胱破裂

【A₃ 型题】

（10～12 题共用题干）

患者，男性，35 岁，在施工过程中不慎被铁棍刺破胸壁。

10. 此患者损伤的类型为（　　）。

A. 挫裂伤　　　　　B. 挤压伤

C. 扭伤　　　　　　D. 开放性损伤

E. 闭合性损伤

11. 现场应给予的主要急救措施是（　　）。

  A. 心肺复苏　　　　B. 封闭伤口

  C. 控制出血　　　　D. 解除窒息

  E. 固定骨折

12. 在运送过程中患者应采取的卧位是（　　）。

  A. 去枕平卧位　　　B. 头低仰卧位

  C. 低斜坡患侧卧位　D. 仰卧位

  E. 低斜坡健侧卧位

【全国职业院校技能大赛模拟试题】

**病历摘要：** 患者，男性，28 岁，自行车运动员，因训练时不慎摔伤急诊入院。入院时查体：T36.8℃，P84 次 / 分，R20 次 / 分，Bp100/70mmHg；急性痛苦病容，面色苍白，神志清楚，烦躁不安；左上肢、左侧躯干及左下肢见大面积皮肤擦伤，出血不止。左肘关节肿胀明显，触痛，活动受限，见一约 3cm 长伤口，活动性出血。其余未见异常。

**问题一：** 请按轻重缓急列出该患者的主要护理问题。（至少 4 个，5 分）

**问题二：** 针对该患者的首优护理问题，列出主要护理措施。（至少 4 项，5 分）

# 第6章　急性中毒患者的抢救与护理

急性中毒是指有毒的化学物质短时间内或一次超量进入人体而造成组织、器官器质性或功能性损害。它在临床常见，发病急骤、症状凶险、变化迅速，必须尽快做出诊断与急救处理，若不及时救治，可危及生命。急性中毒的救治已成为急诊医学必须面对的课题之一。

## 第1节　急性中毒概述

急性中毒作为威胁人类的一类特殊的疾病，由于科学技术的迅猛发展，生存环境的日益恶化，人类接触的有毒物质日益增多，发生中毒的概率与日俱增。

### 一、常见毒物的种类

毒物是指在一定条件下，以较小剂量给予时，与生物体相互作用，引起生物体功能性或器质性损害的化学物质。毒物和非毒物之间并不存在绝对的界限，而只能以引起中毒的剂量大小相对的加以区别。根据来源和用途将毒物分为以下几种。

**1. 工业性毒物**　包括在工业生产中使用或产生的各种有害物质，其有毒成分可能是气体、液体或固体。

**2. 农业性毒物**　包括农药、化肥、除草剂、灭鼠药等。

**3. 药物性毒物**　包括麻醉药物、精神药物等治疗指数较小的药物。

**4. 植物性毒物**　包括乌头、洋金花、七叶一枝花等毒性较大的植物。

**5. 动物性毒物**　包括毒蛇、蜈蚣等有毒动物。

**6. 生活性毒物**　包括某些食物、洗涤剂、防腐剂、灭蟑药等。

### 二、毒物进入人体的主要途径

毒物主要经呼吸道、消化道、皮肤3条途径吸收。

#### （一）经呼吸道吸收

呼吸道是毒物进入最方便、最迅速，也是毒性作用发挥最快的一种途径。有毒气体、烟雾和气溶胶易经肺泡吸收而直接进入血液循环，作用于各组织器官，毒性作用往往出现早而严重。常见的经呼吸道吸收中毒的有一氧化碳、硫化氢、砷化氢等。

#### （二）经消化道吸收

经消化道吸收多见于服毒自杀或个人卫生习惯不良，手沾染的毒物随饮食、饮水等进入消化道。常见的经消化道中毒的毒物有有机磷农药、毒蕈、乙醇、安眠药等。

#### （三）经皮肤吸收

皮肤吸收毒物一般较慢，吸收量也较少。但处于高温、高湿环境或皮肤有损伤时，吸收则增加。脂溶性物质如苯胺易穿透皮肤的脂质层被吸收。

毒物还可以通过咬伤、蜇伤、肌内注射、静脉滴注等多种途径进入人体。

# 三、中毒常见的临床表现

各种中毒的症状和体征取决于毒物的毒理作用、进入机体的途径、剂量和机体的反应，不同化学物质的急性中毒可有不同的表现。

## （一）神经系统

某些毒物（如有机磷农药等）直接作用于中枢神经系统，引起各种神经系统症状及脑实质的损害。如不同程度的意识障碍、抽搐；出现颅内高压症候群时，可有频繁呕吐、瞳孔缩小、呼吸、脉搏变慢、血压上升等；脑疝形成时，则出现双侧瞳孔不等大、呼吸衰竭等。

## （二）呼吸系统

刺激性或腐蚀性气体吸入时可直接引起严重的呼吸道黏膜刺激症状，如咳嗽、声嘶、胸痛、呼吸困难等，重者可发生中毒性肺水肿及各种急性呼吸窘迫症状，如严重发绀、呼吸急促、呼吸困难甚至呼吸衰竭等。

## （三）循环系统

各种中毒均可引起休克，如奎宁、奎尼丁等可引起血管源性休克，某些化学毒物（如强酸、强碱等）可致低血容量性休克，青霉素可引起过敏性休克。毒物亦可直接损害心肌，引起心律失常和心搏骤停，常见的有洋地黄、河豚鱼等中毒。

## （四）消化系统

消化道是毒物侵入人体的主要途径，也是毒物吸收和排泄的主要场所。中毒时消化系统症状有口腔黏膜糜烂、齿龈肿胀、呕吐、腹泻等，重症患者可出现胃肠穿孔及出血坏死性小肠炎；毒蕈、四氯化碳等中毒还可损害肝脏，引起黄疸、转氨酶升高等肝功能障碍表现。呕吐物的颜色和气味可帮助鉴别毒物，如高锰酸钾中毒的呕吐物为红色或紫色，有机磷中毒有大蒜味等。

## （五）血液系统

苯胺、砷化氢中毒可出现溶血性贫血，严重者可发生血红蛋白尿和急性肾衰竭；氯霉素、免疫抑制剂、抗肿瘤药等中毒可引起白细胞减少和再生障碍性贫血；肝素、氢氯噻嗪、蛇毒等中毒可造成血液凝固功能障碍，出血不止。

## （六）泌尿系统

四氯化碳、氨基苷类抗生素、毒蕈、蛇毒等中毒常可引起肾小管坏死，引起休克的毒物可致肾缺血，砷化氢中毒、磺胺结晶可引起肾小管堵塞等，这些都可导致急性肾衰竭，出现少尿甚至是无尿。

## （七）皮肤黏膜症状

一氧化碳中毒，皮肤黏膜呈樱桃红色；乙醇、阿托品中毒，皮肤潮红；四氯化碳、毒蕈、蛇毒中毒，可出现黄疸；有机磷农药中毒，皮肤大量大汗、潮湿；而强酸强碱烧伤时局部可见腐蚀性损害和痂皮，如硫酸烧伤痂皮呈黑色、硝酸烧伤呈黄色等。

## （八）眼部症状

阿托品、乙醇、氰化物中毒使瞳孔扩大；有机磷农药、吗啡中毒使瞳孔缩小；甲醇、硫化氢中毒可引起视力障碍；洋地黄中毒可出现色觉的改变。

# 四、救治与护理

## （一）救治原则

急性中毒的特点是发病急骤、进展迅速，且病情多变，因此，医护人员必须争分夺秒地进行有效救治。急救原则为：立即终止接触毒物；清除尚未被吸收的毒物；促进已吸收毒物的排泄；应用特效解毒剂；对症处理及支持治疗。

**1. 立即终止接触毒物**

（1）迅速撤离有毒环境：在评估环境安全的情况下，对吸入性中毒者，将其撤离有毒环境，移至空气新鲜处，松解患者衣扣及束缚腰带。对接触性中毒者，立即将患者撤离中毒现场，除去衣物和肉眼可见的毒物。

（2）维持基本生命体征：若患者出现呼吸、心搏骤停，应立即进行心肺复苏，迅速建立静脉通路，尽快采取相应的救治措施，条件许可时尽早采用气管插管、呼吸机辅助治疗。

**2. 清除尚未吸收的毒物**

（1）吸入性中毒急救：撤离有毒环境后，将吸入毒气者移至上风或侧风方向，呼吸新鲜空气，及时清除其呼吸道的分泌物，防止舌根后坠，保持呼吸道通畅。尽快给氧，必要时予呼吸机或高压氧治疗。同时注意保暖，防止受凉。

（2）接触性中毒急救：立即脱去皮肤染毒者被污染的衣物，用大量清水（特殊毒物可选用酒精、肥皂水、碳酸氢钠、乙酸等）反复冲洗与毒物接触的部位，如毛发、甲缝、皮肤及皱褶等。注意有些毒物遇水发生反应使毒性增强，应先用干布或其他能吸收液体的材料抹去毒物，再进行冲洗。切忌冲洗液水温过高，以防皮肤血管扩张，加速毒物吸收。若皮肤接触腐蚀性毒物时，冲洗时间应达到15～30分钟，可根据毒物性质选用合适的中和液或解毒药液冲洗。若眼睛接触到毒物，不可用中和性溶液冲洗，以免发生化学反应损伤角膜、结膜，应用大量清水或等渗盐水冲洗，冲洗时间不少于5分钟，直至石蕊试纸显示中性为止，然后给予抗生素眼药水或眼膏，防治继发感染。若为伤口染毒，应在伤口上方结扎止血带，再彻底清洗伤口。

（3）食入性中毒急救：应尽早清除胃肠道尚未吸收的毒物，愈早愈彻底，预后愈好。常用的方法有催吐、洗胃、导泻、灌肠和使用吸附剂等（表6-1）。

**表6-1　常用洗胃液及适应证**

| 洗胃液 | 适应证 |
| --- | --- |
| 清水（微温） | 原因不明的急性中毒 |
| 生理盐水 | 各种中毒、砷、硝酸银 |
| 1∶5000 高锰酸钾 | 巴比妥类、阿片类、有机毒物、蕈类 |
| 2%～4% 碳酸氢钠 | 有机磷农药、氨基甲酸脂类农药 |
| 1%～2% 乙酸、食醋 | 碱和强碱性物质中毒 |
| 1%～3% 氧化镁溶液 | 阿司匹林、硫酸、单碱、矿石酸 |
| 牛奶、豆浆、米汤 | 腐蚀性毒物、硫酸钡 |
| 1%～3% 鞣酸溶液、浓茶 | 吗啡、阿朴吗啡、士的宁、辛可芬、洋地黄 |
| 5% 硫酸钠溶液 | 碳酸钡、氯化钡中毒 |
| 0.5%～1% 药用炭混悬液 | 河豚鱼、生物碱 |
| 1%～10% 淀粉溶液、面汤 | 碘中毒 |
| 液状石蜡 | 硫磺中毒 |
| 5%～10% 硫酸钠溶液 | 碘、铵、铬、汞、砷、酚、氰化物中毒 |

1）催吐：神志清醒者可采用催吐法迅速排除毒物。患者饮大量灌洗液后用压舌板、手指等压迫舌根部或刺激咽后壁以引起呕吐，反复多次，直至吐出液体变清为止。若效果不佳，再予药物催吐，首选吐根碱糖浆 15～20ml 加水 200ml 口服，15～30 分钟即发生呕吐，如未呕吐可重复剂量再次给药；亦可皮下注射阿朴吗啡 0.1mg/kg（成人），3～5 分钟后即呕

吐，注意观察血压、呼吸等以防不良反应。中枢抑制药中毒、腐蚀性毒物中毒及处于休克和昏迷、惊厥者禁用催吐法。严重心脏病、有消化道出血可能者亦禁用此法。

　　2）洗胃：服毒后 6 小时内洗胃效果最好。如果服毒量大、毒物为固体颗粒、脂溶性毒物不易吸收，或吸收后可再向胃内分泌者（如有机磷等），服毒即使超过 6 小时，仍需洗胃。

　　洗胃方法：常用胃管洗胃法。一般取坐位，中毒严重者取左侧卧位，昏迷者取平卧位，头偏向一侧，插入胃管。每次灌入洗液为 300～500ml，温度以 25～38℃为宜，反复数次，直至洗出液和灌入液颜色相同为止。操作时动作要正确、轻巧迅速，防止发生窒息或胃内容物反流入肺。洗胃过程中一旦发生惊厥或窒息，应立即停止操作。对于强酸、强碱中毒、近期有上消化道出血、胃穿孔者或有出现此种情况可能、严重心脏病者、休克者应禁用此法。

　　3）吸附：洗胃后，将药用活性炭 20～30g 加入 200ml 温水从胃管灌入。

　　4）导泻及灌肠：催吐及洗胃后，采用导泻及灌肠法，使已进入肠道的毒物快速排出。患者为腐蚀性毒物中毒或极度虚弱时禁止导泻及灌肠。

　　A. 导泻：常用 25% 硫酸钠 30～60ml 或 50% 硫酸镁 40～80ml。如毒物已引起严重腹泻时，不必再导泻。

　　B. 灌肠：常用生理盐水或 1% 的微温皂水连续灌肠，促进毒物排除。适用于抑制肠蠕动的毒物，如巴比妥类、吗啡及金属类所致中毒。

　　**3. 促进已吸收毒物的排泄**

　　（1）利尿：对于经肾脏排泄的毒物，积极利尿是加速毒物排泄的重要措施。利尿时应注意水、电解质、酸碱平衡，如有心肾功能不全、低钾者不宜应用该方法。

　　1）静脉补液：大量快速补液，每小时 200～400ml，给予 5%～10% 葡萄糖和 5% 葡萄糖生理盐水交替持续滴注，液体内加入适量氯化钾。同时静脉注入呋塞米 20～40mg。

　　2）碱化尿液：碳酸氢钠与利尿剂合用，使巴比妥类、水杨酸类及异烟肼等毒物等离子化而减少其在肾小管内重吸收。

　　3）酸化体液：苯丙胺等碱性毒物中毒时，静脉输注维生素 C，8g/d，使尿液 pH≤5，加速毒物排出。

　　4）渗透利尿：用 20% 甘露醇利尿，维持尿量 200～300ml/h，增加排尿解毒的作用。

　　（2）血液净化：血液净化治疗急性中毒是通过体外血液循环及特殊解毒净化装置或腹膜，从血液中直接迅速清除毒物，解除中毒症状。中毒后 8～16 小时内采用效果较好。常用方法有血液透析法、血液灌流法和血浆置换术。血液透析法适用于水溶性、不与蛋白质或其他成分结合的毒物；血液灌流法是将血液在体外直接流经药用炭、树脂、氧化淀粉等吸附剂，毒物被吸附后，血液再输回患者体内的方法；血浆置换术是用血细胞分离术换出患者血浆的 60%～70%，并代以新鲜血浆，借以清除患者血浆中的有害物质，减轻脏器损害。对于心功能不全、高血压及严重贫血或出血者禁忌血液净化。

　　**4. 应用特效解毒剂**　在排毒的同时，应积极采用拮抗剂和解毒剂进行药物解毒。详见表 6-2。

表 6-2　常用特效解毒药物及适应证

| 特效解毒剂 | 适应证 |
| --- | --- |
| 碘解磷定、氯解磷定、双复磷 | 有机磷农药中毒 |
| 阿托品 | 有机磷农药中毒 |

续表

| 特效解毒剂 | 适应证 |
| --- | --- |
| 吸氧、高压氧 | 急性一氧化碳中毒 |
| 纳洛酮 | 阿片类、吗啡、二氢埃托菲 |
| 维生素 $K_1$ | 敌鼠强中毒 |
| 亚甲蓝（美蓝） | 亚硝酸盐、苯胺、硝磷基化合物中毒 |
| 氟马西尼 | 苯二氮䓬类中毒 |
| 抗毒血清 | 肉毒、蛇毒、毒蕈中毒 |
| 二巯丙醇 | 急性砷、汞中毒 |
| 亚甲蓝（美蓝） | 亚硝酸钠、苯胺中毒 |
| 解氟灵（乙酰胺） | 氟乙酸钠中毒 |
| 特异性地高辛抗体 | 急性地高辛中毒 |
| 维生素 $B_6$ | 急性异烟肼中毒 |
| 去铁胺 | 急性铁中毒 |
| 亚硝酸钠 | 急性氰化物中毒 |

**5. 对症处理及支持治疗**　急性中毒不论有无特效解毒药，应针对当时的临床表现及时给予对症支持治疗，如给氧、输液、维持电解质酸碱平衡、抗感染、抗休克等。

**（二）主要护理问题**

**1. 意识障碍**　与毒物作用于中枢神经系统有关。

**2. 低效性呼吸型态**　与毒物抑制呼吸中枢有关。

**3. 清理呼吸道无效**　与咳嗽反射减弱或消失、毒物对呼吸中枢抑制有关。

**4. 组织灌注量的改变**　与毒物作用于心血管系统引起功能紊乱有关。

**5. 知识缺乏**　缺乏毒物引起身体中毒的相关知识。

**6. 有皮肤完整性受损的危险**　与昏迷有关。

**（三）护理措施**

**1. 一般护理**

（1）快速脱离中毒环境：经呼吸道吸入毒物者，立即离开现场、加强通气；经消化道摄入毒物者，催吐、洗胃、灌肠、导泻；经皮肤黏膜沾染毒物者，清水彻底清洗皮肤。

（2）昏迷者予平卧位，头偏向一侧，保持气道通畅，并吸氧。呼吸心搏骤停者行心肺脑复苏，恢复和维持患者的基本生命体征。

（3）快速建立有效静脉通路。

（4）加强生活护理，口服腐蚀性毒物者加强口腔护理；给予适当的饮食，保证患者对营养的需求。

（5）神志不清，惊厥者专人护理；昏迷按昏迷常规护理。

**2. 配合治疗**　备好拮抗解毒药物和其他抢救药物，遵医嘱进行药物治疗。

**3. 病情观察**

（1）生命体征、神志、瞳孔、药物疗效及不良反应的观察。

（2）中毒程度、病程特征（急性反应期、暂缓期和脏器损害期3个不同层次）的观察，发现问题及时向医生报告。

（3）密切观察患者呕吐物、排泄物的性状，必要时留取标本做毒物鉴定。

（4）认真做好各项记录。

**4. 对症处理及预防并发症**

**5. 心理护理**　抢救同时，注意对患者及其家属进行心理安慰、疏导等。

**（四）健康教育**

**1. 加强防毒宣传，普及防毒知识**　在厂矿、农村、城市居民中结合实际情况，向群众介绍有关中毒的预防和急救知识。如在我国北方初冬时宣传预防煤气中毒知识、农村喷洒农药的季节宣传预防农药中毒的知识。

**2. 不吃有毒或变质的食品**　食用特殊的食品前，要注意了解其有无毒性；不要吃有毒或变质的动植物，如对于无法辨别有无毒性的蕈类，或者怀疑为有机磷农药毒死的家禽，不可食用；新鲜腌制咸菜或变质韭菜、菠菜等含有较多的亚硝酸盐，也不可食用；大量食用未长熟（青紫皮）马铃薯或发芽马铃薯可引起急性中毒，少许发芽马铃薯应深挖其发芽部分，并浸泡30分钟以上，才可以煮炒食用。

**3. 加强毒物的防护和保管**　遵守有关毒物的防护和管理制度，加强毒物的保管。在化学物质的生产过程中，应遵守车间空气中毒物最高允许浓度的规定，生产车间和岗位应加强通风，应防止毒物"跑、冒、滴、漏"。生活中农药、灭鼠药标记清楚，加强保管，防止误食。喷洒农药、灭鼠药、抢救意外事故或者进入空气中含有高浓度毒物的场所时，要加强个人防护，穿防护衣服，带防毒面具。

# 第2节　有机磷农药中毒患者的护理

**案例6-1**

　　患者，女性，40岁。既往体健。在田间喷洒农药2小时，昏倒在地。查体：瞳孔如针尖样大小，呼气有蒜味，多汗，流涎。

　　讨论分析：

　　1. 该患者的初步诊断是什么？

　　2. 现场该如何进行紧急救护？

　　3. 要确定诊断，最有价值的检查时什么？

　　有机磷农药是我国目前使用最广、用量最大的一类农药，绝大多数为淡黄色至棕色油状液体，挥发性，有呈蒜味。一般难溶于水，不易溶于多种有机溶剂，一般在酸性环境中稳定，在碱性环境中易分解，但敌百虫遇碱则变成毒性更强的敌敌畏。生产或生活中误服、自服或食用被有机磷农药污染的食物等均可引起中毒。

## 一、病情评估

**（一）健康史**

　　询问患者或陪同人员有无毒物接触史，了解有机磷农药的来源、种类、剂量、中毒的具体时间、中毒经过和中毒途径。

　　慢性中毒多见于职业性中毒，多由于生产设备密闭不严或在使用中违反操作规定，防护不完善而造成；急性中毒常见于生活性中毒，多为误食、误服或自服，应观察现场有无药瓶或其他可疑物品，注意患者的呕吐物，若呼出的气体有大蒜臭味有助于诊断。

**（二）身心状况**

　　急性中毒的发病时间与有机磷农药的种类、剂量、侵入途径及机体状况密切相关。皮肤接触中毒可在 2~6 小时发病，而口服中毒则在 10 分钟~2 小时内出现症状。一旦中毒症状出现，病情发展迅速。

**1. 全身损害**

（1）毒蕈碱样症状：又称 M 样症状，出现最早，主要是副交感神经末梢兴奋所致，类似毒蕈碱作用，主要表现为腺体分泌增加及平滑肌痉挛。

1）腺体分泌增加：多汗、流涎、流泪、口吐白沫等。

2）平滑肌痉挛：瞳孔缩小、恶心呕吐、腹痛、大小便失禁、呼吸困难等。

3）血管功能受抑制：可表现为心动过缓、血压下降、心律失常。

（2）烟碱样症状：又称 N 样症状，由于乙酰胆碱在横纹肌神经肌肉接头处过度蓄积，持续刺激突出后膜上的烟碱受体所致，表现为肌纤维颤动，常先从眼睑、面部、舌肌开始，逐渐发展至四肢，甚至强直性痉挛。患者常有肌束颤动、牙关紧闭、抽搐、全身紧束压迫感，继而发生肌力减退和瘫痪，如发生呼吸肌麻痹可诱发呼吸衰竭。乙酰胆碱还可刺激交感神经节使节后纤维释放儿茶酚胺，引起血压升高和心律失常。

（3）中枢神经系统表现：乙酰胆碱刺激中枢神经系统后早期可有头晕、头痛、乏力，逐渐出现烦躁不安、共济失调、谵妄、抽搐和昏迷等，严重时可发生呼吸、循环衰竭或脑水肿而死亡。

（4）特殊表现

1）"反跳"现象：急性中毒患者有时经急救好转数日至一周后，突然再次昏迷，甚至发生肺水肿而死亡，此为中毒后"反跳"现象。其反复发生可能与皮肤、毛发和胃肠道的毒物去除不彻底或过早停药有关。

2）迟发型多发性神经病：个别患者在重度中毒症状消失后 2~3 周可发生迟发性神经损害，表现为肢端麻木、疼痛、腿软、无力，甚至可发生下肢瘫痪、四肢肌肉萎缩等。目前认为此病变系因有机磷农药抑制神经靶酯酶（NTE）并使之老化所致，在我国主要见于甲胺磷中毒者。

3）中间型综合征：少数病例在急性症状缓解后和迟发性神经病变发生前，突然出现呼吸困难，呈进行性加重，若不及时救治可迅速导致死亡。其发病机制与胆碱酯酶长期受抑，影响神经肌肉接头处突触后功能有关，主要见于乐果和马拉硫磷口服中毒者。

**2. 局部损害** 对硫磷、内吸磷、敌百虫、敌敌畏接触皮肤后可引起过敏性皮炎、水泡和剥脱性皮炎；眼内溅有有机磷农药可引起结膜充血和瞳孔缩小。

**（三）实验室及其他检查**

**1. 全血胆碱酯酶（CHE）活力测定** 该检查是诊断有机磷农药中毒的特异性实验指标。正常人全血胆碱酯酶活力为 100%，低于 80% 则属异常。

**2. 毒物检测** 将呕吐物、首次洗胃液、血等送去检验，有助诊断。

**3. 尿中有机磷农药代谢产物测定** 如对硫磷和甲基对硫磷在体内氧化分解生成对硝基酚、敌百虫在体内生成三氯乙醇，均由尿排出，对其测定有助诊断。

# 二、病 情 判 断

临床上根据病情可将急性中毒分为轻、中、重三度，见表 6-3。

表 6-3 有机磷中毒分度

| 分度 | 症状 | 胆碱酯酶活性 |
| --- | --- | --- |
| 轻度 | 仅有 M 样症状：头痛、头晕、乏力、视物模糊、多汗、恶心、呕吐、胸闷、麻木、瞳孔缩小 | 70%~50% |

| 分度 | 症状 | 胆碱酯酶活性 |
|---|---|---|
| 中度 | M 样症状加重，出现 N 样症状：说话困难、不能行走、流涎、腹痛、瞳孔缩小、肌束纤颤、轻度呼吸困难、意识清楚 | 50%～30% |
| 重度 | 具有 M、N 样症状，伴有肺水肿、抽搐、昏迷、呼吸肌麻痹和脑水肿 | <30% |

# 三、救治与护理

## （一）救治原则

有机磷农药中毒的救护，首先迅速清除毒物，在清除毒物过程中同时应用胆碱酯酶复能剂和胆碱受体阻断药，以消除乙酰胆碱蓄积和恢复胆碱酯酶活力。轻度中毒者去除毒物，严密监测病情；重度中毒者，症状消失后停药，并至少继续观察 3～7 日。有机磷农药中毒者常死于肺水肿、呼吸肌麻痹、呼吸衰竭，对上述患者，要紧急采取复苏措施，清除呼吸道分泌物，保持呼吸道通畅，给氧，据病情予机械通气。

## （二）主要护理问题

**1. 意识障碍**　与乙酰胆碱作用于中枢神经系统有关。

**2. 气体交换受损**　与呼吸道内分泌物过多有关。

**3. 低效性呼吸型态**　与肺水肿、呼吸肌麻痹、呼吸中枢受到抑制有关。

**4. 有误吸的危险**　与患者意识障碍、呼吸道分泌物多有关。

**5. 体液不足**　与严重呕吐、腹泻有关。

**6. 知识缺乏**　缺乏有机磷农药使用、管理和中毒的有关知识。

## （三）护理措施

**1. 一般护理**

（1）迅速脱离中毒现场，终止接触毒物。

1）对呼吸道吸入性者，转将其移至空气新鲜的地方，松开上衣领口和裤带，必要时吸氧。

2）对皮肤黏膜吸收者，脱去被污染的衣服，用清水或肥皂水（忌用热水）彻底清洗污染的皮肤、毛发和甲缝等处，避免毒物再吸收。若毒物溅入眼内，除敌百虫污染必须用清水冲洗外，其他可用 2% 的碳酸氢钠溶液或 3% 硼酸溶液清洗，再用生理盐水彻底冲洗，至少持续 10 分钟，再滴入 1% 的阿托品 1～2 滴。

3）对口服中毒者，应尽快洗胃。常用的洗胃液有清水、2% 的碳酸氢钠溶液（敌百虫禁用）或 1：5000 的高锰酸钾溶液（对硫磷、乐果、马拉硫磷禁用），反复洗胃，直至洗胃液清亮、无大蒜味为止。经胃管注入活性炭吸附肠道内的毒物，同时注入硫酸镁或硫酸钠进行导泻，必要时进行灌肠，尽快排出肠道内未吸收的毒物。

（2）保持呼吸道通畅。清醒者可采取半卧位，昏迷者仰卧、头偏向一侧。遵医嘱给予 4～5L/min 的高流量吸氧，注意随时清除呕吐物及痰液，备好气管切开包、呼吸机。呼吸衰竭时进行机械通气。

（3）迅速建立静脉通道，输入解毒药物，并准确记录出入量，注意纠正水、电解质、酸碱平衡紊乱。

（4）对昏迷患者，行鼻饲，口腔护理 2 次 / 日；对神志清醒者，予流质、半流质饮食，逐渐恢复正常饮食，用盐水或清水漱口，以清洁口腔、预防感染。注意补充营养，保证患者的营养需求。

**2. 配合治疗**

（1）抗胆碱能药：最常用阿托品。阿托品能阻断乙酰胆碱对副交感神经和中枢神经系统的 M 受体作用，能缓解毒蕈碱样症状，解除平滑肌痉挛，抑制腺体分泌，保持呼吸道通畅，兴奋呼吸中枢；但不能恢复胆碱酯酶活力，对烟碱样症状及晚期呼吸肌麻痹无效。

阿托品用药原则为早期、适量、快速、反复给药，迅速达到"阿托品化"，继而予维持量，逐渐减量停药。首次用药和重复用药剂量根据病情轻重及用药后效应而定。一般首次用量为轻度中毒 2～4mg，中度 5～10mg，重度 10～20mg；以后根据病情，分别重复多次给予 0.5～1mg（轻度）、1～2mg（中度）、2～3mg（重度），直至毒蕈碱样症状消失，出现"阿托品化"，再逐渐减量或延长间隔时间。口服中毒者，需重复用药多次，维持阿托品化 1～3 天。用药过程中，警惕患者发生阿托品中毒（表 6-4），及时停药观察，必要时使用毛果芸香碱拮抗。

表 6-4　阿托品化与阿托品中毒的主要区别

|  | 阿托品化 | 阿托品中毒 |
| --- | --- | --- |
| 神经系统 | 意识清楚或模糊 | 谵妄、躁动、幻觉、双手乱抓、抽搐、昏迷 |
| 皮肤黏膜 | 颜面潮红、口干、黏膜干燥 | 紫红、干燥 |
| 瞳孔 | 由小扩大后不再缩小 | 极度散大 |
| 体温 | 正常或轻度升高 | 高热＞40℃ |
| 心率 | ≤120 次／分，脉搏快而有力 | 心动过速，甚至室颤 |

（2）胆碱酯酶复能剂：常用氯解磷定、碘解磷定和双复磷。该类药物能分解磷酰化胆碱酯酶，恢复胆碱酯酶活力，改善烟碱样症状，如缓解肌束震颤，促使昏迷患者苏醒，但对解除毒蕈碱样症状效果差。因此，轻度中毒时，可仅用胆碱酯酶复能剂；中度以上中毒时，必须联合应用阿托品和复能剂，联用时减少阿托品用量，防止阿托品中毒。

使用复能剂应注意：①复能剂应在中毒后 72 小时内使用才有效。因中毒后生成的磷酰化胆碱酯酶 72 小时后会发生"老化"，胆碱酯酶活性无法恢复。②复能剂在碱性溶液中易水解成为剧毒的氰化物，故禁止与碱性药物配伍。③复能剂应用时，过量、未经稀释或注射过快，均可发生中毒，宜稀释后缓慢静脉推注或静脉滴注。④碘解磷定药液刺激性强，漏于皮下会引起剧痛、麻木感，故不可肌内注射，且应确定针头在血管内方可注药。⑤胆碱酯酶复能剂使用足量指征是：肌颤消失和全血胆碱酯酶活力恢复至正常的 50%～60% 以上。⑥患者病情好转后药物不能减量过快或骤然停药，应继续观察使用 3～5 天，防止病情反复恶化。

氯解磷定用法为：轻度中毒 0.5～1g 肌内注射 1～2 次即可；中度中毒首次 1～2g 肌内注射，以后 1～2 小时重复 1 次，每次 0.5～1g，症状好转后减量，胆碱酯酶活力稳定在 50% 以上 2 天停药；重度中毒首次 2～2.5g 肌内注射或静脉滴注，后每 2 小时给 1g，24 小时可用至 10g，症状好转后减量，胆碱酯酶活力稳定在 50% 以上 2 天停药。

**3. 病情观察**

（1）生命体征监护：每 15 分钟测呼吸、心率、脉搏、血压 1 次，即使在"阿托品化"后亦不应忽视。如患者出现咳嗽、胸闷、咳粉红色泡沫痰时提示发生急性肺水肿；如出现呼吸频率、节律及深度改变应警惕呼吸衰竭的发生。

（2）神经系统监护：严密监测患者神志、瞳孔的变化。如患者有意识障碍伴有头痛、剧烈呕吐、惊厥、抽搐等应考虑是否发生急性脑水肿，可给予利尿脱水剂、糖皮质激素静脉滴注进行治疗。

（3）观察药物的药效及不良反应：患者在"阿托品化"后应逐渐减少用量，维持至症状、体征基本消失，观察 24 小时病情无反复方可停药。观察胆碱酯酶复能剂副作用，如短暂眩晕、视力模糊或复视、血压升高等。

（4）对症护理：呼吸衰竭者，应用机械通气辅助呼吸；心搏骤停时立即进行胸外心脏按压、电除颤；脑水肿者用脱水剂、糖皮质激素和冬眠治疗等；危重患者可用输血疗法。

（5）预防并发症

1）防止"反跳"的发生：首先，应彻底清除残存在胃肠道、皮肤、毛发、指甲等处的农药，防止重新被吸收入血；其次，严格遵守阿托品使用原则，以及停药或减量的指征，切不可过早停药或过快减量；第三，一旦发生"反跳"或"反跳"的先兆症状，应迅速进行抢救，做好病情观察及 24 小时出入量记录，防止多系统功能衰竭。

2）防止中间型综合征：如患者神志清醒后又出现心慌、胸闷、乏力、气短、食欲缺乏、唾液明显增多时，应警惕其为中间型综合征的先兆。

3）防止肺部感染：对清醒患者应鼓励其咳嗽，协助翻身拍背、行雾化吸入等，促使痰液排出；对可能有肺部感染者，应合理使用抗生素治疗。

**4. 心理护理**　做好心理护理，消除患者的焦虑、紧张情绪，解释治疗措施及目的，使其能积极配合。对自杀患者应引导患者倾诉心理问题，同时与患者家属、同事进行沟通，争取社会各方面对患者的同情和理解，帮助患者正确对待人生，提高心理应激能力，出院后能尽快适应环境，投入社会。

**（四）健康教育**

1. 广泛宣传有机磷农药对人的危害性，增强对有机磷农药中毒的防治知识，提高自我保护的意识。

2. 严格执行有机磷农药的安全操作规程、保管制度和个人防护措施。专人负责，定期检查，防止失误。

3. 使用农药时应注意检查施药用具，避免皮肤接触药液，衣服污染时应及时更换；施药时不应进食、吸烟；使用完农药后应及时洗手、洗脸、接触过农药的器物及受到污染的衣服并及时清洗。

4. 出现头晕、恶心呕吐、胸闷、流涎应考虑有机磷农药中毒的可能，要及时采取措施或到医院就诊。

# 第 3 节　一氧化碳中毒患者的护理

**案例 6-2**

　　患者，男性，70 岁，独居，既往体健。于今晨 6 点被邻居发现躺在床上，神志不清、呼吸困难、烦躁不安。现场未见异常药瓶，但有一燃烧的煤火炉。

　　讨论分析：

　　1. 该患者的初步诊断是什么？

　　2. 医务人员到达现场之前该如何进行紧急救护？

CO 即煤气，为一种无色、无味、无刺激性的气体，人体的感觉器官难以识别。CO 通过呼吸道进入血液，与红细胞内的血红蛋白结合，形成稳定的碳氧血红蛋白（HbCO），CO 与 Hb 的亲和力比 $O_2$ 和 Hb 的亲和力大 240 倍，且解离速度较 $HbO_2$ 的解离慢 3600 倍，故易造成 HbCO 在体内的蓄积，导致机体急性缺氧。当人体吸入气体中的 CO 含量超过 0.01% 时，可引起急性一氧化碳中毒。

# 一、病 情 评 估

## （一）健康史

患者一般均有 CO 吸入病史。应仔细询问中毒的原因，了解中毒时所处的环境、停留时间，以及同室他人有无相同症状等；观察发病现场煤炉、烟囱有无堵塞，室内通风情况等。

## （二）身心状况

急性 CO 中毒的症状和体征与空气中 CO、血中 HbCO 浓度密切相关。按中毒程度可以分为三级。

**1. 轻度中毒**　患者表现为头痛、头晕、全身乏力、胸闷、耳鸣、恶心、呕吐、嗜睡或意识模糊等。若能及时脱离中毒环境，吸入新鲜空气或者进行氧疗，症状可迅速消失。

**2. 中度中毒**　患者除上述症状以外，呼吸、脉搏加快，皮肤多汗，颜面潮红，口唇、甲床呈樱桃红色（特征性改变）。常出现浅昏迷，瞳孔对光反应、角膜反射和腱反射迟钝。此时若能及时脱离中毒环境，给予加压吸氧，积极抢救，数小时后可清醒，且无明显并发症。

**3. 重度中毒**　患者进入深昏迷，各种反射消失，呼吸困难，脉搏微弱，血压下降、四肢厥冷、大小便失禁。常并发脑水肿、肺水肿、心肌梗死、脑梗、心律失常、休克、肾衰竭等；部分患者出现压迫性肌肉坏死，皮肤出现红斑，水疱（横纹肌溶解症）。常有去大脑皮质状态、帕金森病、瘫痪等后遗症。一般昏迷时间越长，预后越严重。

约 50% 的重症 CO 中毒患者在抢救苏醒后，经过 2～60 天的"假愈期"，可出现中枢神经系统损害症状，表现为痴呆木僵、震颤麻痹、偏瘫、癫痫、周围神经病，称迟发性脑病。昏迷时间超过 48 小时者，迟发性脑病发生率较高。

## （三）实验室及其他检查

**1. 血 HbCO 测定**　诊断 CO 中毒的特异性指标，但脱离中毒环境 8 小时后测定则诊断价值不大。血液 HbCO 浓度在 10%～20% 为轻度中毒；30%～40% 为中度中毒；大于 50% 为重度中毒。

**2. 脑电图**　表现为弥漫性低波幅慢波，以额部为显著。

**3. 头部 CT**　脑水肿时可见病理性密度减低区。

**4. 动脉血气**　$PaO_2$ 和 $SaO_2$ 降低，血 pH 降低。

# 二、救治与护理

## （一）救治原则

立即将中毒者迁移至空气新鲜处，保持呼吸道通畅，供氧，改善脑组织代谢，防治脑水肿，积极防治并发症。

## （二）主要护理问题

**1. 疼痛**　与 CO 中毒导致脑组织缺氧有关。

**2. 意识障碍**　与 CO 中毒导致脑缺氧，使组织细胞与神经细胞坏死有关。

**3. 潜在并发症**　迟发型脑病。

**4. 知识缺乏**　缺乏对一氧化碳中毒的认识。

## （三）护理措施

**1. 一般护理**

（1）迅速转移患者至空气新鲜处，松懈衣服，注意保暖。

（2）保持呼吸道通畅。轻、中度中毒患者可采用面罩或鼻导管给予 5～10L/ 分的高流量氧气吸入，严重中毒者立即进行高压氧治疗；呼吸停止者及早行气管插管或切开，行人工加压给氧。危重患者可考虑换血疗法或血浆置换。

（3）惊厥患者做好防护，臼齿间置压舌板防舌咬伤，加好床栏、四肢上约束带，进行床旁看护，防止坠床或自伤。

（4）昏迷患者头侧向一边，预防窒息或吸入性肺炎；做好口腔护理，保持口腔清洁；定时翻身拍背，做好皮肤护理，防止压疮发生。

（5）注意补充营养，满足机体代谢的需要，必要时进行鼻饲。

**2. 配合治疗**

（1）防治脑水肿：常用 20% 的甘露醇 250ml 快速静脉滴注，每日 2 次，也可用呋塞米、肾上腺皮质激素等药物，脱水，降低颅内压。

（2）促进脑细胞功能恢复：常用的有三磷酸腺苷、细胞色素 C、辅酶 A 及大剂量维生素 C、维生素 B 类等。

（3）防止惊厥：可选用地西泮、苯巴比妥钠、水合氯醛等，禁用吗啡。

**3. 病情观察**

（1）体温监护：中、重度中毒患者，每 15～30 分钟测量肛温 1 次。高热患者应采用物理降温，使肛温保持在 32℃ 左右，降低脑代谢率，增强脑对缺氧的耐受性；必要时行冬眠疗法。

（2）神经系统监护：观察患者有无头痛、喷射性呕吐等脑水肿现象。CO 中毒所致脑水肿 24～48 小时内可发展至高峰，甘露醇等脱水剂用后应记录患者的出入量，并注意水、电解质平衡。高压氧治疗者注意观察疗效及有无氧中毒。

（3）呼吸、循环系统监护：对呼吸障碍者应用呼吸兴奋剂；重度呼吸困难、呼吸肌麻痹者应准备好气管插管等急救器材；有心肌损害者进行心电监护，发现异常，及时与医生联系，给予紧急处理。

（4）防治并发症及迟发型脑病：纠正休克、代谢性酸中毒、水与电解质代谢失衡等，重症中毒患者要求绝对卧床休息，观察 2 周，防治迟发型脑病的发生。

**（四）健康教育**

1. 家庭用火炉、煤炉要安装烟囱或排气扇，定期开窗通风。

2. 厂矿应加强劳动防护措施，煤气发生炉和管道要经常维修，定期测定空气中 CO 浓度。

3. 进入高浓度 CO 环境内执行紧急任务时，应注意带好防毒面具及系好安全带。在可能产生 CO 的场所停留，若出现头痛、头晕、恶心等症状，应立即离开。

4. 出院时，对留有后遗症的患者，应鼓励树立继续治疗的信心，对于痴呆或智力障碍者应嘱其家属悉心照顾，并教会家属对患者进行语言和肢体锻炼的方法。

# 第 4 节　镇静催眠药中毒患者的护理

**案例 6-3**

患者，女性，23 岁。被家人发现躺在床上神志不清，唤之能醒，但很快又沉睡，呼吸浅慢。床头有空安定药瓶一个。近来因失恋而精神欠佳。既往体健。

讨论分析：

1. 该患者的初步诊断是什么？

2. 医务人员到达现场之前该如何进行紧急救护？

镇静催眠药是中枢神经系统抑制药，临床上广泛用于失眠、焦虑症、躁狂症等精神性疾病的治疗。一次服用大剂量可引起急性中毒，出现昏迷、呼吸抑制等；长期应用者突然停药或减量可引起戒断综合征；长期滥用可引起耐药性和依赖性而导致慢性中毒。常用镇静催眠药见表6-5。

**表6-5　常用镇静催眠药**

| 类别 | 常用药物 |
| --- | --- |
| 苯二氮䓬类 | 地西泮、氯氮䓬、氟西泮、奥沙西泮、三唑仑等 |
| 巴比妥类 | 巴比妥、苯巴比妥、戊巴比妥、异戊巴比妥、硫喷妥等 |
| 非苯二氮䓬非巴比妥类 | 水合氯醛、甲丙氨酯、格鲁米特、甲喹酮等 |
| 吩噻嗪类 | 氯丙嗪、硫利达嗪、奋乃静、三氟拉嗪等 |

# 一、病情评估

## （一）健康史

　　有确切的镇静催眠药应用史。应了解所用药物名称、数量、用药时间，是否经常服用过此类药物，服药前后是否饮酒及患者近来的精神状况。

## （二）身心状况

　　**1. 苯二氮䓬类中毒**　中枢神经系统抑制较轻，主要表现为嗜睡、头晕、言语含糊不清、意识模糊、共济失调。与其他中枢抑制药或乙醇同服，可发生长时间昏迷、呼吸抑制或循环衰竭。

　　**2. 巴比妥类中毒**　中毒症状轻重与药物种类、剂量、给药途径有关。

　　（1）轻度中毒：记忆力减退、注意力不集中、嗜睡、发音含糊不清、步态不稳、眼球震颤、共济失调。各种反射存在，生命体征平稳。

　　（2）重度中毒：进行性中枢神经系统抑制，由嗜睡逐渐进入深昏迷；呼吸由浅慢到呼吸停止；心血管功能由低血压到休克；体温下降；肌张力降低，腱反射消失；胃肠蠕动减慢；长期昏迷者可并发肺炎、肺水肿、脑水肿、肾衰竭而危及生命。

　　**3. 非巴比妥非苯二氮䓬类中毒**　其症状与巴比妥类中毒相似，但各有其特点。如水合氯醛中毒，可出现心律失常、肝肾功能损害；甲喹酮中毒可出现肌张力增强、腱反射亢进、抽搐等锥体束征。

　　**4. 吩噻嗪类中毒**　锥体外系反应最常见，表现为：①震颤麻痹综合征；②静坐不能；③急性肌张力障碍反应，如斜颈、吞咽困难、牙关紧闭等；④嗜睡、低血压、休克、心律失常、瞳孔散大、口干、尿潴留、肠蠕动减慢，甚至昏迷、呼吸抑制等，少有全身抽搐。

## （三）实验室及其他检查

　　**1. 血液、尿液、胃液中药物浓度测定**　对诊断有参考意义，明确是否为镇静催眠药中毒、催眠药种类及中毒程度。

　　**2. 血液生化检查**　包括血糖、尿素氮、肌酐、电解质、肝肾功能等检查。

　　**3. 动脉血气分析**　有助于了解患者氧合及酸碱平衡情况。

　　**4. 心电图**　有助于了解患者是否出现心律失常。

# 二、救治与护理

## （一）救治原则

　　镇静催眠药中毒的早期救护重点是进行洗胃、活性炭吸附、导泻等以清除胃肠内的毒物，并给予呼吸支持、抗休克和加速毒物排泄；后期重点是防治因长时间昏迷所致的各类并发症。

**（二）主要护理问题**

**1. 清理呼吸道无效** 与咳嗽反射减弱或消失、药物对呼吸中枢抑制有关。

**2. 组织灌注量的改变** 与急性中毒致血管扩张有关。

**3. 潜在并发症** 肺炎。

**4. 有皮肤完整性受损的危险** 与昏迷有关。

**（三）护理措施**

**1. 一般护理**

（1）对神志不清者应采取侧卧位，或平卧头偏向一侧，防止呕吐物或口咽分泌物误吸入气道引起窒息。

（2）洗胃、导泻：口服中毒 6 小时内均应洗胃，清醒者可先催吐。洗胃液可选用温水或 1：5000 高锰酸钾溶液。活性炭可有效吸附消化道中的镇静催眠药，首次剂量 1～2g/kg，以后 0.5～1g/kg，洗胃后由胃管灌入，2～4 小时后可重复使用，直至症状缓解。还可同时灌入 50% 硫酸镁 60ml 导泻。

（3）保持气道通畅，采用鼻导管或面罩持续吸氧，及时吸痰，必要时实施气管内插管或气管切开，进行机械通气。

（4）建立静脉通道，促进毒物的排泄。

（5）做好口腔护理，保持口腔清洁；定时翻身拍背，指导患者进行有效咳嗽，促进有效排痰，预防吸入性肺炎；搬运患者时动作轻柔，及时更换被服，保持皮肤的清洁干燥，预防压疮。

（6）加强营养，给予高热量、高蛋白、易消化的流质饮食进行鼻饲或静脉补充营养物质，以提高机体抵抗力。

**2. 配合治疗**

（1）补液、促进毒物排泄

1）静脉输注 5%～10% 葡萄糖液及生理盐水 3000～4000ml/d。

2）加强毒物的尿路排泄，可使用呋塞米，使尿量达 1～2ml/（kg·min）。

3）5% 碳酸氢钠 100～200ml/d 静脉滴注，碱化尿液，保持尿液 pH7～8、血液 pH7.5～7.55。本法只对长效巴比妥类有效，对吩噻嗪类药物中毒无效。

（2）使用特效解毒药：巴比妥类中毒无特效解毒药。苯二氮䓬类中毒的特效解毒药是氟马西尼，该药能通过竞争抑制苯二氮䓬受体而阻断苯二氮䓬类的中枢神经抑制作用，但不能改善遗忘症状。

（3）应用中枢神经系统兴奋药

1）纳洛酮：为首选药物，0.4～0.8mg 静脉注射，可根据病情间隔 15 分钟重复一次。

2）贝美格：50～100mg 加入葡萄糖液 500ml 静脉滴注，根据患者的反应决定是否继续用药及维持剂量。本药较安全、平稳。

3）尼可刹米、洛贝林：用于呼吸中枢衰竭者，静脉滴注或静脉注射。

（4）透析和血液灌注：对苯巴比妥和吩噻类中毒效果好，危重患者可考虑使用，对苯二氮䓬类中毒无效。

（5）对症支持：急性中毒出现低血压可考虑给予适量多巴胺 10～20μg/（kg·min）维持血压，昏迷者采用葡萄糖、维生素 B$_1$、纳洛酮促进意识的恢复等。

**3. 病情观察**

（1）生命体征监护：监测患者的体温、脉搏及血压情况，如并发高热、肺炎，应给予降温措施，并遵医嘱使用抗生素进行治疗；保持呼吸道通畅，注意有无缺氧、呼吸困难、窒息等症状，同时监测动脉血 $PO_2$、$PCO_2$ 及 pH，及时发现患者是否存在缺氧及酸碱平衡失调。

（2）循环系统监护：进行心电监护，注意血压及 ECG 的变化。出现心律失常应及时进行处理；监测患者的肢体末梢循环、皮肤黏膜的湿度和弹性等，及早发现休克先兆。

（3）出入量监护：准确记录 24 小时出入量、每小时尿量及尿比重，如出现急性肾衰竭，应及时进行处理，必要时进行血液透析。

**4. 心理护理**　稳定患者情绪，在护理过程中加强心理疏导和心理支持。

### （四）健康教育

1. 对失眠或睡眠紊乱的患者以心理治疗及物理治疗为主，可遵医嘱使用镇静催眠药，但不能长期使用，要防止药物的依赖性。

2. 长期服用大量催眠药的人，包括长期服用苯巴比妥的癫痫患者，不能突然停药，应逐渐减量后停药。

3. 镇静催眠药的处方、使用、保管应严加管理，特别是对情绪不稳定和精神不正常的人，避免服过量药自杀。

# 第 5 节　乙醇中毒患者的护理

**案例 6-4**

患者，男性，40 岁。在与朋友聚会时饮酒过量，出现昏迷不醒，大、小便失禁。

讨论分析：

1. 该患者的初步诊断是什么？

2. 医务人员到达现场之后该如何进行紧急救护？

乙醇又称为酒精，是无色、易燃、易挥发的液体，具有醇香气味。急性乙醇中毒或酒精中毒，俗称酒醉，是指当一次饮入过量的乙醇或酒类饮料，引起的中枢神经系统由兴奋转为抑制的状态。

## 一、病　情　评　估

### （一）健康史

有大量饮酒或摄入含乙醇的饮料史。

### （二）身心状况

大量饮酒中毒可引起中枢神经系统抑制，症状与饮酒量和血中乙醇浓度以及个人耐受性有关，根据其临床表现可分为三期。

（1）兴奋期：血中乙醇浓度达到 11mmol/L（50mg/dl）可出现头痛、欣快、兴奋。血中乙醇浓度超过 16mmol/L（75mg/dl），表现为健谈、饶舌、易激怒，可有粗鲁行为或攻击行动，也可能沉默、孤僻。浓度达到 22mmol/L（100mg/dl）时，驾车易发生车祸。

（2）共济失调期：血中乙醇浓度达到 33mmol/L（150mg/dl），可出现肌肉运动不协调，语无伦次，眼球震颤，步态蹒跚。达到 43mmol/L（200mg/dl），可出现恶心、呕吐、困倦。

（3）昏睡期：血中乙醇浓度升至 54mmol/L（250mg/dl），患者可进入昏迷期，表现为昏睡、瞳孔散大、体温降低。浓度超过 87mmol/L（400mg/dl），患者陷入深昏迷，心率加快、血压下降、呼吸慢而有鼾音，可出现呼吸、循环麻痹而危及生命。见表 6-6。

表 6-6　急性乙醇中毒各期临床表现

| 分期 | 血乙醇浓度 mmol/L（mg/dl） | 临床表现 |
| --- | --- | --- |
| 兴奋期 | 11（50） | 头痛、欣快、兴奋 |
| | 16（75） | 健谈、饶舌、易激怒，有粗鲁行为或攻击行动，也可沉默、孤僻 |
| | 22（100） | 驾车易发生车祸 |
| 共济失调期 | 33（150） | 肌肉运动不协调，语无伦次，眼球震颤，步态蹒跚 |
| | 43（200） | 恶心、呕吐、困倦 |
| 昏迷期 | 54（250） | 进入昏迷期，昏睡、瞳孔散大、体温降低 |
| | 87（400） | 陷入深昏迷，心率快、血压下降、呼吸慢而有鼾音，呼吸、循环麻痹而危及生命。 |

酒醒醒后可有头痛、头晕、无力、恶心、震颤等，上述表现多见于对乙醇未耐受者，如已有耐受则症状可较轻。此外，重症者可并发电解质紊乱、低血糖症、肺炎、急性心肌病等。个别人在酒醒后发现肌肉突然肿胀、疼痛，可伴有肌红蛋白，甚至发生急性肾衰竭。一般人乙醇致死量为 5～8g/kg。

**（三）实验室及其他检查**

**1. 乙醇检测**　急性中毒时呼出气体中乙醇浓度与血清乙醇浓度均升高。

**2. 动脉血气分析**　可见轻度代谢性酸中毒。

**3. 血清电解质检查**　可见低血钾、低血镁、低血钙。

**4. 血清葡萄糖浓度**　可见低血糖。

**5. 心电图检查**　乙醇中毒性心肌病可见心律失常和心肌损害。

**6. 肝功能检查**　慢性乙醇中毒性肝病可有明显肝功能异常。

# 二、救治与护理

**（一）救治原则**

轻度乙醇中毒者可给予浓茶、咖啡等饮料，兴奋躁动、共济失调者应加以保护性约束；重者应尽早洗胃，并应用纳洛酮逆转乙醇所致的呼吸抑制作用，同时促进乙醇氧化代谢。

**（二）主要护理问题**

**1. 意识障碍**　与乙醇作用于中枢神经系统有关。

**2. 低效性呼吸型态**　与药物抑制呼吸中枢有关。

**3. 组织灌注量改变**　与药物作用于血管运动中枢有关。

**4. 知识缺乏**　缺乏乙醇对人体毒性的认识。

**5. 潜在并发症**　休克。

**（三）护理措施**

**1. 一般护理**

（1）保持呼吸道通畅，及时清除呕吐物及呼吸道分泌物，给予鼻导管或面罩吸氧。必要时气管内插管或切开，行机械通气辅助呼吸。

（2）清醒者迅速催吐。乙醇吸收快，一般洗胃意义不大，饮酒 2 小时内者可考虑选用 1% 碳酸氢钠或 0.5% 活性炭混悬液、生理盐水等洗胃，剧烈呕吐者可不洗胃。

（3）加强巡视，兴奋躁动的患者应使用床栏，必要时给予适当的保护性约束，防止意外的发生。

（4）注意保暖，提高室温，加盖棉被，并注意补充能量，维持正常体温。及时更换被呕吐物污染的床单和衣物，防止受凉。

**2．配合治疗**

（1）应用纳洛酮：纳洛酮是一种安全性高，不良反应小的药物，有助于缩短昏迷时间，对呼吸抑制、休克、意识障碍有较好疗效。用法：0.4～0.8mg 缓慢静脉注射，必要时 20 分钟重复一次；也可用 0.8～2mg 加入 5%～10% 葡萄糖液中持续静脉滴注。使用过程中要注意患者是否同时服用其他药物。

（2）促进乙醇氧化代谢：可给 50% 葡萄糖液 100ml，同时肌内注射维生素 $B_1$、$B_6$ 各 100mg，以加速乙醇在体内氧化代谢。

（3）使用镇静剂：对烦躁不安或过度兴奋者，可用小剂量地西泮。

（4）透析治疗：严重急性中毒时可用血液透析促使体内乙醇排出，降低血中乙醇浓度。透析指征：血乙醇含量高于 108mmol/L（500mg/dl），伴酸中毒或同时服用甲醇或可疑药物时。

（5）对症支持：纠正低血糖，维持水、电解质和酸碱平衡；常规使用胃黏膜保护药，预防感染；严密监测病情变化，预防并发症。

**3．病情观察**

（1）呕吐物监护：观察呕吐物的量和性状，分辨有无胃黏膜损伤情况。特别是饮红酒的要注意鉴别，必要时留呕吐物标本进行送检。

（2）神经系统监护：神志不清者要细心观察意识状态、瞳孔及生命体征的变化，并做好记录。特别是有外伤史的患者，必要时行颅脑 CT 检查。

（3）心电监护：维持循环功能，注意血压、脉搏及 ECG 的变化，如出现心律失常和心肌损害，及早处理。

**（四）健康教育**

1．让患者充分认识过量饮酒的危害，乙醇及代谢产物乙醛可直接损伤肝细胞。一次过量饮酒其危害不亚于一次轻型急性肝炎，经常过量则会导致乙醇性肝硬化。

2．结合交通法规，告知患者嗜酒者及其家属，酒后驾车易造成交通事故，身心受伤甚至危及他人生命。故饮酒时应掌握好量，切勿酗酒。

3．劝说患者不要空腹饮酒。空腹饮酒，乙醇吸收更快，易引起中毒。

4．饮酒过量时，指导患者用催吐的办法尽快排出胃内乙醇，减少乙醇的吸收，减轻中毒。

（卜秀梅）

---

**案例分析**

**案例 6-1 分析：**

1．初步诊断为有机磷农药中毒。

2．现场的紧急救护　迅速使患者脱离中毒现场，转移至空气新鲜的地方，松开上衣领口和裤带。脱去已被污染的衣服，用清水或肥皂水（忌用热水）彻底清洗污染的皮肤、毛发和甲缝等处，避免毒物再吸收。

3．最有价值的诊断为全血胆碱酯酶（CHE）活力测定。

**案例 6-2 分析：**

1．CO 中毒。

2．现场处理方法　迅速转移患者至空气新鲜处，松解衣服，平卧，头侧向一边，保持呼吸道通畅，做好安全防护，注意保暖。

案例 6-3 分析:

1．镇静催眠药中毒。

2．现场处理方法　采取侧卧位，或平卧头偏向一侧，松解衣服，保持气道通畅，进行洗胃，洗胃液可选用温清水或 1:5000 的高锰酸钾溶液，反复多次，直至洗出液和灌入液颜色相同为止。操作时应防止胃内容物反流进入气管内而引起窒息或吸入性肺炎。

案例 6-4 分析:

1．乙醇中毒。

2．现场处理　患者取平卧，头偏向一侧，保持呼吸道通畅，饮酒 2 小时内者可考虑选用 1% 碳酸氢钠或 0.5% 活性炭混悬液、生理盐水等洗胃，注意保暖。

# 要点总结与考点提示

1．急性中毒的救治原则。

2．有机磷农药中毒的分级标准、诊断有机磷农药中毒的特异性实验指标、应用阿托品解毒时"阿托品化"表现及中毒患者的护理要点。

3．急性一氧化碳中毒患者的临床表现护理要点。

4．镇静催眠药中毒的临床表现及急性中毒患者的护理重点。

5．急性乙醇中毒的临床分期及救护措施。

# 复习思考题

【$A_1$ 型题】

1．抢救经呼吸道吸入的急性中毒，首要采取的措施是（　　）。

　A．清除尚未吸收的毒物

　B．排出已吸收的毒物

　C．使用解毒剂

　D．对症治疗

　E．立即脱离现场及急救

2．呼吸呈蒜味的毒物是（　　）。

　A．阿托品　　　　　B．安定

　C．酒糟　　　　　　D．有机磷农药

　E．亚硝酸盐

3．患者，女性，22 岁，就诊前 40 分钟口服敌百虫 400ml，该患者洗胃不宜用（　　）。

　A．清水

　B．1:5000 高锰酸钾

　C．0.9% 氯化钠溶

　D．5% 葡萄糖液

　E．2% 碳酸氢钠溶液

4．治疗急性有机磷农药中毒致肺水肿的主要药物是（　　）。

　A．西地兰　　　　　B．阿托品

　C．解磷定　　　　　D．安定

　E．地塞米松

5．对一氧化碳中毒有确诊意义的是（　　）。

　A．血氧饱和度下降

　B．皮肤黏膜樱桃红色

　C．呼吸困难

　D．血氧合血红蛋白浓度降低

　E．血液碳氧血红蛋白浓度升高

6．治疗重度一氧化碳中毒首选的氧疗是（　　）。

　A．鼻导管吸氧　　　B．呼吸新鲜空气

　C．人工呼吸　　　　D．面罩吸氧

　E．高压氧舱

7．一般认为在服毒后，多长时间内洗胃最有效（　　）。

　A．1 小时　　　　　B．3 小时

　C．6 小时　　　　　D．12 小时

　E．24 小时

8．小剂量美蓝静脉注射可用于抢救（　　）。

　A．重金属中毒　　　B．氰化物中毒

　C．亚硝酸盐中毒　　D．有机磷中毒

E. 急性一氧化碳中毒

9. 地西泮镇静催眠药属于（　　）。

A. 苯二氮䓬长效类

B. 巴比妥类

C. 非苯二氮䓬非巴比妥类

D. 吩噻嗪类

E. 苯二氮䓬中效类

10. 急性乙醇重度中毒首选的治疗药物是（　　）。

A. 阿托品　　　　　B. 解磷定

C. 安定　　　　　　D. 地塞米松

E. 纳洛酮

11. 下列不属于"阿托品化"的指征是（　　）。

A. 颜面潮红、干燥

B. 体温正常或轻度升高

C. 心率增快≤120次/分

D. 意识模糊

E. 瞳孔轻度增大

12. 有机磷农药职业性中毒的原因多是（　　）。

A. 误服　　　　　　B. 误用

C. 违反操作规定　　D. 生产设备密闭

E. 防护完善

13. 一氧化碳中毒时，最先受损的脏器是（　　）。

A. 脑　　　　　　　B. 肝

C. 肺　　　　　　　D. 肾

E. 胃

14. 中毒后禁用碱性溶液的是（　　）。

A. 内吸磷　　　　　B. 敌百虫

C. 对硫磷　　　　　D. 乐果

E. 敌敌畏

15. 急性有机磷中毒患者病情危重时给予的吸氧流量是（　　）。

A. 3～4L/min　　　B. 4～5L/min

C. 5～6L/min　　　D. 6～7L/min

E. 6～8L/min

16. 有机磷农药中毒患者迟发性神经损害的主要临床表现是（　　）。

A. 下肢瘫痪　　　　B. 去大脑皮质状态

C. 下肢感觉异常　　D. 癫痫

E. 周围神经病变

17. 有机磷农药中毒时瞳孔的变化是（　　）。

A. 瞳孔缩小

B. 瞳孔不等大

C. 双侧瞳孔直径为4mm

D. 瞳孔散大

E. 瞳孔正常

18. 一氧化碳中毒的典型体征是（　　）。

A. 四肢无力　　　　B. 意识模糊

C. 口唇樱桃红色　　D. 血压下降

E. 呼吸、循环衰竭

【A₂型题】

19. 患者，男性，26岁，与其父吵架后服敌敌畏60ml，30分钟后被家人送到医院，神志清楚，治疗过程中最重要的措施是（　　）。

A. 静脉注射安定　　B. 应用阿托品

C. 应用解磷定　　　D. 应用水合氯醛

E. 彻底洗胃

20. 患者，女性，60岁。煤气中毒一天后来院，深昏迷、休克、尿少、血COHb60%，此急性一氧化碳中毒的病情属（　　）。

A. 轻度中毒　　　　B. 中度中毒

C. 重度中毒　　　　D. 极度中毒

E. 慢性中毒

21. 患者，女性，48岁。家住平房，生煤火取暖，晨起感觉头痛、头晕、视物模糊而摔倒，被他人发现后送至医院。急查血液碳氧血红蛋白试验呈阳性。首要的治疗原则是（　　）。

A. 纠正缺氧　　　　B. 注意保暖

C. 保持呼吸道通畅　D. 静脉输液治疗

E. 测量生命体征

22. 患者，男性，38岁。因与朋友聚会饮酒后，被送入医院，表现为昏睡、瞳孔散大，血乙醇浓度为54mmol/L（250mg/dl），此时患者处于（　　）。

A. 嗜睡　　　　　　B. 戒断综合征

C. 共济失调期　　　D. 昏迷期

E. 兴奋期

23. 患者，女性，24岁。因与朋友生气后自服敌敌畏150ml，未被及时发现，约近2小时才送医院。入急诊时患者出现肺水肿、惊厥、昏迷等严重症状，抢救无效死亡。考虑该患死亡原因主要是（　　）。

A. 肺部感染　　　　B. 脑水肿

C. 中间综合征　　　D. 心搏骤停

E. 呼吸衰竭

【A₃型题】

（24～26题共用题干）

患者，女性，68岁。晨起发现浅昏迷症状、心率130次/分、皮肤多汗、面色潮红，急救120送至医院。经查家中煤气总开关未关，煤气灶管道老化，急查血碳氧血红蛋白试验呈阳性，诊断为煤气中毒。

24. 此时予吸氧流量是（　　）。
    A. 8～10L/min　　B. 7～8L/min
    C. 5～6L/min　　D. 3～4L/min
    E. 1～2L/min

25. 可能出现的并发症是（　　）。
    A. 迟发型脑病　　B. 水电解质紊乱
    C. 肺水肿　　D. 昏迷
    E. 脑水肿

26. 急性一氧化碳中毒迟发性脑病主要临床表现
    是（　　）。
    A. 呼吸循环衰竭　　B. 去大脑皮质状态
    C. 意识障碍　　D. 大小便失禁
    E. 震颤麻痹

（27～30题共用题干）
患者，男性，49岁。特殊职业，在生产有机磷农
药工作中违反操作规定，出现有机磷中毒症状，
头晕、头痛、乏力，支气管分泌物增多，呼吸困
难，逐渐出现烦躁不安、谵妄、抽搐及昏迷。

27. 有机磷农药中毒诊断的主要指标是（　　）。
    A. 瞳孔缩小　　B. 口吐白沫
    C. 呕吐物测定　　D. 意识障碍
    E. 全血胆碱酯酶活性测定

28. 有机磷农药对人体的毒性主要在于（　　）。
    A. 引起急性肾衰竭
    B. 使血液凝固发生障碍
    C. 抑制中枢系统
    D. 抑制乙酰胆碱酯酶活性
    E. 增加乙酰胆碱的产生

29. 有机磷农药中毒最常用的抗胆碱药阿托品，
    其作用是（　　）。
    A. 缓解肌肉震颤　　B. 缓解肌肉抽搐
    C. 促使昏迷患者苏醒　　D. 缩小瞳孔
    E. 抑制腺体分泌

30. 该患者在阿托品静脉给药过程中，出现颜面
    潮红、口干等，达到阿托品化后患者仍出现
    面部、四肢抽搐，进一步用胆碱酯酶复能剂
    治疗，注药过程中过快可造成（　　）。
    A. 心搏骤停　　B. 暂时性呼吸抑制
    C. 室性期前收缩　　D. 室颤
    E. 血压升高

【A₄型题】
（31～35题共用题干）
患者，男性，30岁。因煤气中毒一天后来院，深

昏迷，抽搐、呼吸浅而快、面色苍白、四肢湿冷、
周身大汗，大小便失禁、血压下降。

31. 目前患者处于（　　）。
    A. 轻度中毒　　B. 中度中毒
    C. 重度中毒　　D. 迟发性脑病
    E. 慢性中毒

32. 该患者首优护理问题是（　　）。
    A. 急性意识障碍
    B. 知识缺乏：缺乏一氧化碳中毒的认识。
    C. 气体交换受损
    D. 躯体活动障碍
    E. 潜在并发症：迟发性脑病。

33. 进一步抢救，首先用（　　）。
    A. 地塞米松静脉注射　　B. 高压氧舱治疗
    C. 甘露醇静脉注射　　D. 补充高能量液体
    E. 应用保护脑细胞功能药物

34. 经高压氧舱治疗神志清醒，全身症状好转，
    可能的后遗症是（　　）。
    A. 肾功能损害　　B. 肝功能损害
    C. 记忆力减退　　D. 迟发型脑病
    E. 肺功能损害

35. 为尽早发现并发症，护士应尽可能的严密观
    察（　　）。
    A. 3天　　B. 5天
    C. 2周　　D. 3周
    E. 4周

【全国职业院校技能大赛模拟试题】

病历摘要：患者，女性，45岁，菜市场打工。以
"意识不清1小时"入院。家属讲述患者入院前曾
与人吵架，发现患者时躺在地上，旁边有一敌敌
畏空瓶。口吐白沫，呕吐物有大蒜味，出汗多。
患者既往身体健康。查体：T 36.5℃，P 60次/分，
R 30次/分，BP 95/55mmHg。神志不清，皮肤湿
冷，肌肉颤动，巩膜无黄染，瞳孔针尖样缩小，
对光反射弱，口腔流涎，双肺散在湿啰音，心率
60次/分，律齐，无杂音，腹软，肝脾未触及，
下肢无水肿，脑膜刺激征阴性，病理反射阴性。

问题一：请按轻重缓急列出该患者的主要护理
问题。（至少4个，5分）

问题二：针对该患者的首优护理问题，列出主
要护理措施。（至少4项，5分）

# 第7章　理化因素伤病的抢救与护理

理化因素损伤是指由外界环境中的某些物理性危险因子，如高温、低温、强电流、等对人体所造成的损伤，其涵盖范围广泛，包括中暑、淹溺、触电等症，且可发生在原本健康的人群。

## 第1节　中　暑

**案例7-1**

患者，男性，40岁。夏天在农地劳作3小时，周身大汗，突然出现四肢、腹壁肌肉阵发性痉挛、疼痛。既往体健。急打120电话。

讨论分析：

1. 该患者目前处于什么状况？
2. 现场该如何救护？

## 一、概　　述

正常人体在下丘脑体温调节中枢的控制下，可通过辐射、传导、对流及蒸发等方式散热，使产热和散热处于动态平衡，体温维持在37℃左右。中暑是指在暑热天气、湿度大和通风不良环境中，机体因体温调节中枢功能障碍、汗腺功能衰竭和水、电解质丧失过多而引起的以中枢神经和（或）心血管功能障碍为主要表现的急性疾病，又称为急性热致疾患。

随着人们的物质、文化水平的提高及劳动保护措施的改善，职业（生产）中暑已明显减少，但是，人群普遍面临着机体热耐受能力的下降，常导致局部地区夏季高温期间发生批量的居民（生活）中暑病例，尤多见于老年人，死亡率甚高。

### （一）常见病因

**1. 机体产热过多**　劳动强度大、劳动时间长，无足够的防暑降温措施，机体不能及时散热，造成热量蓄积，是中暑的主要致病因素。

**2. 机体散热减少**　高温高湿、高热辐射、低气压、低风速环境下作业，着透气不良或紧身的衣裤，使机体散热障碍，是中暑的基础因素。其中高温气候是引起中暑的主要原因。

**3. 机体热适应能力下降**　年老体弱、患有心脑血管病、糖尿病或应用某些药物（如阿托品等影响汗腺分泌的抗胆碱类药物），热调节能力下降，是中暑的诱发因素。

### （二）发病机制

当环境气温超过皮肤温度（一般为32～35℃）或空气中湿度过高且通风不良时，机体散热能力下降，大量出汗，造成失水、失盐，使血容量明显减少，导致周围器官循环衰竭；如果失盐过多不能及时补足或只注意饮水，会造成低钠血症，引起热痉挛；长时间大量出汗容易导致汗腺疲劳，造成体温调节功能障碍，使体内热量过多蓄积，引起中暑高热（体温高达40℃）。持续高热可使机体代谢加快，耗氧量增加，脑皮质兴奋，胃肠功能紊乱等，导致脑、心、肺、肝、肾等重要脏器受损。

# 二、病情评估

## （一）健康史

1. 询问患者是否在高温、烈日下曝晒或湿度较高而通风不良的环境下长时间的劳动，有无肌肉痉挛、高热或伴中枢神经等症状。

2. 患者既往的身体状况如何；是否有心脑血管病、糖尿病、肝肾疾病等。

## （二）身心状况

### 1. 躯体表现

（1）先兆中暑：典型的临床表现为在高温环境下劳动或活动一定时间后，出现头昏、多汗、口渴、恶心、呕吐、视物模糊、心悸、注意力不集中、疲乏无力等症状，体温正常或略高。

（2）轻度中暑：除以上症状外，患者面色潮红，皮肤灼热，大汗，脉率增快，体温升高至38.5℃以上，也可伴有恶心、呕吐、面色苍白、皮肤湿冷、血压下降等早期周围循环衰竭表现。

（3）重度中暑：包括热射病、热痉挛、热衰竭3种类型。

1）热衰竭（中暑衰竭）：为最常见的一种。多见于未能适应高温作业的新工人及对热适应能力低下的产妇、年老体弱患者。表现为头晕、头痛，口渴，继而面色苍白、皮肤湿冷、呼吸增快、脉搏细速、血压下降，甚至手足抽搐、晕厥，体温基本正常。

2）热痉挛（中暑痉挛）：多见于青壮年。患者在高温下强体力劳动后，先大量出汗，继而出现肌肉无力、疼痛、痉挛，以经常活动的四肢及腹部肌肉多见，尤以腓肠肌表现最为显著，呈对称出现，时发时愈，轻者不影响工作，重者疼痛甚剧，体温多正常。阵发性痛性痉挛持续数分钟后缓解，是热射病的早期表现。

3）热射病（中暑高热）：是一种致命性急症，患者常在高温环境下工作数小时或在夏季气温持续高热数天后发生，多见于老年人、体弱和有慢性疾病患者。先驱症状为全身软弱、乏力、头昏、恶心、出汗减少，继而体温迅速增高，可达40℃以上，典型临床表现为高热、无汗和意识障碍"三联症"，患者可有严重的神经系统症状，如不同程度意识障碍、嗜睡、木僵甚至昏迷。

### 2. 心理-社会状况

患者因严重脱水、电解质紊乱，尤其是重症中暑，常烦躁不安、焦虑、恐惧等。

## （三）实验室及其他检查

### 1. 血液检查

可见白细胞总数和中性粒细胞比例增高，血清氯、钾、钠降低，血 pH 和二氧化碳结合力下降，血尿素氮增高，谷丙转氨酶（ALT）、谷草转氨酶（ALS）、乳酸脱氢酶（LDH）、肌酸磷酸激酶（CK）活性升高。

### 2. 尿液检查

可有蛋白尿、管型尿。

### 3. 心电图检查

可见 S-T 段压低、T 波改变等不同程度的心肌损害和各种心律失常。

### 4. 其他

怀疑颅内出血或感染时，应行脑 CT 和脑脊液检查。如考虑有 DIC 存在，应检查凝血功能。

# 三、救治与护理

## （一）救治原则

救治原则是尽快将患者脱离高温环境、迅速降温，有效纠正水、电解质和酸碱平衡紊乱，防治脑水肿。

**（二）主要护理问题**

**1. 体温过高** 与环境高温、体温中枢调节障碍使体内产热过多，热能蓄积散热减少有关。

**2. 体液不足** 与高热状态下大量出汗、液体摄入不足有关。

**3. 疼痛** 与中暑后补充钠、氯不足致痉挛性肌肉疼痛有关。

**4. 意识障碍** 与高热抑制中枢神经系统，引起脑组织充血、水肿有关。

**（三）护理措施**

**1. 一般护理**

（1）迅速将患者转移至阴凉通风安静处休息，解开衣扣或脱去衣服，松开裤带，采用电扇、空调、室内置冰块等措施使室内温度降至20～25℃，酌情口服凉盐水及其他清凉饮料。

（2）尽快建立静脉通道，生理盐水或45%葡萄糖盐水1000～2000ml静脉滴注，开始滴速稍慢以30～40滴/分为宜，待患者适应低温后再适当增快速度，但不可过快，以防由于心脏负荷增加发生肺水肿。

（3）重症患者给予吸氧，昏迷者应行气管内插管，必要时可人工机械通气。

（4）惊厥者遵医嘱用地西泮静脉或肌内注射，使用开口器、压舌板等以防舌被咬伤。

（5）神志清醒者给予清淡易消化、高热量、高维生素、高蛋白、低脂肪半流质饮食，鼓励患者多饮水，多吃新鲜蔬菜水果；昏迷者可鼻饲流质饮食。

（6）重症中暑患者应做好皮肤护理、口腔护理。大量出汗时，应及时更换被服，擦干身上的汗液；昏迷患者要定时翻身、按摩，预防压疮。双下肢腓肠肌痉挛发作时，协助患者按摩局部以减轻疼痛。

**2. 配合治疗** 高热持续时间越长，组织损害越严重，预后越差，所以迅速降温是抢救重症中暑的关键。降温速度是以1小时内患者体温降到肛温38℃左右为宜。

（1）物理降温

1）头部降温：可选用冰帽、冰槽或在颈部置冰袋，以降低进入颅内血液温度。

2）全身擦浴：用25%～35%的乙醇或温水擦拭全身皮肤，边擦边按摩使皮肤血管扩张。

3）冰水浴：将患者置于4℃冰水中浸浴，每10～15分钟测肛温1次，肛温降至38℃时，停止冰水浴；体温回升到39℃时，可再行浸浴。

（2）药物降温：重度中暑者必须与物理降温同时使用，且要密切观察药物的副作用。

1）地塞米松：10～20mg静脉注射，既能改善机体反应性，又有助于降温，并能预防脑水肿，对轻度脑水肿尚有脱水作用。

2）氯丙嗪：25～50mg稀释在500ml 4℃的葡萄糖盐水内静脉滴注1～2小时。有调节体温中枢、扩张血管、松弛肌肉、降低氧耗的作用，低血压患者禁用。

3）人工冬眠：氯丙嗪8mg＋哌替啶25mg＋异丙嗪8mg，从墨菲滴管内滴入，1小时无反应，可重复一次，注意观察血压和呼吸的变化。血压过低者不用氯丙嗪。

**3. 病情观察** 严密监测患者病情变化，并做好详细记录。

（1）体温：每15～30分钟测量肛温1次，根据肛温变化调整降温措施。

（2）末梢循环：如患者高热而四肢末梢厥冷、发绀，提示病情加重；经治疗后体温下降，四肢末梢转暖，发绀减轻或消失，则提示治疗有效。

（3）水、电解质：密切观察血液生化变化，及时处置异常情况。

（4）泌尿系统：行留置导尿术，准确记录尿量，测量尿比重。对于急性肾衰竭患者，应尽早进行血液透析或腹膜透析。

（5）神经系统：监测脉搏、呼吸、神志、瞳孔，遵医嘱使用激素和脱水剂，防治脑水肿。

（6）呼吸系统：注意保持呼吸道通畅，昏迷患者应取平卧位、头偏向一侧，防止舌后坠阻塞气道；对实施气管内插管和机械通气者，应及时吸痰，清除呼吸道分泌物

（7）其他：监测动脉血气和凝血功能，注意凝血酶时间、凝血活酶时间、血小板计数，以防 DIC 发生。

### （四）健康指导

1. 对于高温作业部门，应按规定改善劳动条件，实施安全保护措施。高温工作者应加强自我保健意识，注意防暑降温。

2. 应注意合理调节生活，保证充足的休息和睡眠，注意补充水和电解质，避免过度劳累，戒烟限酒。

3. 外出时要衣着宽松，戴防晒帽，防止热源的直接照射，年老体弱者、孕产妇尽量避免在室外温度较高时外出，一旦出现先兆症状，立即到阴凉和通风的地方休息，喝些解热消暑的冷饮等。

# 第2节　淹　　溺

**案例7-2**

患者，男性，17岁，游泳时不慎溺水，救至岸边，口唇青紫、上腹饱胀、神志不清。既往体健。

讨论分析：

1. 该患者目前处于什么状况？

2. 现场该如何救护？

淹溺又称溺水，是指人淹没于水或其他液体中，呼吸道被水、泥沙、杂草等物堵塞，或因反射性喉痉挛，使肺失去通换气功能，引起缺氧、窒息，甚至死亡。溺水者救出后暂时窒息，但尚有大动脉搏动者称近乎淹溺；而淹溺后呼吸心跳停搏者称为溺死。如不慎跌入粪坑、污水池和化学物贮槽时，还可引起皮肤、黏膜损害、肺部感染及全身中毒。

# 一、概　　述

### （一）常见病因

淹溺常见于以下情况：①无游泳能力者意外落水；②自杀者投水；③游泳时间过长，体力耗竭或冷水刺激使肢体抽搐或肢体被植物、绳索等缠绕；④游泳时原有心脑血管等病发作而致意识障碍。绝大多数淹溺为意外事故所致。

### （二）发病机制

根据发生机制，淹溺可分为2类：干性淹溺和湿性淹溺。

**1. 干性淹溺**　人溺水后，因受惊慌、恐惧、骤冷等强烈刺激，引起喉头或气管反射性痉挛，以致呼吸道完全梗阻，造成窒息死亡。当喉头痉挛时，心脏反射性地停搏，也可因窒息、心肌缺氧而致心脏停搏。呼吸道和肺泡很少或无水吸入。干性淹溺占淹溺者的10%～20%。

**2. 湿性淹溺**　人溺水后，本能地避免水进入呼吸道而引起反射性屏气，但由于缺氧不能坚持屏气，从而水、泥沙等随吸气大量进入呼吸道和肺泡，阻碍了气体交换，引起

全身缺氧和二氧化碳潴留，呼吸道内水迅速经肺泡吸收到血液循环。湿性淹溺占淹溺者的80%～90%。根据浸没的介质不同分为：淡水淹溺和海水淹溺。

（1）淡水淹溺：江、河、湖、泊的水是淡水，属于低渗性液体。人吸入大量淡水，经肺组织渗透进入血液循环，使血容量增加，血液稀释，出现低钠、低氯和低蛋白血症。血中的红细胞在低渗血浆中破裂，引起血管内溶血，导致高钾血症，诱发严重的心律失常；因血容量的急剧增加，循环负荷过重，又可导致心力衰竭及肺水肿；过量的游离血红蛋白在肾小管中形成栓子，堵塞肾小管，可引发急性肾衰竭。

（2）海水淹溺：海水含有3.5%的氯化钠和大量钙盐、镁盐，是高渗性液体。海水进入呼吸道和肺泡后，其高渗压使血管内的液体或血浆大量进入肺泡内，引起急性肺水肿。血中的钠、钙、镁、氯等离子浓度升高，造成电解质的严重紊乱。高钙血症导致心动过缓和各种传导阻滞，甚至心搏骤停；而高镁血症可抑制中枢神经和周围神经，扩张血管、降低血压。

淡水淹溺和海水淹溺两者的病理特点比较见表7-1。

**表 7-1　淡水淹溺与海水淹溺病理特点比较**

| 项目 | 淡水淹溺 | 海水淹溺 |
|---|---|---|
| 血容量 | 增加 | 减少 |
| 血浆渗透压 | 降低 | 增加 |
| 电解质变化 | 钾离子增加，钠、钙、镁减少 | 钠、钙、镁、氯增加 |
| 心室纤颤 | 常见 | 少见 |
| 主要死因 | 急性肺水肿、脑水肿、心室纤颤 | 急性肺水肿、脑水肿 |

# 二、病情评估

## （一）健康史

1. 询问溺水的原因，发生的时间、地点、水源性质等。

2. 注意检查患者有无合并症和并发症。

## （二）身心状况

**1. 躯体表现**　溺死者表现为神志丧失、呼吸停止及大动脉搏动消失，处于临床死亡状态。近乎淹溺者的表现与溺水持续时间的长短、吸入水量的多少、吸入水的性质和器官损害范围有关。

（1）症状：近乎淹溺者可有剧烈咳嗽、咳粉红色泡沫痰、呼吸困难、头痛、视觉障碍、抽搐等。溺入海水者口渴明显。

（2）体征：颜面肿胀、腹部膨隆、皮肤苍白或发绀、口鼻充满泡沫或污泥。肺部可听到干、湿啰音，偶有喘鸣音，呼吸急促、表浅或停止，心律失常，心音微弱或消失，常有精神状态改变，如烦躁不安、昏睡、昏迷等，有时可见头、颈部损伤。

**2. 心理-社会状况**　患者苏醒后，常可出现焦虑、恐惧、失眠等，甚至出现短时间失忆。

## （三）实验室及其他检查

**1. 动脉血气分析**　显示低氧血症、高碳酸血症及呼吸性酸中毒，可合并代谢性酸中毒。

**2. 血常规**　白细胞总数可达$40×10^9$/L左右，核左移；红细胞和血红蛋白情况与血液浓缩或稀释有关。

**3. 血液生化检查**　淡水淹溺者可出现血钾增高，血钠、氯、钙及血浆蛋白浓度降低，血中尿素氮增高；海水淹溺者可出现血钙、血镁浓度增高。

**4. 尿常规**　有蛋白尿及管型尿，严重者可出现血红蛋白尿。

**5. X 线检查**　肺门扩大或加深，肺间质纹理增粗，肺野有炎症改变或絮状渗出，两肺有弥漫性肺水肿的表现。疑有颈椎骨折时，应进行颈椎 X 线检查。

**6. CT 扫描**　肺水肿、脑水肿等。

# 三、救治与护理

救护原则为迅速将溺水者救离出水，立即恢复有效通气，并实施心肺复苏及对症处理。

## （一）水中救护

**1. 自救**　不会游泳者，采取仰面体位，口鼻朝上露出水面，保持冷静，设法呼吸，等待他救。会游泳者若因腿部肌肉痉挛而引起溺水，自救的方法是弯腰将痉挛下肢的拇趾用力往前上方拉，使拇趾跷起，持续用力，直至疼痛消失，痉挛停止，反复按摩痉挛疼痛部位，慢慢游向岸边。

**2. 他救**　对于救护者，若游泳技术熟练则一边呼救，一边迅速脱去外衣和鞋靴，迅速游到溺水者附近，用一只手从背后抱住溺水者头颈，另一只手抓住溺水者手臂，游向岸边；若游泳技术不熟练，可携带救生圈、木板等进行救护；若不会游泳应设法投下绳索或竹竿等，让溺水者抓住，再拖上岸。值得注意的是，会游泳者救护时应防止被溺水者将自己紧紧抱住，如已经被抱住，应放手自沉，使溺水者手松开，再进行救护。

## （二）现场救护

**1. 保持呼吸道通畅**　将溺水者从水中救起后，立即清除其口鼻中的泥污、杂草等，有义齿的取下义齿，松解领口和紧裹的内衣、裤带，确保呼吸道通畅。

**2. 倒水处理**　可选用下列方法迅速倒出溺水者呼吸道及胃内积水。

（1）膝顶法：救护者取半蹲位，一腿跪地、另一腿屈膝，将溺水者的腹部横置在救护者的大腿上，头部下垂，并用手按压其背部，使积水倒出（图 7-1）。

（2）肩顶法：救护者抱起溺水者的双腿，将其腹部放在自己一侧肩部，头胸下垂，然后快步奔跑，使积水倒出（图 7-2）。

（3）抱腹法：救护者从溺水者背后双手抱住其腰腹，使淹溺者背臀紧靠自己，头胸部下垂，尽力抱起摇晃淹溺者，以倒出积水（图 7-3）。

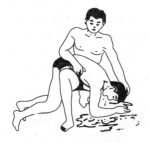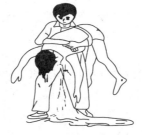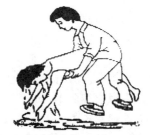

　　图 7-1　膝顶法　　　　　　图 7-2　肩顶法　　　　　　图 7-3　抱腹法

倒水时应注意使溺水者头胸保持下垂位置，以利于积水流出。切忌因倒水时间过长而延误心肺复苏的实施。

**3. 心肺复苏**　对呼吸、心跳停止者应立即进行心肺复苏，有条件者行气管插管、人工机械辅助呼吸；还可给予呼吸兴奋剂、肾上腺素等。

**4. 复温**　低温是导致淹溺者死亡的常见原因，在冷水中超过 1 小时复苏很难成功，特别是海水淹溺者。患者在心跳、呼吸恢复后，应脱去湿冷的衣服，以干爽的毛毯包裹全身予以复温。

**5. 转送**  经现场初步处理后，迅速将溺水者转送医院，途中不中断救治。

**（三）主要护理问题**

**1. 体液过多**  与淹溺者吸入的水迅速进入血液循环，使血容量增加有关。

**2. 意识障碍**  与低氧血症、肺水肿、脑水肿有关。

**3. 潜在并发症**  心律失常。与心肌严重缺氧、电解质紊乱有关。

**（四）护理措施**

**1. 一般护理**

（1）迅速将患者安置在抢救室内，昏迷患者取仰卧、头偏向一侧，注意保暖。体温过低者及时采用体外或体内复温措施，注意复温速度不能过快。

（2）保持呼吸道通畅，对有自主呼吸的患者给予高浓度吸氧；无自主呼吸的患者，应行气管插管或气管切开，辅助机械通气治疗，同时注射尼可刹米等呼吸兴奋剂，促使患者恢复自主呼吸。

（3）迅速建立静脉通道，严格控制输液滴速。对淡水淹溺者应从小剂量、低速度开始，避免短时间大量液体输入，加重血液稀释；对海水淹溺者出现血液浓缩症状时，应及时给予 5% 葡萄糖、低分子右旋糖酐等输入，切忌输入生理盐水。

（4）对病情严重者应注意做好皮肤护理和口腔护理，预防口腔炎和压疮的发生。

**2. 配合治疗**

（1）纠正低血容量：海水淹溺者可给予 5% 葡萄糖溶液或低分子右旋糖酐 500ml 静脉滴注，以稀释被浓缩的血液，增加血容量，注意不用盐水。淡水淹溺者应限制给水，可静脉滴注 3% 氯化钠溶液 500ml，必要时重复一次，以纠正血液稀释和阻止红细胞溶解，减轻血容量剧增所致的肺水肿和心力衰竭；若溶血明显宜适量输入全血或红细胞，以增加血液携氧能力。

（2）纠正肺水肿：采取加压给氧，以减少肺泡内毛细血管渗出液的产生，同时将 20%～30% 的乙醇置于湿化瓶内，随吸氧进入肺内，以降低肺泡表面张力，改善缺氧状况。酌情选用强心、利尿等药物以减轻肺水肿，若血容量不足，忌用利尿剂。

（3）防治肺部感染：由于淹溺时泥沙、杂物、呕吐物等吸入气管，容易发生肺部感染，应予抗生素。

（4）防治脑水肿：常用 20% 甘露醇、呋塞米、大剂量糖皮质激素等防治脑水肿，降低颅内压。如有抽搐，可用地西泮、苯巴比妥、水合氯醛等镇静剂。有条件者可行高压氧治疗。

（5）保护肝肾功能：静脉注射碳酸氢钠可纠正代谢性酸中毒。若发生急性肾衰竭，则快速滴入 20% 甘露醇 100ml，必要时进行血液透析。

（6）处理合并症：合并颅脑外伤及四肢受伤者，应及时处理。警惕患者出现急性呼吸窘迫综合征、弥散性血管内凝血等并发症。

**3. 病情观察**  严密观察体温、脉搏、呼吸、血压的变化；观察有无咳痰，痰液的颜色、性质；听诊肺部啰音及心率、心律情况；监测尿液的颜色、量、性质并准确记录。

**4. 心理护理**  做好心理护理，消除患者的焦虑、紧张情绪，解释治疗措施及目的，使其能积极配合。对自杀淹溺者，应尊重其隐私权，注意引导他们正确对待人生、事业、他人等，提高心理承受能力，同时做好家属工作，协同帮助患者消除自杀念头。

**（五）健康指导**

在日常生活中普及游泳相关知识，尤其是对中小学生进行安全常识知识的宣传教育。

# 第 3 节 触 电

**案例 7-3**

患者,男性,32 岁。装修房屋时意外接触到断落在地上的电线,立即倒地,并出现意识丧失,被人发现后,立即切断电源救下,同时拨打"120"电话。

讨论分析:

1. 该伤者目前处于什么状况?
2. 现场该如何救护?

电击伤是指一定量的电流或电能(静电)通过人体,引起不同程度组织损伤或器官功能障碍,甚者发生心跳呼吸骤停,俗称触电。电击伤包括低压电(≤380V)、高压电(＞1000V)和超高压电或雷击伤(电压 10 000 万伏或电流 30 万 A)3 种类型。

## 一、概　　述

### (一)病因

**1. 主观原因**　使用和维修电器、电线时缺乏安全用电知识,不按规程操作,如私自乱接电线、用湿手接触带电插座、在带电的电线上晾晒衣服等。

**2. 客观原因**　暴风雨、火灾、地震等使电线折断接触人体;雷雨时大树下躲雨或用铁柄伞被闪电击中;意外进入高压电区域造成跨步电压电击伤等。

### (二)发病机制

人体作为导电体,在接触电流时,即成为电路中的一部分,故人体直接触及电源、高压电的电流或静电荷经过空气或其他导电介质传递到人体,均可引起损伤。一方面电流进入人体引起器官生物节律周期障碍,导致心室纤颤、肌肉收缩、神经传导阻滞等;另一方面电流可转化为热能,引起局部灼伤甚至"炭化"。低压交流电(220～380V)触电,常造成心室纤颤而死,是生活中最多见的;高压电触电多引起严重烧伤或成"焦炭",并导致呼吸中枢麻痹、呼吸肌强直性收缩致呼吸暂停、窒息,继之心搏骤停。触电时从高处坠落还可造成骨折、各种内脏损伤等,后果更加严重。

### (三)影响损伤程度的因素

**1. 电流性质和频率**　电流分为交流电和直流电,人体对两种电流的耐受程度不同。通常情况下,对人体而言,交流电比直流电危险、低频率比高频率危险。

**2. 电流强度**　电流强度越大,对人体组织的损伤就越大。一般认为 2mA 以下的电流仅产生轻微的麻木感;50mA 以上的电流,如通过心脏可引起心室纤颤或心搏骤停,还可引起呼吸肌痉挛而致呼吸停止;100mA 以上的电流通过脑部,可造成意识丧失。因此,电流强度是决定人体组织损伤程度的因素之一。

**3. 电压高低**　高压电比低压电危险性更大。≤36V 的电压称为安全电压,目前家用及工业用电设备多≥20V,如通过心脏能引起心室纤颤;1000V 以上的电压电击时,可造成呼吸肌麻痹、呼吸停止、心搏骤停。高压电还会引起严重的烧伤。

**4. 电阻大小**　人体是由各种电阻不同的组织组成的导体,电阻越小,通过的电流越大。人体组织的电阻由大到小依次为:骨骼、皮肤、脂肪、肌肉、血管和神经。

**5. 通电途径**    如电流流经心脏，则可引起心室纤颤，甚至心搏骤停；如果电流经头部流至足底，多为致命电损伤；如电流从一脚进入，由另一脚流出，则危害性较小。

**6. 触电时间**    电流接触的时间越长，造成的损伤越大。

# 二、病 情 评 估

## （一）触电史
详细询问患者或陪同人员触电的经过，包括时间、地点、电源情况等。

## （二）身心状况
触电情况不同，对人体造成的损害也不一样。轻者可仅有局部肢体的麻木或震颤，重者可出现心搏骤停甚至死亡。

**1. 躯体状况**

（1）局部症状：电流通过的部位出现不同程度的电烧伤。

1）低压电烧伤：见于电流进入点和流出点，伤面小，直径 0.5～2cm 左右，呈圆形或椭圆形，焦黄或灰白色干燥创面，偶可见水疱，烧伤部位边缘整齐，与健康皮肤分界清楚，多无疼痛。一般不损伤内脏，致残率低。

2）高压电烧伤：常有一个入口和多个出口，面积不大，但可深达肌肉和骨骼，有"口小底大，外浅内深"的特点。少数患者体表烧伤不重，受伤当时表现不明显，但电流通过的血管、淋巴管、肌肉、神经已被灼伤，随病程进展，逐渐出现深部组织出血、坏死、感染，甚至肢体广泛性坏死，后果严重，致残率高达 35%～60%。

（2）全身症状

1）轻型：遭遇弱电流、低电压的触电。表现为头晕、心悸、面色苍白、四肢麻木、惊恐，敏感者可发生晕厥、短暂意识丧失，但通常很快恢复。恢复后可有肌肉疼痛、头痛、疲乏及神经兴奋症状。

2）重型：发生于电压高、电流强度大的触电。表现为持续的肌肉抽搐甚至休克、昏迷、心搏骤停，若不及时脱离电源进行抢救复苏，可致死亡。

（3）并发症和后遗症：可有局部组织坏死继发感染、短期精神失常、心律失常、肢体瘫痪、继发性出血或血供障碍、内脏破裂或穿孔、永久性失明或耳聋、高钾血症、酸中毒、急性肾衰竭等。孕妇遭电击后常流产或死胎。

**2. 心理-社会状况**    部分患者于电击伤后出现恐惧、失眠等。

## （三）实验室及其他检查

**1. 心电图**    可有心动过速或过缓、期前收缩、房颤、室颤，心脏停搏，ST 段和 T 波改变等。

**2. 尿常规检查**    尿中可见血红蛋白或肌红蛋白。

**3. 生化检查**    电损伤后 2～6 小时，血清肌酸磷酸激酶（CPK）、肌酸磷酸激酶同工酶（CK-MB）、谷草转氨酶（AST）、谷丙转氨酶（ALT）、乳酸脱氢酶（LDH）的活性升高，24～48 小时达高峰，以后逐渐下降至正常。

**4. X 线检查**    可了解电击伤后有无骨折、内脏损伤。

# 三、救治与护理

救护原则为迅速使患者脱离电源，立即进行现场救护，对重症患者，在现场救护后立即转送至医院治疗。

### （一）救治

**1. 迅速脱离电源**

（1）关闭电闸：若电闸就在附近，立即关闭电闸是最简单、安全有效的方法。

（2）挑开电线：对于高处垂落电源线触电，可用干燥木棍等绝缘物挑开电线。并注意将挑开的电源线处理妥当，以免再触及他人。

（3）斩断电线：在野外或远离电闸的地方碰到断落的电线发生触电，不便将电线挑开时，可用绝缘钳子或带绝缘把的干燥刀、锄头等在 20m 以外斩断电线，中断电流，并妥善处理好电线断端。

（4）拉开触电者：如触电者躺卧在电线或漏电电器上，上述方法不易使用时，可用木棒等将触电者推离触电处；还可用干燥绝缘的绳索套在触电者身上，将其拖离电源。

在整个抢救过程中，抢救者必须注意自身安全，未断离电源前绝不能用手直接牵拉患者；注意避免给触电者造成其他伤害，如在高处触电，采取适当的安全措施，防止脱离电源后从高处坠下骨折或死亡。

**2. 心肺复苏**　对呼吸、心跳停止者，立即实施心肺复苏。有条件者可给氧、输液，必要时行气管插管或气管切开。

**3. 创面处理**　保持创面清洁，预防感染；局部包扎止血、骨折固定。

### （二）主要护理问题

**1. 皮肤完整性受损**　与电击伤引起的皮肤灼伤有关。

**2. 意识障碍**　与电击伤引起的神经系统病变有关。

**3. 潜在并发症**　心律失常。与电流流经心脏，引起心电紊乱有关。

### （三）护理措施

**1. 一般护理**

（1）患者取仰卧位，如已昏迷，则应仰卧、头偏向一侧，并定时吸痰，清除气管内的分泌物，保持呼吸道通畅。

（2）重症触电患者给予鼻导管吸氧，心肺复苏有效者给予高流量氧气吸入，必要时可进行人工机械通气支持呼吸。

（3）迅速建立静脉通道，保持输液通畅。

（4）昏迷患者要定时翻身、按摩，做好皮肤护理，预防压疮；每天口腔护理 2 次，预防口炎。

（5）饮食以半流质为主，加强营养，保证生理需要。并注意给患者补充足量的水果及含纤维多的食物，保持大便通畅。

**2. 配合治疗**

（1）对心搏骤停者应继续行心肺复苏，尽快建立人工气道和人工呼吸，已发生室颤者可先用盐酸肾上腺素静脉注射，使细颤改为粗颤，再用电除颤，有利于恢复窦性节律。必要时应给与营养心肌和抗心律失常药物进行治疗。

（2）对有较大烧伤创面的患者，应注意彻底清除坏死组织，消毒后以无菌敷料包扎，保护创面。可给予 7～10 天的大剂量青霉素治疗，预防和控制电击伤损害深部组织后造成的厌氧菌感染；破伤风抗毒素皮试阴性者可肌内注射 1500U 预防破伤风。

（3）经心肺复苏者和昏迷时间较长的患者，可采用降温的方法降低脑代谢，应用脱水剂、利尿剂及糖皮质激素减轻脑水肿，用三磷酸腺苷（ATP）、辅酶 A、细胞色素 C 等促进脑细胞的代谢，维持脑细胞的功能。

（4）注意触电者有无合并伤存在，如颅脑损伤、气胸、内脏破裂、骨折等，应配合医师进行救护。

**3. 病情观察**

（1）生命体征及神志监护：监测患者的体温、脉搏、呼吸、血压及意识情况，发现病情变化及时报告医师。

（2）循环功能监护：触电时常引起心肌损害和心律失常，应进行心电监护，包括对心率、心律及血氧饱和度等监测。

（3）肾功能监护：严密观察尿的颜色、量及密度的变化，准确记录尿量，维持适当血压和良好的血液灌注，并注意碱化尿液，保证有足够的尿量（>50ml/h），减少肾脏的损害。

（4）严密观察创面及患肢：观察电击创面的色泽及有无异常分泌物流出，监测患肢是否水肿，肢体末梢循环、皮肤颜色有无异常，如肢体肿胀严重，应尽早进行深筋膜切开，降低张力，以改善肢体远端血液循环。必要时行截肢手术。

**4. 心理护理**　针对患者的具体情况，护士要给予患者精心的心理护理，培养患者的自理能力，使受到严重损伤机体得以重新康复。

**（四）健康指导**

1. 专业从业人员应在带电作业前做好充分的防护措施。

2. 使用电器设备前应仔细阅读说明书，掌握正确的操作方法，加强安全用电知识教育，定期检查维修电器设备，遵守用电规定。

3. 不私自乱接电线；不在通电的电线上晒衣服；在户外发现落地或浸入水中的电线，不要用手去捡拾，应立即告知供电部门；不用湿物品去接触带电物品及电源开关、插口等，不用手去接触没有脱离电源的人。

4. 高大建筑应有避雷装置；雷雨天在室外时，要及时躲避，不要在空旷的野外停留；如无处躲避，应尽量寻找低洼处藏身，或者立即下蹲，降低身体的高度；远离孤立的大树、高塔、电线杆等。

（卜秀梅）

---

**案例分析**

**案例 7-1 分析：**

1. 该患者目前处于中暑状态，属于重症中暑中的热痉挛。

2. 现场处理　①立即搬离高温环境，将患者安置在通风、阴凉处，平卧，解开或脱去外衣；②给患者饮用含盐的冰水或饮料。

**案例 7-2 分析：**

1. 该患者不慎淹溺。

2. 现场处理　①立即将口、鼻中的泥沙、杂草等清除，松开领口、腰带，保持呼吸道通畅；②迅速进行倒水处理，倒出呼吸道和胃内的积水；③进行心肺复苏；④脱去湿冷的衣服，用干衣物包裹患者的身体予以保暖。

**案例 7-3 分析：**

1. 该患者不慎触电。

2. 现场处理　①立即关闭电源；②进行心肺复苏。

# 要 点 总 结 与 考 点 提 示

1. 重症中暑的临床表现及中暑患者的护理要点。
2. 淹溺患者的现场救护措施及护理要点。
3. 淡水淹溺和海水淹溺的区别。
4. 触电患者的紧急现场救护措施及护理要点。

# 复 习 思 考 题

【A₁型题】

1. 下列不属于重症中暑类型的是（　　）。
   - A. 黄热病
   - B. 日射病
   - C. 热射病
   - D. 热痉挛
   - E. 热衰竭

2. 中暑高热首选的治疗措施是（　　）。
   - A. 吸氧
   - B. 降温
   - C. 抗休克
   - D. 纠正水电解质紊乱
   - E. 补充液体

3. 中暑时最容易发生痛性痉挛的肌肉是（　　）。
   - A. 腹直肌
   - B. 腓肠肌
   - C. 胸大肌
   - D. 肠平滑肌
   - E. 三角肌

4. 重症中暑常用的降温药物是（　　）。
   - A. 柴胡
   - B. 安乃静
   - C. 氯丙嗪
   - D. 阿司匹林
   - E. 安定

5. 抢救重症中暑患者，在物理降温或药物降温过程中，一般每隔多长时间测量一次体温（　　）。
   - A. 5～15分钟
   - B. 15～30分钟
   - C. 30～45分钟
   - D. 45～60分钟
   - E. 1～2小时

6. 热射病三联症是指（　　）。
   - A. 高热、无汗、意识障碍
   - B. 高热、烦躁、嗜睡
   - C. 灼热、心悸、无汗
   - D. 高热、疲乏、眩晕
   - E. 高热、多汗、心动过速

7. 抢救淹溺后肺水肿的患者，可在湿化瓶内加入的乙醇浓度是（　　）。
   - A. 10%～20%
   - B. 20%～30%
   - C. 30%～40%
   - D. 40%～50%
   - E. 50%～60%

8. 淹溺的病理生理变化，下列错误的是（　　）。
   - A. 淡水淹溺可致低钠、低氯和低蛋白血症
   - B. 淡水淹溺可致低钾血症
   - C. 海水淹溺可致高镁、高钙血症
   - D. 海水淹溺可致血液浓缩、血容量降低
   - E. 海水淹溺可致低蛋白血症、高钠血症

9. 急性溺水患者首先应（　　）。
   - A. 胸外心脏按压
   - B. 倒水处理
   - C. 口对口人工呼吸
   - D. 保持呼吸道通畅
   - E. 给予强心利尿剂

10. 为溺水患者进行倒水处理时，应选择的体位是（　　）。
    - A. 平卧位
    - B. 头低脚高位
    - C. 头高脚低位
    - D. 侧卧位
    - E. 俯卧位

11. 溺水所致的呼吸心搏骤停者，其紧急处理措施是（　　）。
    - A. 立即倒水
    - B. 呼吸兴奋剂的应用
    - C. 心内注射肾上腺素
    - D. 人工呼吸和胸外心脏按压
    - E. 皮质激素的应用

12. 关于电流种类与电损伤程度的关系，下列说法错误的是（　　）。
    - A. 500V以下，交流电与直流电危险性相近
    - B. 低压交流电频度越低，损伤越重
    - C. 50～60Hz的交流电可造成室颤
    - D. 低压交流电频率越高，损伤越重
    - E. 电压越高，损伤越重

13. 身体各部位组织单独对电流的阻力由小到大排列顺序是（　　）。
    - A. 血管肌肉皮肤脂肪神经肌腱骨骼

B. 神经肌肉皮肤脂肪血管肌腱骨骼

C. 神经脂肪血管肌肉皮肤肌腱骨骼

D. 血管神经肌肉皮肤脂肪肌腱骨骼

E. 骨骼肌腱皮肤肌肉血管神经脂肪

【$A_2$ 型题】

14. 患者，38 岁，在烈日下进行体力活动 2 小时，大量出汗，口渴，并出现胸闷、心悸、呕吐等症状，腋温 38℃，脉搏 105 次 / 分，血压 12.0/6.7kPa（90/50mmHg）。此时最佳的抢救措施是（　　）。

A. 转移至通风、阴凉处

B. 口服大量清凉饮料

C. 冰水浸浴

D. 5% 葡萄糖盐水 500ml 快速滴入

E. 冬眠治疗

15. 患者，男性，48 岁。炎热夏天，在外高空作业 3 小时，出现头痛、头晕、口渴、皮肤苍白、出冷汗，体温 37.2℃，脉搏 110 次 / 分，血压 90/50mmHg。该患最可能的诊断是（　　）。

A. 热衰竭　　　　B. 轻度中暑

C. 热痉挛　　　　D. 日射病

E. 热射病

16. 患者，男性，38 岁。炎热夏天，在外连续工作数小时，出现大汗、口渴、头晕、胸闷、乏力，体温基本正常。考虑为（　　）。

A. 热衰竭　　　　B. 热痉挛

C. 先兆中暑　　　D. 热射病

E. 日射病

17. 患者，女性，45 岁。炎热夏天，天气闷热，在外连续工作 5 小时。由于大量出汗致失水、失钠等，引起周围循环灌注不足。该患属于（　　）。

A. 热痉挛　　　　B. 日射病

C. 热衰竭　　　　D. 热辐射

E. 热射病

18. 患者，男性，45 岁。特殊工种，炎热夏天在高温下作业数日，近日出现全身乏力、多汗，继而体温升高，有时可达 40℃ 以上，并出现皮肤干热、无汗、谵妄和抽搐，脉搏加快、血压下降、呼吸浅速等表现。立即采取降温措施，应暂停降温的肛温是（　　）。

A. 36℃　　　　　B. 36.5℃

C. 37℃　　　　　D. 37.5℃

E. 38℃

19. 患儿，6 岁，在公园玩耍时不慎落入湖中，被人急忙托上岸，面色青紫，急救的首要步骤是（　　）。

A. 加压给氧

B. 用简易呼吸器给予人工呼吸

C. 清除呼吸道异物和分泌物

D. 肌内注射呼吸兴奋剂

E. 口对口人工呼吸

20. 一位工人劳动中不慎触碰到建筑间的高压电线后倒下，心跳、呼吸停止，立即采取的措施为（　　）。

A. 立即使伤者脱离高压电区

B. 立即心肺复苏

C. 立即拨打急救专线电话

D. 去叫人一同抢救

E. 立即进行护理体检

【$A_3$ 型题】

（21～24 共用题干）

患者，男性，56 岁，建筑工人。在高温闷热的夏天室外工作，近日出现全身乏力、继而体温升高，有时可达 40℃ 以上，并出现皮肤干热、无汗、抽搐，脉搏加快、血压下降，呼吸浅速等表现，急诊入院。

21. 该患目前诊断考虑为（　　）。

A. 先兆中暑　　　　B. 轻度中暑

C. 热衰竭　　　　　D. 热痉挛

E. 热射病

22. 患者病室应保持室温在（　　）。

A. 18～20℃　　　　B. 20～22℃

C. 22～24℃　　　　D. 20～25℃

E. 18～22℃

23. 该患首要治疗措施是（　　）。

A. 降温　　　　　　B. 吸氧

C. 抗休克　　　　　D. 治疗脑水肿

E. 纠正水电解质紊乱

24. 此时最适宜的降温措施是（　　）。

A. 冰帽

B. 冬眠合剂

C. 冰盐水灌肠

D. 静脉滴注 4℃ 等渗盐水

E. 动脉快速推注 4℃ 5% 葡萄糖盐水

**【全国职业院校技能大赛模拟试题】**

病历摘要：患者，男性，31 岁，搬家公司搬运工。以 "小腿部肌肉痉挛性疼痛 1 小时，四肢抽搐、昏睡 20 分钟" 来诊。患者 3 小时前为客户搬家，连续搬运 1 个小时（室外气温 34℃，无风），大量出汗，休息时突然感到双侧小腿部肌肉痉挛性疼痛，持续约 3 分钟缓解，患者未予重视，休息 10 分钟继续搬运。约 30 分钟后，出现头痛、耳鸣、恶心、呕吐等症状，立即平卧休息，症状未见好转。20 分钟后，患者突然昏睡，唤之能醒，四肢抽搐，被工友送急诊。患者既往身体健康。查体：T40℃，P90 次 / 分，R30 次 / 分，BP 135/95mmHg。血液化验：肌酐 183μmol/L、钾 6.0 mmol/L、钠 124mmol/L。

**问题一：** 请按轻重缓急列出该患者的主要护理问题。（至少 4 个，5 分）

**问题二：** 针对该患者的首优护理问题，列出主要护理措施。（至少 4 项，5 分）

# 第8章 常见急危重症的护理

**案例 8-1**

患者，男性，81 岁，突发性呛咳 2 分钟后倒地昏迷不醒。既往老年慢性支气管炎 32 年、高血压 35 年；目击者拨打"120"报警后发现患者面色苍白、脉搏细速、呼吸微弱，嘴角有痰丝。

讨论分析：

1. 该伤者目前处于什么状况？

2. 该患者现场最可能出现什么状况？

3. 目击者如何进行现场急救？

各种急危重症在院前、急诊科及 ICU 的救治过程中，需要护士运用护理程序，正确、迅速、及时评估患者，对急危重症症状和体征尽快做出正确的判断，确定患者现存的和潜在的高危问题，立即采取相应的救护措施，以减轻患者的痛苦，抢救患者的生命，降低患者的死亡率。临床上常见的急危重症有窒息、抽搐、晕厥及出血。

## 第 1 节 窒息患者的护理

窒息（asphyxia）是指人体的呼吸过程由于某种原因受阻或异常，所产生的全身各器官组织缺氧，二氧化碳潴留而引起的组织细胞代谢障碍、功能紊乱和形态结构损伤的病理状态。窒息是危重症最重要的死亡原因之一。当人体内严重缺氧时，器官和组织会因为缺氧而广泛损伤、坏死，尤其是大脑。气道完全阻塞导致呼吸停止 1 分钟，心跳就会停止。但抢救及时，解除气道阻塞，呼吸恢复，心跳也随之恢复。

## 一、健 康 史

造成窒息的因素很多，和机体自身状况及所处的环境有密切关系。大多数窒息发作突然，往往给抢救带来很大的困难。综合窒息的发病因素，有以下几种。

**1. 机械性窒息** 因机械作用引起呼吸障碍，如缢、绞、扼颈项部、用物堵塞呼吸孔道、压迫胸腹部以及患急性喉头水肿或食物吸入气管等造成的窒息。

**2. 中毒性窒息** 如一氧化碳中毒，大量的一氧化碳由呼吸道吸入肺，进入血液，与血红蛋白结合成碳氧血红蛋白，阻碍了氧与血红蛋白的结合与解离，导致组织缺氧造成的窒息。

**3. 病理性窒息** 如溺水和肺炎等引起的呼吸面积的丧失；脑循环障碍引起的中枢性呼吸停止；新生儿窒息及空气中缺氧引起窒息（如关进箱、柜内，空气中的氧逐渐减少等）。其症状主要表现为二氧化碳或其他酸性代谢产物蓄积引起的刺激症状和缺氧引起的中枢神经麻痹症状交织在一起。

# 二、身心状况

## （一）症状和体征

**1. 症状**　机械性窒息患者往往一开始就表现为极度呼吸困难，口唇、颜面青紫，心跳加快而微弱，处于昏迷或者半昏迷状态，发绀明显，呼吸逐渐变慢而微弱，继而不规则，呼吸停止，心跳随之减慢而停止，瞳孔散大，对光反射消失。中毒性窒息则以急性中毒症状表现为主。病理性窒息由于肺组织病变，表现为吸气和呼气时均感费力，呼吸频率增快、呼吸幅度变浅。

**2. 体征**　上呼吸道窒息引起吸入性呼吸困难出现"三凹征"（胸骨上窝、锁骨上窝、肋间隙），常伴有干咳及高调的吸气性哮鸣音，如急性喉炎、喉水肿、喉痉挛、气管异物等；下呼吸道引起的窒息引起呼气性呼吸困难，其特点是呼气费力、缓慢而时间延长，常伴有哮鸣音。

## （二）实验室及特殊检查

**1. 实验室检查**　血、尿常规检查，选择性进行血糖、血气分析、尿素氮、肌酐、血液碳氧血红蛋白测定、尿酮体等检查，有助于呼吸系统、血液系统及泌尿系统疾病诊断。

**2. 特殊检查**　机械性窒息可行胸部 X 线、心电图、超声心动图、心血管造影等检查；中毒性窒息可选择脑电图检查；病理性窒息可选择性进行头颅 CT 或 MRI 检查。

# 三、护理措施

## （一）窒息的现场急救

**1. 立即清除呼吸道阻塞**　因噎食吸入食物或胃内容物所致窒息，必须尽快设法使呼吸道恢复通畅，使患者尽早脱离缺氧状态，这是提高抢救成功率的关键环节，可采取如下措施。

（1）掏取：咽喉部被面团堵塞，迅速撑开口腔以手指掏出。

（2）冲击：患者呈仰卧位，以双手在剑突下向上用力加压。若为坐位或立位，抢救者在患者身后用双手或其他硬物顶于剑突下，向上猛然冲击。这种方法是利用胸腔里的气流压力，把堵在咽喉气管的食团冲出来。

（3）引流：立即把患者置于头低 45°～90° 体位使吸入的食物或胃内容物顺体位流出。

（4）拍背：做体位引流时，轻拍双侧肩胛间，自下向上促使气管内异物排出。

（5）抽吸：用粗导管插入咽喉部吸引气管内吸入物，同时刺激咽喉部引出咳嗽反射，有利于异物清除。

**2. 环甲膜穿刺**　若患者呼吸突然停止，进行环甲膜穿刺是建立紧急人工气道的最快捷、有效的通气措施。

**3. 气管插管或切开**　必要时行气管插管或气管切开进行吸引可使呼吸道的堵塞物得到迅速彻底的清除，建立起通畅有效的呼吸道。

**4. 给氧**　抢救时应高流量给氧，直到缺氧状态缓解，然后持续低流量吸氧。

**5. 呼吸兴奋剂应用**　患者呼吸功能恢复但呼吸减慢减弱时可应用呼吸兴奋剂。

## （二）观察护理

对已行气管切开或气管插管的患者应注意做好手术后护理，保持室内一定温湿度，防止伤口感染、套管堵塞脱落，应密切观察呼吸和脉搏，预防各自意外情况以及并发症的发生。

## （三）健康教育

**1. 选择合适的食物**　老年患者尤其是容易发生呛咳和吞咽困难者，食物以半流质为宜，如粥、蛋羹、菜泥、面糊、烂面等。避免容易引起呛咳的汤、水等流质及容易引起吞咽困难的干食，避免进食黏性较大的年糕等食物，水分的摄入应尽量混在半流汁的食物中给予，以减少误吸的可能。另外，应注意食物的口味及温度，以增进食欲刺激吞咽反射。

**2. 采取科学的进食体位**　患者进食时应采用舒适的体位，一般取坐位或半卧位，卧床患者可抬高床头30°～40°，以利于吞咽，减少误吸机会。

**3. 早期给予鼻饲饮食**　对于严重呼吸困难及容易呛咳、昏迷的患者应及早给予胃管鼻饲，避免误吸发生，病情好转后逐渐改为经口进食，但要循序渐进，不能操之过急。

# 第2节　抽搐患者的护理

抽搐（tic）是指全身或局部骨骼肌群不自主的强直性与阵挛性收缩，常导致关节的运动或强直，伴有或不伴有意识障碍。抽搐与惊厥不同，惊厥常伴有意识障碍。

## 一、健　康　史

抽搐按发作形式分有：发作性（有间发性和频发性）、持续性（长时间发作，它会使代谢增加，导致消瘦是比较严重的抽搐）、偶发性（比较常见）。

### （一）颅脑疾病

**1. 癫痫**　原发性癫痫、症状性癫痫。

**2. 颅内感染**　脑炎、脑膜炎、脑脓肿、脑结核病等。

**3. 颅脑外伤**　脑挫裂伤、硬膜外血肿、新生儿产伤等。

**4. 颅内肿瘤**　原发性肿瘤、脑转移瘤等。

**5. 脑血管疾病**　脑出血、蛛网膜下隙出血、脑血栓、脑栓塞、高血压脑病等。

**6. 脑寄生虫病**　脑囊虫病、脑孢虫病、脑型疟疾。

**7. 先天性疾病和发育异常**　先天性畸形（脑水肿）、脑性偏瘫、结节性硬化等。

### （二）全身性疾病

**1. 全身性感染**　大叶性肺炎、败血症、中毒性菌痢、狂犬病、破伤风等。

**2. 中毒性疾病**　一氧化碳中毒、乙醇、砷、汞、氯丙嗪、阿托品等药物中毒。

**3. 代谢性疾病**　低血糖症、低血钙症、尿毒症、肝性脑病、肺性脑病等。

**4. 循环系统疾病**　高血压脑病、冠状动脉栓塞等。

## 二、身　心　状　况

### （一）症状和体征

**1. 症状**　感染性因素引发的抽搐患者往往出现寒颤、高热，全身中毒症状，以及特异性感染症状如角弓反张等。颅脑疾病引发的抽搐伴随脑膜刺激征及头痛、呕吐、瞳孔扩大等。循环系统疾病引发抽搐者多伴有血压升高，颜面潮红。

**2. 体征**

（1）全身强直性阵挛性抽搐：多见于癫痫大发作、高热惊厥，主要表现为四肢及面部肌肉间歇性阵发性抽搐，常伴有意识障碍，两眼上翻或斜视，口吐白沫。

（2）强直性抽搐：见于破伤风、脑炎、脑膜炎后遗症等，表现为阵发性全身肌张力增高，上肢屈曲，角弓反张，但神志清醒。

（3）局限性抽搐：见于癫痫小发作、低钙性手足搐搦症、颅内占位性病变等。表现为某一部位或肢体局限性抽搐。

**（二）实验室及特殊检查**

**1. 血液检查**　根据病史进行血细胞计数及分类检查（肝、肾功能、电解质等），有助于判断感染性疾病。血液生化检查和动脉血气分析有助于疾病治疗效果的监测。

**2. 脑脊液检查**　细胞计数、分类及压力测定对诊断神经系统病变的性质及原因可提供较大的参考价值。

**3. 脑电图检查**　有助于颅内占位性病变及癫痫的诊断。

**4. 特殊检查**　头颅 CT 和 MRI、脑血管造影、脑血流图可诊断颅内占位性病变和脑血管疾病。

**5. 其他检查**　血液、尿液、呕吐物的测定有助于中毒性疾病的诊断。

# 三、护 理 措 施

**（一）抽搐发作时的现场救护**

**1. 体位**　立即置患者平卧位，解开衣领和腰带，头偏向一侧以防吸入呕吐物引起窒息。

**2. 保持呼吸道通畅**　持续性强直性抽搐患者，要预防脑水肿，保持呼吸道通畅，防止肺部感染，纠正水、电解质平衡。呼吸困难、发绀患者，要及时给予吸氧。

**3. 解痉镇静**　迅速采取措施以控制抽搐的发作。常用安定 10mg 静脉注射、苯巴比妥钠 0.1～0.2g 肌内注射或水合氯醛灌肠。

**4. 适宜环境**　保持环境安静、温湿度适宜、避免外界刺激。

**5. 专人护理，防止受伤**　使用带护栏的病床，防止患者坠床。必要时放压舌板、开口器于上下磨牙之间，以免咬伤舌及颊部。取下活动义齿。适当约束抽搐肢体，以防外伤，各项护理操作应相对集中，动作轻柔，以免诱发抽搐。

**6. 严密观察并记录**　抽搐发作的次数、持续时间、症状及体征，以及应用解痉镇静药物的效果。

**7. 对因处理**　高热采取降温措施，中毒给予解毒。

**（二）一般护理**

**1. 休息**　协助患者充分的休息，使其恢复体力。安慰患者，消除紧张情绪。

**2. 做好基础护理**　对于高热、呕吐、大小便失禁者，应及时清洗皮肤，保持皮肤清洁、干燥，及时更换衣服、床单。注意保暖，避免受凉。对于意识不清、生活不能自理的患者，做好皮肤、口腔护理、协助叩背，防止压疮、口腔溃疡以及肺炎的发生。

**（三）心理护理**

安慰鼓励患者，给以精神和心理上的支持，缓解紧张情绪，树立战胜疾病的信心。

**（四）健康指导**

1. 婴幼儿和儿童，应预防高热。

2. 癫痫患者，避免从事高空、水上作业及驾驶工作。遵医嘱按时服药，生活规律、忌酒、忌暴饮暴食。

3. 癔病患者，要注意保持良好的人际关系，避免精神刺激。

4. 指导患者要坚持治疗，预防抽搐发生。

# 第 3 节　晕厥患者的护理

晕厥（syncope）是脑血流暂时减少或血中化学物质变化所致的意识紊乱和短暂的意识丧失。一般情况下，多数患者在病情发作后，随着机体血液循环功能的改善，脑部血液供应增加，仅数秒或数分钟其症状会自然消失。晕厥发生的危险不是引起晕厥的病变，而是在晕厥发生刹那间摔倒后所致的骨折或外伤。如运动时的特殊环境如空中、水下和高原，以及运动时速度、力量和方位的迅速变化，突发的意识丧失均会导致严重的后果，如头颅外伤、溺水和窒息等。这些后果远远超过晕厥本身的危害。晕厥与昏迷不同之处在于昏迷的意识丧失时间较长，恢复较难。

# 一、健　康　史

## （一）心源性晕厥

心源性晕厥是由于心脏疾病引起的心排血量减少或排血暂停，导致脑部缺血而发生的晕厥。中老年人往往都患有程度不同的高血压或冠心病，倘若过度劳累或兴奋，或在进行较剧烈的体力活动后，由于心肌缺氧可诱发冠状动脉供血不足，导致脑部暂时缺血而发生晕厥。特别是在心绞痛、心肌梗死发作时，更容易引起晕厥。

## （二）脑源性晕厥

人脑重量占体重的2%，脑血流供给占心脏排出量的1/6，脑耗氧量占全身耗氧量的20%，维持意识所需的脑血流的临界值为每分钟30ml/100g，当脑血流量骤减至临界值以下就可以发生晕厥。患有高血压、脑动脉硬化、肾炎、妊娠中毒症等疾病时，如血压突然升高，脑血管强烈收缩、痉挛或脑水肿，可导致脑缺氧而发生晕厥。此时，患者常伴有抽搐，甚至出现暂时的肢体麻木或瘫痪，称为"高血压脑病"。患有脑动脉硬化症的老年人，如果出现椎－基底动脉供血不足或者血栓形成，常常会因为头部位置的转动而发生晕厥。

## （三）反射性晕厥

反射性晕厥常见于体质较差的青年女性。情绪紧张、气候闷热、局部疼痛、疲劳、恐惧、饥饿等均可诱发。因为这些诱因能反射性地引起患者全身小血管的广泛扩张，使回流到心脏的血液减少，心脏的血液输出量也相应减少，从而引起脑部缺血、缺氧而发生晕厥。

# 二、身　心　状　况

## （一）症状和体征

1. 晕厥发生于坐位或直立位，且有明显诱因者，考虑血管抑制性晕厥（单纯性晕厥）或直立性低血压。前者多由于情绪紧张、恐惧、疼痛、疲劳等引起，晕厥前常有短时的前驱症状；后者多发生持久站立或久蹲后突然起立，某些体质虚弱或服用冬眠灵、降压药后，多无前驱症状。

2. 突然转头或衣领过紧诱发晕厥，伴有抽搐、心率减慢、血压轻度下降者，考虑颈动脉窦综合征。

3. 剧烈咳嗽之后或睡中醒来排尿时发生晕厥，考虑咳嗽或排尿性晕厥。

4. 晕厥发生于用力时，考虑重症贫血，主动脉瓣狭窄或原发性肺动脉高压症。

5. 晕厥伴有心律失常、发绀、苍白、心绞痛者，考虑心源性晕厥。如急性心源性脑缺血综合征、完全性房室传导阻滞、阵发性心动过速、心房纤颤、心室纤颤、心搏骤停、心肌梗死等。若反复发生晕厥或癫痫样抽搐，并有二尖瓣狭窄征象者，应考虑左心房黏液瘤或左心房巨大血栓形成，其晕厥常发生于体位改变时。

6. 晕厥伴有肢体麻木、偏瘫、偏盲、语言障碍等症状，考虑一过性脑缺血发作。

7. 晕厥有失眠、多梦、健忘、头痛病史，考虑神经衰弱、慢性铅中毒性脑病。昏迷时伴有脑膜刺激症状，常见于蛛网膜下腔出血、脑膜炎和乙型脑炎等。

### （二）实验室及特殊检查

**1. 常规检查** 血、便、尿常规及血糖、电解质、血氨、血清酶、血气分析、肝肾功能等实验室检查。

**2. 特殊检查** 对疑有颅脑病变者可根据需要选择 CT、磁共振、脑电图、X 线、脑血管造影等检查。其他根据病情的需要选择心电图、B 超、X 线摄片检查等。

## 三、护 理 措 施

### （一）晕厥患者的现场救护

**1. 一般处理** 将晕厥者置于仰卧位或下肢抬高位，以增加脑血流量。松解紧身衣服，头转向一侧，以免舌后坠堵塞气道。面部及颈部冷湿敷，如体温低加盖毛毯。必要时针刺人中或给患者嗅有刺激性的氨味。

**2. 心源性晕厥** 立即吸氧。心电图示房室传导阻滞时皮下注射阿托品；室性心动过速者静脉注射利多卡因；急性左心衰竭的处理方法为强心、利尿等；急性心肌梗死者给予止痛、镇静、抗心律失常、抗休克或抗心衰处理。心源性晕厥经现场急救后再安全转运。

**3. 脑源性晕厥** 现场抢救原则为：吸氧、保持呼吸道通畅、降低血压和降低颅内压。可静脉注射葡萄糖，血压过高者肌内注射利血平或硫酸镁（深部肌内注射），合并抽搐时肌内注射苯巴比妥钠 0.1～0.2g。

**4.** 对于低血糖引发的晕厥应立即静脉注射葡萄糖；而对于中暑引发的晕厥应立即转移至阴凉通风处迅速降温，用冰水、冷水或乙醇擦浴使皮肤发红，头部及大血管分布区放置冰袋，有条件静脉点滴 5% 葡萄糖生理盐水。

### （二）密切观察病情变化

根据患者病情严重程度，定时观察意识、瞳孔、体温、脉搏、呼吸、血压的变化。并及时准确记录，如发现有中枢神经系统继发性病变，必须及时报告医生，迅速进行救治。

### （三）对症处理

1. 严重晕厥造成昏迷者，降低颅内压，消除脑水肿，应用 20% 甘露醇 250ml 快速静脉滴注每日 4～6 次。

**2. 采用低温冬眠，降低脑耗氧量** 低温冬眠疗法不仅可降低脑耗氧量及代谢率而且可提高脑对缺氧的耐受性。常用的药物有氯丙嗪 50mg、哌替啶 100mg、冬眠灵 50mg，分次肌内注射或静脉滴注。

**3. 促进脑功能恢复** 给予胞二磷酸胆碱、维生素 C 及脑活素等促进脑细胞功能恢复的药物。

### （四）维持水、电解质及酸碱平衡

定期进行电解质及血气分析的监测，及时补充钾、钠、氯等电解质，防止水、电解质及酸碱失衡。

### （五）健康指导

1. 建议患者做全面检查以明确原因，避免再发生晕厥。

2. 洗澡或运动时要及时补充糖、盐和水分。

## 第 4 节 出血患者的护理

成人的血容量约占自身体重的 8% 左右，当在短时间内急剧丧失大量的血液，机体难以耐受，而出现失血性休克。出血是大多数疾病和外伤的共同表现，也是导致组织灌注不足，微循环不良甚至死亡的主要原因。在一般情况下，判断是否出血并不困难。病史和体征都能反映出血管内容量不足和肾上腺能的代偿性反应。

# 一、健康史

在医学上，血液自心、血管管腔流失，称为出血（hemorrhage），流出的血液进入体腔或组织内者，称为内出血，血液流出体外称为外出血。

## （一）内出血

可发生于体内任何部位，血液积聚于体腔内者称体腔积血，如腹腔积血、心包积血；体腔内可见血液或凝血块。发生于组织内的出血，量大时形成血肿（hematoma），如脑血肿、皮下血肿等；量少时须通过显微镜才能察觉，借助潜血实验在高倍镜下可见多少不等的红细胞或含铁血黄素、橙色血晶（hematoidin）的存在。皮肤、黏膜、浆膜的少量出血在局部形成瘀点（petechia），较大的出血灶形成瘀斑（echymosis）。

## （二）外出血

鼻黏膜出血排出体外称为鼻出血（epistaxis）；肺结核空洞或支气管扩张出血经口排出到体外称为咯血；消化性溃疡或食管静脉曲张出血经口排出到体外称呕血；结肠、胃出血经肛门排出称便血；泌尿道出血经尿道排出称尿血；微小的出血进入皮肤、黏膜、浆膜形成较小的出血称瘀点；而稍大的出血称紫癜；直径超过1~2cm的皮下出血称瘀斑。这些局部出血灶的红细胞被降解，由巨噬细胞吞噬血红蛋白呈现蓝色，然后被酶解转变为胆红素呈蓝绿色，最后变成棕黄色的含铁血黄素，成为出血灶的特征性颜色改变。广泛性出血的患者，由于大量的红细胞崩解，胆红素释出，有时发展为黄疸。

**1. 局部因素**　鼻腔和鼻窦的炎症、鼻中隔偏曲、外伤、肿瘤以及不良的挖鼻习惯等。其中鼻咽部肿瘤早期多表现为涕中带血或者少量出血，容易被忽视。

**2. 全身因素**　各种发热性传染病、内分泌失调、高血压、心脏病、营养障碍、血液病肝肾慢性疾病及化学药物中毒等。

# 二、身心状况

## （一）症状和体征

当人体短时间丧失血容量约800ml时，机体出现失代偿，进入休克前期，即心率加快、呼吸加快、面色苍白、血压开始上下波动、尿量减少等。如果出血得不到制止，出血量进一步增加，则进入休克状态，血压直线下降，少尿甚至无尿、肢端湿冷、全身散发性出血点等。如果是内出血，则较为隐匿，往往一开始表现为血压的波动，心率和呼吸加快，体腔出现积液等。

## （二）实验室及特殊检查

**1. 血液检查**　根据病史进行血液常规检查，包括血细胞计数、红细胞比容、血红蛋白测定。

**2. 尿常规检查**　包括尿蛋白、尿酸碱度、尿沉渣检查等。

**3. 血流动力学检查**　包括血压、中心静脉压和肺小动脉压监测。

**4. 特殊检查**　对于内出血患者，可选择做内镜、B超或穿刺检查。

# 三、护理措施

## （一）出血患者的现场救护

**1. 外出血患者**　对于短时间大量失血的患者，应紧急止血。常用方法有指压止血法、加压包扎止血法及止血带止血法等（详见第 12 章第 5 节）。

**2. 休克患者**　给予休克体位，维持有效循环血量。快速扩容和使用血管活性剂，保护细胞和维持微循环平衡。

**3. 内出血患者**　保持呼吸道通畅；胸部内出血，取半坐位；腹腔内出血，下肢抬高。切忌给患者喂水或进食，以免掩盖病情。

### （二）病情观察

严密监测患者的生命体征，尤其监测血压和尿量的变化。同时监测重要器官功能变化，防止出现功能衰竭。对于内出血患者，监测血压变化，积极寻找出血点和病因。

### （三）对症处理

对于轻度内出血者可冷敷。用冷毛巾或冰袋（热水袋内装入冰水或冰块）敷在受伤的部位约 30 分钟，必要时用绷带固定冰袋，以免移动。抬高受伤肢体，减轻肿胀。对于严重出血造成失血性休克、器官功能障碍的患者，可采用支持脏器功能，防止出现器官功能衰竭。

### （四）预防感染

任何原因造成的出血，随着机体免疫力下降和屏障功能受损，患者极易发生感染。因休克而死亡的患者，感染是主要死因。所以，从预防性使用抗生素开始，抗感染要全程、规律、规范使用，有利于保护脏器功能。

### （五）健康指导

1. 对内出血患者，应尽可能明确病因，如果是解剖因素，应尽早手术解决，纠正畸形；如何是血液因素，应注意定期监测血常规，必要时可输血；对于其他脏器功能受损引起的内出血，应纠正原发病因。

2. 尽可能避免外伤，学会正确使用止血带帮助止血。

（袁荣华）

---

**案例分析**

**案例 8-1 分析：**

　　1. 该患者目前处于机械性窒息状态。

　　2. 该患者最现场最可能出现心跳、呼吸骤停。

　　3. 目击者的现场急救措施有　①打开口腔，清楚口腔内异物；②使患者仰卧位，猛烈冲击法清除呼吸道里痰液；③使头偏向一侧，将痰液引出；④如果患者出现心跳、呼吸骤停，立即实施 CPR。

---

# 要点总结与考点提示

1. 晕厥的概念。

2. 晕厥与昏迷的区别。

3. 如何判断内出血。

4. 出血的现场抢救。

5. 窒息患者的现场救护。

6. 抽搐患者的健康指导。

# 复习思考题

【A₁型题】

1. 最能直接反应患者内出血的是（　　）。

　　A. 血压下降　　　　　　B. 尿量不足

　　C. 心跳加快　　　　　　D. 心跳减慢

　　E. 呼吸加快

2. 破伤风引起的强直性抽搐最需预防的是（　　）。

　　A. 体液紊乱　　　　　　B. 昏迷

　　C. 意外损伤　　　　　　D. 窒息

　　E. 感染

3. 一个人的血容量占自身体重的是（　　）。

　　A. 2%～5%　　　　　　B. 5%～8%

　　C. 8%～10%　　　　　　D. 10%～20%

　　E. 20% 以上

【A₂型题】

4. 患者，女性，33岁，因突发交通意外致上臂骨折，现场予以包扎、固定。入院后查体 BP 86/60mmHg，P120 次 / 分，R 30 次 / 分。T38.4℃。对该患者进行评估时，流失血容量大概为（　　）。

　　A. 300～500ml　　　　　B. 500～800ml

　　C. 800～1000ml　　　　　D. 1200～1500ml

　　E. 1500ml 以上

【A₃型题】

（5～7 题共用题干）

患者，男性，50岁，感觉身后有人呼唤，突然回头后猝然倒地，"120" 救护车到达现场后发现患者面色苍白、四肢发凉。

5. 该患者属于（　　）。

　　A. 心源性晕厥　　　　　B. 脑源性晕厥

　　C. 反射性晕厥　　　　　D. 体位性晕厥

　　E. 低血压晕厥

6. 该患者可能的诱因是（　　）。

　　A. 椎动脉型颈椎病　　　B. 神经根型颈椎病

　　C. 变异型心绞痛　　　　D. 神经官能症

　　E. 高血压脑病

7. "120" 对该患者的现场急救最适宜的是（　　）。

　　A. 快速补液　　　　　　B. 安置半卧位

　　C. 观察生命体征　　　　D. 保护脑组织

　　E. 适当保暖

# 第 9 章 重症监护病房的护理工作

**案例 9-1**

患者，男性，56 岁，有心绞痛史一年。2 小时前饱餐后突感左前胸部压榨样剧痛，向左前臂放射，有恐惧、濒死感，舌下含服硝酸甘油无效而入院。查体：体温 37℃，脉搏 100 次 / 分，呼吸 20 次 / 分，血压 150/80mmHg（20/10.7kPa），意识清楚，表情痛苦，面色苍白，出冷汗，烦躁不安。心率 100 次 / 分，心音低钝。心电图 $V_1 \sim V_5$ 导联见宽而深的 Q 波、ST 段弓背向上抬高、T 波倒置，偶见室性期前收缩。

讨论分析：

1. 该患者初步诊断是什么？

2. 此患者应安置在什么病房更有利于抢救和观察，提高抢救成功率挽救患者的生命？为什么？

## 第 1 节　ICU 的基本概念

### 一、ICU 的定义

重症监护病房（intensive care unit，ICU），又称重症加强护理病房，是应用现代医学理论，利用先进的高科技现代化医疗设备，对危重患者和大手术后的患者进行集中监测、强化治疗的医疗单位，是一种挽救患者生命的特殊场所，是一种集现代化医疗护理技术为一体的医疗组织管理形式。它的最大特点是危重患者、有救治经验的医护人员、现代化监测和治疗仪器的集中。

### 二、ICU 的分类

ICU 模式主要根据医院的规模、条件及任务决定，目前大致分类如下。

#### （一）专科 ICU

专科 ICU 一般是临床二级科室所设立的 ICU，如心内科 ICU（cardiac care unit，CCU）、呼吸内科 ICU（respiratory care unit，RCU）等，是专门收治某个专科危重病员而设立的，多属于某个专业科室管理，对抢救本专业的急危重患者有较丰富的经验。但收治病种单一，不能接受其他专科危重患者是其不足之处。

#### （二）综合 ICU

综合 ICU 是一个独立的临床业务科室，收治医院各科室的危重患者，综合 ICU 抢救水平代表着医院的最高水平。规模较大的医院，除了设置综合 ICU 以外，还应设置专科 ICU。这种体制有利于学科建设，便于充分发挥设备的效益。

#### （三）部分综合 ICU

介于专科 ICU 与综合 ICU 之间，是由医院内较大的一级科室为基础组成的 ICU，如外科 ICU（surgical intensive care unit，SICU）、内科 ICU（medical intensive care unit，MICU）、

急诊ICU（emergency intensive care unit，EICU）等。

# 三、ICU 的收治对象

ICU的收治对象是经过集中强化治疗与护理，能度过危险期而有望恢复的各类危重患者。

## （一）ICU 收治对象

1. 急性、可逆、已危及生命的器官或者系统功能衰竭，经过严密监护和加强治疗短期内可能得到恢复的患者。

2. 存在各种高危因素，具有潜在生命危险，经过严密监护和有效治疗可能减少死亡风险的患者。

3. 在慢性器官或者系统功能不全的基础上，出现急性加重且危及生命，经过严密监护和治疗可能恢复到原来或接近原来状态的患者。

4. 其他适合在重症医学科进行监护和治疗的患者。

但并非所有的危重患者都是收治对象，对于目前医疗水平认为不可救治病例不应收入ICU。

## （二）禁入 ICU 患者

1. 脑死亡者。

2. 急性传染病患者。

3. 无急性症状的慢性病患者。

4. 恶性肿瘤晚期患者。

5. 老龄自然死亡过程中者。

6. 治疗无望或因某种原因放弃抢救者。

7. 精神病。

# 四、ICU 的人员组成

鉴于ICU接受的是各类危重患者，护理医疗工作量大，各种治疗手段多，故ICU医护人员的配备要明显高于其他科室。一般综合性ICU医生应来自麻醉科、内科、外科、急诊科，现趋向于设置专职ICU医生和护士。中华医学会重症医学分会在2009年《重症医学科建设与管理指南（试行）》规定，医生与床位的比例为（0.8～1）：1；护士与床位的比例一般要求（2.5～3）：1。某些发达国家已达（5～7）：1，在班护士与床位比应保证在（2～3）：1，这样才能保证ICU的正常运转，否则难以完成艰辛的抢救任务。护士长负责全面管理，主管护师、护师、护士形成梯队。护士应以专科以上毕业生、身体健康、心理素质好者为首选对象。注意以资历较深、经验丰富的技术骨干与年轻护士相结合，以适应紧张繁重的工作。另外，ICU还应配备一定数量的呼吸治疗师、感染管理师、心理治疗师及勤杂人员。

# 第2节　ICU 的设置与要求

## 一、ICU 病房及床单位

### （一）ICU 位置

综合ICU作为独立的监护单元，其位置应在医院的中心地带，与经常联系的科室相邻，如化验室、血库等，以方便患者的转运与救治。专科ICU一般设在专科病房之间，便于ICU的管理与医护人员的调配。

### (二)ICU 床位设置

一般 ICU 床位占全院总床位的 2%～8% 进行设置，以 8～12 张床位较为经济合理，此比例应随着医院发展水平而调节，可根据具体情况调节。专科性 ICU 的床位占专科病房床位数的 10%～20%。

### (三)ICU 病房设置

病房的整体可为长方形、正方形或圆形放射结构。布局要合理，既要使患者舒适、安全，又要满足监护治疗的需要。一般病房内设计要求如下。

1. 地面及墙壁应适宜液体清洁消毒，设有通风设备。

2. 室温应保持在（24±1.5）℃左右，湿度 50%～60%，保持空气清新。病室和工作室均要有可看到窗外景物的窗户，以减少 ICU 综合征的发生。

3. 病房应是开放式的，一般一大间放置 3～4 张床位，每张床占地面积为 15～18m²，每张床的距离不少于 1.5m，以保证足够的场地有利于医护人员的抢救和操作，床与床之间可有移动隔挡，注意保护性医疗，另设一定数量的单人间，单间病房需要 18～25m²。

4. 每张床头要有多项电源板，ICU 的中心氧源、负压吸引及空气压缩系统的管道应通向各个病床，每张床旁三种管道的接口颜色及口径应有区别，以免误接，多种灯光的电灯，柔和的供生活用，亮度大的供抢救用，电源为双电源且自动转换。

5. 进入 ICU 时有缓冲间，备有更衣及消毒设施。

6. ICU 病房内设有护士站，原则上应设在所有病床的中央。

除此之外，还有办公室、中心监护站、值班室、家属招待室、仪器室、净物室和污物处置室、休息室及高级的中央监护平台。

# 二、监 护 设 备

### (一)常用设备

ICU 的仪器设备应根据医院 ICU 的规模而定，一般配备要求较全、较精，主要包括监测设备、治疗设备及影像学设备 3 类（表 9-1）。

表 9-1 ICU 常用仪器设备设置

| 分类 | 仪器设备种类 |
| --- | --- |
| 监护设备 | 多功能生命监护仪、呼吸功能监测装置、血氧饱和度监测仪、颅内压监测仪、血流动力学监测仪、胃肠黏膜内 pH 监测仪、血气分析仪、心电图机等 |
| 治疗设备 | 呼吸机、心电除颤仪、心脏起搏器、输液泵、注射泵、降温毯、麻醉机、血液净化装置、主动脉内球囊反搏装置等 |
| 影像学设备 | 床边 X 光机、超声设备、纤维支气管镜等 |

### (二)设备管理

ICU 设备管理需要常抓不懈，稍有疏忽就会造成不可挽回的影响。具体要求如下。

1. ICU 医护人员应熟悉、掌握各种仪器的操作，了解其性能及使用注意事项。

2. 专人负责仪器的清洁、消毒和保养，一旦发生故障，要及时报告记录，由专人负责排除。

3. 搬动机器时应先关机，注意防震或磁场干扰。

4. ICU 仪器一律不准外借或挪用，每班均要对仪器设备进行交接和记录。

5. 对各种仪器、设备应建立档案，登记造册，保存说明书及维修卡等。

6. ICU 抢修机械和药品应做到专人负责，定位置、定数量、定品种，以保证应急使用。注意防潮、防热、防腐蚀、防震。

**（三）安全管理**

由于 ICU 应用多种仪器设备，安全用电是十分突出的问题，需引起足够警惕，避免发生漏电和意外事故，还要注意防火，应做到：

1. 严格按照操作规程使用仪器。

2. 正确连接电源，妥善安装地线。

3. 严格电源系统管理，设有稳压、照明、大功率用电及备用电源四套装置为妥。

4. 由专职人员负责用电及检查维修。

5. 要备有足够的消防器材。

6. 应设安全门及安全楼梯。

# 第 3 节　ICU 的管理

**案例 9-2**

患者，女性，68 岁，黑便 2 天，肝硬化病史 10 余年，入院时检查如下：T 36.3℃，P 96 次/分，R 22 次/分，BP 148/74mmHg，$K^+$ 3.68mmol/L，$Na^+$ 142.4mmol/L，Cr 52.5μmol/L，血细胞比容 24.5%，白细胞计数 $8.6×10^9$/L。血气分析 pH7.4，氧分压 90mmHg。神经系统查体：意识混乱，肢体活动及睁眼反应正常。

讨论分析：

1. 利用 APACHE Ⅱ 评分系统分析，该患者 A、B、C 项得分各是多少？

2. 总得分是多少？

## 一、ICU 的质量管理——APACHE Ⅱ 评分系统

急性生理学及慢性健康状况评分系统—APACHE Ⅱ（acute physiology and chronic health evaluation scoring system）是目前临床上重症监护病房应用最广泛、最具权威的危重病病情评分系统。它是由华盛顿大学医学中心的 Knaus 医生领导的研究小组于 1985 年提出对 APACHE Ⅰ 提出修改而来。

APACHE Ⅱ 评分系统是由 A、B、C 3 项组合而成（表 9-2）。

**表 9-2　危重患者 APACHE Ⅱ 评分表**

总得分：_____

姓名：　　　性别：　　　床位：　　　住院号：　　　记录日期：

| 年龄评分 | | | | | |
|---|---|---|---|---|---|
| 参数 | 分　值 | | | | B 得分 |
| | 6 | 5 | 3 | 2 | 0 |
| 年龄（岁） | ≥75 | 65~74 | 55~64 | 45~54 | ≤44 |
| 急性生理学评分（APS） | | | | | |
| 参数 | 分　值 | | | | A 得分 |
| | 4 | 3 | 2 | 1 | 0 |

续表

| | | | | | |
|---|---|---|---|---|---|
| 直肠温度（℃） | ≥41 | 39~40.9 | — | 38.5~38.9 | 36~38.4 |
| | ≤29.9 | 30~31.9 | 32~33.9 | 34~35.9 | — |
| 平均动脉压（mmHg） | ≥160 | 130~159 | 110~129 | — | 70~109 |
| | ≤49 | — | 50~69 | — | — |
| 心率（次/分） | ≥180 | 140~179 | 110~139 | — | 70~109 |
| | ≤39 | 40~54 | 55~69 | — | — |
| 呼吸频率（次/分） | ≥50 | 35~49 | — | 25~34 | 12~24 |
| | ≤5 | — | 6~9 | 10~11 | — |
| 氧合作用 | 当 FiO$_2$＜0.5 时用 PaO$_2$；FiO$_2$≤0.5 时用肺泡 – 动脉氧分压差（A-aDO$_2$） | | | | |
| PaO$_2$（mmHg） | ＜55 | 55~60 | | 61~70 | ＞70 |
| DaO$_2$（mmHg） | ＞500 | 400~500 | 200~400 | | ＜200 |
| 血液酸碱度 | 血液酸碱度以动脉血 PH 为好，无血气分析则用静脉血 HCO$_3^-$ 代替 | | | | |
| 动脉血 pH | ≥7.7 | 7.6~7.69 | — | 7.5~7.59 | 7.33~7.49 |
| | ≤7.14 | 7.15~7.24 | 7.25~7.32 | — | — |
| 或 HCO$_3^-$（mmol/l） | ≥52 | 41~51.9 | — | 32~40.9 | 22~31.9 |
| | ＜15 | 15~17.9 | 18~21.9 | — | — |
| 血 Na$^+$（mmol） | ≥180 | 160~179 | 155~159 | 150~154 | 130~149 |
| | ≤110 | 111~119 | 120~129 | — | — |
| 血 K$^+$（mmol） | ≥7.0 | 6~6.9 | — | 5.5~5.9 | 3.5~5.4 |
| | ＜2.5 | — | 2.5~2.9 | 3~3.4 | — |
| Cr（急性肾衰竭时加倍）（mol/l） | ≥309 | 176~308 | 124~175 | | 53~123 |
| | — | — | ＜53 | | |
| 血细胞比容（%） | ≥60 | | 50~59.9 | 46~49.9 | 30~45.9 |
| | ＜20 | | 20~29.9 | | |
| 白细胞计数（×10$^9$） | ≥40 | | 20~39.9 | 15~19.9 | 3~14.9 |
| | ＜1.0 | | 1.0~2.9 | | |
| Glasgow 昏迷评分 | C 得分等于 15 减去实际 GCS（GCS 积分＝1＋2＋3）分值 | | | | |

| GCS 评分 | 6 | 5 | 4 | 3 | 2 | 1 |
|---|---|---|---|---|---|---|
| 1. 睁眼反应 | | | 自动睁眼 | 呼唤睁眼 | 刺疼睁眼 | 不能睁眼 |
| 2. 意识反应 | | 正常 | 混乱 | 躁动 | 嗜睡 | 昏迷 |
| 3. 肢体反应 | 按吩咐动作 | 刺疼能定位 | 刺疼能躲避 | 刺疼肢体屈曲 | 刺疼肢体伸展 | 不能活动 |

**慢性健康状况评分（CPS）**

| | | |
|---|---|---|
| 评分法：凡下列器官或系统功能严重障碍或衰竭的慢性病，如行急诊手术或未手术者加 5 分，择期手术者加 2 分，无上述情况加 0 分 | | C 得分 |
| 心血管系统 | 休息或轻微活动时出现心绞痛或心功能不全的表现，如心悸、气急、水肿、肝大、肺部啰音等或符合美国纽约心脏协会制定的心功能 4 级标准 | |
| 呼吸系统 | 慢性限制行、阻塞性或血管性肺部疾病所致患者活动严重受限，不能上楼或做家务或有慢性缺氧、高碳酸血症、继发性红细胞增多症、严重肺动脉高压（mmHg）或需呼吸机支持 | |
| 肝脏 | 经活检确诊肝硬化伴门脉高压，以往有门脉高压致上消化道出血、肝功能衰竭、肝性脑病或肝昏迷史 | |
| 肾脏 | 接受长期透析治疗 | |
| 免疫功能障碍 | 接受免疫抑制剂、化疗、放疗、长期激素治疗，或近期使用大量激素，或患白血病、淋巴瘤或 AIDS 等抗感染能力低下者 | |

A 项：即急性生理学评分（APS），共 12 项生理参数；前 11 项由临床最常用的生命体征、血常规、血液生化和血气分析指标构成，各项指标依据其偏离正常值的程度分别计为 1~4 分，正常为 0 分。在评价肺氧合功能时，如吸氧浓度（$FiO_2$）＜0.5，用动脉氧分压（$PaO_2$）作为评分指标；如 $FiO_2 \geq 0.5$，则用肺泡 - 动脉氧压差（$A\text{-}aDO_2$）作为评分指标。对血液酸碱度的测定仍以动脉血 pH 最好，如无血气分析则以静脉血 $HCO_3^-$ 代替。如确定为急性肾衰竭，则将血肌酐（Cr）项的记分加倍。第 12 项为 GCS，因 GCS 主要反映中枢神经系统功能，其评分越高，表示病情越轻，正常（满分）为 15 分。而 APACHE Ⅱ 评分越高，表示病情越重，故以 15 减去 GCS 实际得分后再计入 APS，以符合 APACHE Ⅱ 评分越高病情越重的原则。注意：12 项参数必须全部获得，否则会产生误差。

B 项：即年龄评分，从 44 岁以下到 75 岁以上共分为 5 个阶段，分别评为 0~6 分。

C 项：即慢性健康状况评分（CPS），凡有下列器官或系统功能严重障碍或衰竭的慢性疾病，如行急诊手术或未手术治疗者加 5 分，择期手术治疗者加 2 分。①心血管系统：休息或轻微活动时出现心绞痛或心功能不全的表现，如心悸、气急、水肿、肝大、肺部啰音等，或符合美国纽约心脏病协会制定的心功能Ⅳ级标准。②呼吸系统：慢性限制性、阻塞性或血管性肺部疾病所致患者活动严重受限，不能上楼梯或做家务，或有慢性缺氧、高碳酸血症、继发性红细胞增多症，严重肺动脉高压（＞5.33kPa），或需呼吸机支持。③肝脏：活检证实肝硬化，伴门静脉高压，以往有门脉高压致上消化道出血、肝功能衰竭、肝性脑病或肝昏迷史。④肾脏：接受长期透析治疗。⑤免疫功能障碍：接受免疫抑制剂、化学治疗、放射治疗、长期类固醇激素治疗，或近期使用大剂量类固醇激素，或患有白血病、淋巴瘤或艾滋病等抗感染能力低下者。

以上 A、B、C 3 项之和即为 APACHE Ⅱ 评分，理论最高分 71 分，分值越高病情越重。

APACHE Ⅱ 在急诊室或刚入 ICU 时进行评定，因为这样可以最大限度地消除治疗对评分结果的影响，因此他们推荐使用患者刚入 ICU 时的 APS。但究竟是患者入 ICU 后最初 APS 更有意义，还是前 24 小时内最差的 APS 更有价值，有待更多的临床研究证实。

APACHE Ⅱ 在临床可以用评分选择手术时机；用动态危重疾病评分来评价医疗措施的效果；可对个体（individual）和群体（group）死亡风险（R）进行预测，公式为 $\ln(R/1-R) = -3.517 + (APACHE \text{Ⅱ} 总分 \times 0.146) + 病种风险系数 + 0.603$（仅用于急诊手术者），其中 ln 表示自然对数。Knaus 等将 APACHE Ⅱ 用于美国 13 所医院的 5815 例 ICU 患者，发现 APACH Ⅱ 分值与病死率之间存在明显的正相关，预测正确率达 86%，表明 APACHE Ⅱ 是一种较好的疾病严重度评分系统。

# 二、出入院管理

## （一）接诊

ICU 患者多来自临床各科室，必须经 ICU 医生确诊后方可转入。转入时，护士要了解患者的诊断、治疗、病情及转入目的，准备相应的床单元和物品。

**1. 护理交接检查**

（1）患者意识状态：神志、瞳孔大小、对光反射及肢体活动情况。

（2）测量生命体征：体温、脉搏、呼吸、血压、心电图、血氧饱和度。

（3）观察周围循环情况：皮肤色泽、温度、湿度，有无皮肤破损、压疮等。

（4）了解最近一次的检查结果：血糖、血气分析、电解质及血细胞分析。

（5）检查用药情况：液路是否通畅、输入液体的种类、名称、速度、浓度等，并作好标志及记录。

（6）检查各引流管道：管道的种类、是否通畅，引流液的量、色、性状并及时记录。

**2. 基础监护**　凡入 ICU 患者，均应给予以下基础监护措施。

（1）详实记录：准备各种记录单，准确记录患者入病室情况。

（2）持续心电监测：连接胸前综合导联心电图示波。

（3）吸氧：保持呼吸道通畅及氧供。

（4）建立可靠的静脉通路。

（5）通畅固定各种管道：导尿管、各种引流管、胃管等。

（6）取血：留取动、静脉血液及其他标本，及时送检。

（7）心理护理：与清醒患者沟通，了解其心理状态，并作好心理护理。

**（二）监护选择**

临床上常用的监测项目很多，有目的、合理的选择监测项目对减轻患者经济负担、指导治疗均十分重要。常将 ICU 监测分为一级、二级、三级监测（表 9-3）。

**1. 一级监测**

（1）连续监测心电图，直接动脉血压或间接动脉血压，每 2～4 小时测中心静脉压（CVP）和（或）肺毛细血管压，每 8 小时测心排血量。

（2）每小时测呼吸频率，每 4～6 小时查动脉血气，连续监测血氧饱和度（$SpO_2$）。行机械通气治疗时，应显示潮气量、肺活量、吸入氧浓度及气管内压力等。

表 9-3　ICU 分级监测

| 分级 | 适用指标 | 监测内容 | 监测项目 |
| --- | --- | --- | --- |
| 三级监测 | 生命体征平稳，已脱离危险的恢复期和大手术患者 | 常规监测 | 心电图、无创血压、脉搏、呼吸、体温、尿量、液体出入量 |
| 二级监测 | 具备一个脏器衰竭的指征，需进行受损脏器支持治疗者 | 增加常规监测频度、受损脏器功能监测 | 血流动力学、呼吸功能、肝、肾、脑功能等监测 |
| 一级监测 | 两个以上脏器衰竭的患者（病情重、病死率高） | 全面监测（常规监测、受损脏器功能监测、其他脏器功能监测） | 二级监测的内容另外需每日测体重，计算热、氮平衡，动态观察病情 |

（3）测每小时尿量及比重，每 4～6 小时总结 1 次出入量平衡情况。

（4）每 12 小时查血糖、血浆电解质及血细胞比容，每日检查血常规，血尿素氮和血肌酐。胸部 X 线根据情况，随时采用。

（5）每 4～6 小时测 1 次体温，必要时可连续监测。

**2. 二级监测**

（1）连续监测心电图，每 1～2 小时测血压 1 次，每 2～4 小时测 CVP 1 次。

（2）每小时测呼吸频率，每 8 小时查动脉血气 1 次，呼吸机治疗者应随时查，并连续监测潮气量（VT）、肺活量（VC）及气管内压力。

（3）测 2 小时尿量及比重，每 8 小时总结 1 次出入量平衡情况。

（4）每 8 小时测体温 1 次。

（5）每日查血和尿常规、血浆电解质、血糖、血尿素氮。胸部 X 线检查可根据情况随时选用。

**3. 三级监测**

（1）连续监测心电图，每 1～2 小时测血压 1 次。

（2）每 1～2 小时测呼吸频率，每日查动脉血气。

（3）监测尿量，每 4 小时查尿量及比重，每 24 小时总结出入量平衡。

（4）每 8 小时测体温 1 次。

（5）每天查血、尿常规，血浆电解质及血糖，必要时查肝肾功能及胸部 X 线。

## （三）转出 ICU

ICU 的收入与转出须有明确的规章制度，否则将影响 ICU 资源的合理使用。ICU 医生决定患者的治疗，病情稳定可以转出时，护士要做好各项转运准备工作。转运途中，注意保持良好的通气状态，必要时连续心电监护，调节好各种血管活性药物的持续应用，调整好各种管道，防止途中脱落、牵拉，注意随时观察病情。力求稳、准、快的转出，同时做好各种护理交接工作。

# 三、探视管理

ICU 应进行必要的人员限制与管理。通常情况下，入住 ICU 的患者无需家属陪护，可留下联系方法，在休息室静候。探视时间不超过 10 分钟。

# 四、ICU 护理人员素质要求

当患者病情突然改变时，其生命需要在几秒、几分钟内通过瞬时间诊断和处理而被挽救，这就要求 ICU 护士具有较高的能力；同时，ICU 的专职人员还不断的学习与交流，使其在专业发展上既有分工，又有竞争协作，营造出了积极向上的良好气氛；他们不断地总结经验与教训，在实践中形成了一支具有精湛技术水平，良好职业道德和高效率工作作风的抢救队伍。这就给 ICU 的护士提出了较高的素质要求，ICU 护士素质要求包括以下几点。

**1. 思想品德**　要有爱岗敬业、吃苦耐劳、较强的责任感和无私奉献的精神。

**2. 理论知识**　要有多学科医学、护理学等知识，掌握人体主要生命器官、系统的病理生理等专业理论。

**3. 技能操作**　要有较高的业务技术水平，掌握各种监护、治疗仪器的使用、管理。

**4. 观察能力**　具有病情的总体分析与客观观察能力，善于创新总结和解决实际问题。

**5. 心理素质**　要有勤于思考、冷静沉着、操作迅速、反应敏捷、工作细致耐心的心理品质。

**6. 身体素质**　具有强健的体魄，能适应紧张、高强度的工作需要。

# 五、ICU 的感染管理与控制

ICU 病室是医院主要科室之一，因其患者多来自于院内各科室，且病情危重，致使院内感染发生率在 ICU 相对增高。又因患者治愈后，又回到原科室，使在 ICU 的耐药菌株被携带到医院各处而引起流行，可见 ICU 病室的感染控制十分必要。

## （一）感染源

医院感染可分为外源性感染和内源性感染。外源性感染又称交叉感染，是指引起感染的微生物来自其他患者、医院中工作人员、污染的医疗器械或环境未彻底消毒，血液、血制品等；内源性感染又称自身感染，是指患者本身存在的细菌引起的感染，这些细菌包括患者本身存在的正常菌群及定植株，内源感染占医院感染的 70%。危重患者的细菌定植能力下降，容易造成菌群失调，人类菌群失调中常见的病原菌有以下几种。

**1. 葡萄球菌**　在人体鼻咽腔内占优势，平衡失调时易定植于下呼吸道，同时应用大剂量抗菌药物杀灭敏感细菌，耐甲氧西林金黄色葡萄球菌（MRSA）大量繁殖，造成难治性肺部感染及菌血症。

**2. 铜绿假单胞菌**　平时存在于皮肤、结肠中，平衡失调时易移植于下呼吸道和泌尿道导致感染。

**3. 大肠埃希菌**　平时寄存于肠道和外生殖器皮肤上，平衡失调时易定植于下呼吸道。

**4. 真菌**　白色念珠菌等属于肠道正常菌群，当正常菌群被抗菌药物杀死或抑制使白色念珠菌大量繁殖，移植或定植于呼吸道、泌尿道、消化道、胸腹腔等导致真菌感染。

### （二）感染途径

**1. 外源性感染途径**　ICU 的医护人员在操作时没有无菌观念，可使细菌通过医务人员的手或医疗器械造成患者间的交叉感染；消毒液和消毒方法选择不当可导致各种内置导管和器械未达到消毒灭菌的要求，常见于呼吸机管道、氧疗装置等；医务人员的操作程序不合理，如吸痰后不洗手又进行导管护理。

**2. 内源性感染途径**　危重患者胃肠道黏膜的屏障作用减弱，导致肠道内细菌四处定植转移，导致 ICU 患者多部位感染。

### （三）感染的原因

**1. 危重患者集中**　不同病种、不同部位与程度感染的危重患者集中，成为发生感染的基础因素。ICU 患者可来源于院外直接入院的急诊室，也来自于内、外、妇科等，患者可能带有不同科室的各种杂菌及耐药菌株，并也可有不同部位的有创伤口。这些因素混在一起，增加了对 ICU 内污染细菌分析的复杂性，加之危重患者多已较长时间应用过各种抗生素，同时又为易感者，对 ICU 内感染控制造成困难。

**2. 侵入性操作增多**　各种先进的监测治疗技术使入侵性有创伤口日益增多，从而成为患者易发生院内感染的直接原因。如血流动力学监测应用的漂浮导管、动脉测压导管等。各种人工气道及治疗急性肾功能不全的动静脉血液过滤装置等，均可成为污染的条件。有创伤口的增多，增加了菌血症发生的可能。

**3. 护士编制不足**　按照我国现有的护士编制，ICU 病房护理人员普遍存在配置不足，大多不能满足 3：1 的护患比。由于危重患者集中，使日常工作十分繁忙，1 名护士常常要管理 2~3 名危重患者，这使交叉感染的发生成为可能。

**4. 抗生素的滥用**　ICU 病室内的患者大多需要应用广谱抗生素，而且患者在转至 ICU 之前即已应用过多种抗生素，如在 ICU 病室产生的耐药菌株流行到院内也将是最难以控制的。

### （四）控制感染的管理与措施

由于 ICU 是急危重患者最集中的地方，患者自身免疫力下降，使之随时处于发生感染的危险之中。感染发生率高，严重威胁医护人员和患者的健康，已是困扰每一个 ICU 的问题，因此，ICU 必须严格执行消毒隔离制度。

**1. 严格洗手、更衣**　进入 ICU 前应设缓冲区，必须更换工作衣、帽、鞋，穿隔离衣。每作一项检查、护理或治疗均要认真洗手。

**2. 严格环境消毒**　划分隔离区、保护性隔离区和普通病室，室内空气每日紫外线照射消毒、0.2% 过氧乙酸喷雾消毒，床单位可于其表面用 0.2% 过氧乙酸擦拭消毒，地面以含有效氯 1000mg/L 的消毒液擦拭每日 4 次，每周彻底清洁室内卫生，每日开窗通风不少于 2 小时。患者转科或出院后须彻底终末消毒。

**3. 严格消毒隔离** 严格区分高、中、低危器械，认真消毒灭菌，严格执行无菌技术操作。

**4. 合理使用抗生素** 限制预防性使用广谱抗生素，感染性疾病应根据细菌培养和药敏试验结果选用抗生素。

**5. 定期进行微生物检测** ICU 中物体表面的细菌菌落应 $<5cfu/m^2$，空气中的细菌菌落应 $\leq 200cfu/m^3$。

**6. 建立 ICU 院内感染监控和管理组织** 定期分析 ICU 内感染发生情况、细菌耐药情况，修订和落实各项隔离消毒措施。发现感染爆发应迅速查清原因，组织力量予以控制，防止进一步蔓延。

（翟朝霞）

---

**案例分析**

**案例 9-1 分析：**

1. 该患者发生了急性心肌梗死。

2. 该患者应入住 ICU 病房。因该患者符合 ICU 的收治标准的第一条。

**案例 9-2 分析：**

1. 计分项目

A 项

T 36.6＝0；P 98/ 分＝0；R 24/ 分＝0；BP 148/74mmHg＝0；$PaO_2$ 90mmHg＝0；pH 7.4＝0；$K^+$ 3.68mmol/L＝0；$Na^+$ 142.4mmol/L＝0；Cr 52.5 μmol/L＝2；血细胞比容 24.5%＝2；白细胞计数 8.600/L＝0；Glasgow 15－14＝1。合计得分：5 分。

B 项

年龄 68 岁＝5；合计得分：5 分。

C 项

慢性健康计分：肝硬化＝5；合计得分：5 分。

2. 总得分 A＋B＋C＝15 分。

## 要 点 总 结 与 考 点 提 示

1. ICU 的定义。

2. ICU 的分类。

3. ICU 的收治对象。

4. ICU 的人员组成。

5. ICU 的设置。

6. ICU 的 APACHE Ⅱ 评分系统。

7. ICU 的分级监测。

8. ICU 的护理人员素质要求。

9. ICU 的感染源。

10. ICU 的感染控制管理。

# 复习思考题

【A₁ 型题】

1. ICU 的床距不少于（　　）。

    A. 1m　　　　　　　　B. 1.5m

    C. 2m　　　　　　　　D. 2.5m

    E. 3m

2. 一般情况下，ICU 在班护士与床位之比应保证在（　　）。

    A. 1∶1　　　　　　　B. 2∶3

    C.（2～3）∶1　　　 D. 1∶2

    E. 4∶3

3. 一般 ICU 湿度要求在（　　）。

    A. 10%～20%　　　　B. 20%～30%

    C. 30%～40%　　　　D. 40%～50%

    E. 50%～60%

4. ICU 空气细菌菌落数应控制在（　　）。

    A. ≥200cfu/m³　　　　B. ≤200cfu/m³

    C. ≥100cfu/m³　　　　D. ≥250cfu/m³

    E. ≤300cfu/m³

5. 哪项不是 ICU 基础监护的内容（　　）。

    A. 给氧

    B. 持续的心电监测

    C. 留置尿管测尿量

    D. 保证 1～2 条开放的静脉通路

    E. 两小时监测瞳孔、意识 1 次

【A₂ 型题】

6. 患者，男性，27 岁，因电击后意识丧失 7 分钟，来院就诊。既往体健。入院时查：T 36.3 ℃，R 0 次/分，R 0 次/分，BP 0/0mmHg，K⁺ 4.1mmol/L，Na⁺ 141mmol/L，Cr79.4 μmol/L，红细胞比容 31.6%，白细胞计数 7.7×10⁹/L。血气分析 pH7.2，氧分压 39mmHg。神经系统查体：昏迷，肢体活动及睁眼反应均无反应。APACHE Ⅱ评分是（　　）。

    A. 20　　　　　　　　B. 25

    C. 28　　　　　　　　D. 31

    E. 35

【A₃ 型题】

（7～9 题共用题干）

患者，男性，48 岁，肝移植术后。

7. 该患者应入住的病房（　　）。

    A. 消化内科　　　　　B. 普通外科

    C. 急诊科　　　　　　D. ICU

    E. 手术室

8. 该患者应实施几级监测（　　）。

    A. 一级　　　　　　　B. 二级

    C. 三级　　　　　　　D. 四级

    E. 五级

9. 对该患者的护理措施不正确的是（　　）。

    A. 心电监测　　　　　B. 记录尿量

    C. 观察生命体征　　　D. 安置半卧位

    E. 血气分析

# 第10章　多器官功能障碍综合征患者的护理

**案例 10-1**

患者，男性，35岁。因车祸挤压伤急诊入院。第二天患者主诉头痛，头晕，呼吸费力，24小时尿量300ml，$PaO_2$ 55mmHg，$PaCO_2$ 50mmHg。

讨论分析：

1. 该伤者目前处于什么状况？
2. 发生的病因是什么？如何配合医生处理？

## 第1节　概　　述

多器官功能障碍综合征（MODS）指在急性疾病过程中，有两个或者两个以上器官功能或系统同时或序贯性发生功能障碍，以至于没有外界的干预内环境不能保持平衡。多器官功能障碍病理上发生连锁反应，最先受累的器官多为肺，其次为肾、肝、心脏等器官功能衰竭。所以在器官功能障碍阶段应积极采取有效措施进行治疗，避免器官功能衰竭，以挽救患者生命。

**（一）病因**

**1. 严重创伤**　如挤压综合征、大面积烧伤、大手术术后等。

**2. 缺血**　如失血性休克、感染性休克。

**3. 严重全身性感染**　如急性出血坏死性胰腺炎、腹腔脓肿、急性梗阻性化脓性胆管炎、绞窄性肠梗阻等。

**4. 呼吸、心搏骤停复苏后**　如溺水、电击等。

**5. 其他**　溶血反应、药物或食物中毒、器官移植排斥反应。

**（二）临床表现**

MODS可分为2种类型。

**1. 一期速发型**　指原发的急性疾病24小时后发生两个以上器官功能障碍。

**2. 二期迟发型**　指在一个器官发生功能障碍之后，继而发生多个器官的功能障碍。如由于严重的呼吸系统疾病，首先发生呼吸功能衰竭，继而发生心力衰竭和肾衰竭。

**（三）预防与治疗**

多系统器官衰竭的病死率很高，所以积极主动的预防工作十分重要。无论是在某些严重疾病发生MODS之前，还是已经出现了一个器官的功能障碍将有发生MODS的可能，均应及时采取有效措施对患者进行预防。

**1. 检查与评估**　对危重症患者及时进行全面的检查，评估各器官、系统功能状况。严密监测相关器官、系统功能的变化。

**2. 积极治疗原发病**　预防原发病造成器官、系统功能衰竭，若已经出现一个器官或系统功能障碍，应迅速改善其功能，阻断病理连锁反应。如急性梗阻性化脓性胆管炎患者，应在积极准备的条件下尽早行胆道减压引流术。

**3. 迅速改善全身状况**　纠正水、电解质和酸碱平衡失调，进行营养支持。

**4. 防治感染**　在严重创伤、休克等情况下激发感染，感染性疾病可致 MODS。及时引流脓肿，选用有效的抗生素，必要时依据细菌培养和药物敏感试验结果联合应用抗生素。

**5. 保护胃黏膜**　严重创伤、缺血、休克时应及早采取措施保护胃黏膜，防止出现应激性溃疡。

# 第 2 节　急性呼吸窘迫综合征患者的护理

**案例 10-2**

患者，女性，25 岁，发热 3 日，今晨起呼吸困难，鼻导管吸氧未见好转，查体：体温 39℃，脉搏 110 次 / 分，呼吸 28 次 / 分，血压 110/70mmHg，双肺闻及细湿啰音及管状呼吸音。动脉血气分析：$PaO_2$ 50mmHg，$PaCO_2$ 45 mmHg。胸部 X 线：双肺可见密度增高的大片阴影，临床诊断为急性呼吸窘迫综合征。

讨论分析：

1. 该患者最主要的护理问题是？

2. 给该患者氧疗时对吸入氧浓度及流量有何要求？最有效的通气方式是什么？

急性呼吸窘迫综合征（ARDS）指因肺内或肺外的严重病变继发的一种以进行性呼吸困难和难以纠正的低氧血症为特征的急性呼吸功能衰竭，又称成人呼吸窘迫综合征。因与新生儿肺泡换气功能不全引起的急性呼吸窘迫综合征的病因和发病机制不尽相同，故冠以"成人"，加以区别。

## 一、概　　述

### （一）病因

ARDS 的病因尚不清楚，可以分为肺内因素（直接因素）和肺外因素（间接因素）

**1. 肺内因素**　是指对肺的直接损伤，包括：①化学性因素，如吸入毒气、烟尘、胃内容物、氧中毒等；②物理性因素，如肺挫伤、放射性损伤等；③生物性因素，如重症肺炎。

**2. 肺外因素**　包括严重休克、脓毒血症、神经系统病变、弥散性血管内凝血、尿毒症、糖尿病酮症酸中毒、严重非胸部创伤、大面积烧伤、大量输血、急性胰腺炎、药物或麻醉品中毒等。

### （二）病理生理

ARDS 的基本病理生理改变是肺泡上皮和肺毛细血管内皮通透性增加所致的非心源性肺水肿。由于肺泡水肿、肺泡塌陷导致严重通气 / 血流比例失调，特别是肺内分流明显增加，从而产生严重的低氧血症。肺血管痉挛和肺微小血栓形成引发肺动脉高压。

## 二、病　情　评　估

### （一）健康史

了解患者原发病史，如创伤的部位、程度、累及器官等。

### （二）身心状况

**1. 躯体表现**

评估患者的呼吸状况，有无呼吸困难的征象，包括呼吸的频率、深度、节律，肺部听诊等。根据 ARDS 的病理和临床特征以及患者的身体状况，临床上一般将 ARDS 分为 3 期，即初期、进展期、末期。

（1）初期：患者呼吸困难，有呼吸窘迫感。肺部听诊无啰音。一般吸氧不能缓解。

（2）进展期：患者有明显的呼吸困难、发绀、意识障碍、体温升高。肺部听诊有啰音。此期行气管插管并以机械通气支持，才能缓解缺氧症状。

（3）末期：患者呈深度昏迷，心律失常，心搏停止，呼吸衰竭。

**2. 心理－社会状况**

评估患者及家属有无焦虑、恐惧等表现。

**（三）实验室及其他检查**

**1. 动脉血气分析** $PaO_2<60mmHg$，初期 $PaCO_2<35mmHg$，后期 $PaCO_2>50mmHg$，氧合指数（动脉氧分压/吸入氧的浓度）$PaO_2/FiO_2<200$（正常值参考值 400～500mmHg）。

**2. X 线片检查** 可分为 3 期。

（1）一期：（发病 24 小时内）可无异常，或肺血管纹理增多呈网状，边缘模糊。

（2）二期：在发病的 1～5 天，以肺实变为主要特征，斑片状以至融合成大片状的阴影，大片阴影中可见支气管充气征。

（3）三期：发病 5 天以上，呈"白肺"样改变，即两肺野大部分呈均匀的密度增加，磨玻璃样改变，支气管充气相明显，心影边缘不清或消失。

# 三、救治与护理

**（一）救治原则**

应针对造成急性呼吸窘迫综合征的原因和不同发展阶段的特点采取相应的治疗措施。其治疗要点主要包括维持通气/血流的正常；维护循环功能稳定；防治感染；积极控制原发病；增强机体抵抗力等。

**（二）主要护理问题**

**1. 气体交换受损** 与肺泡－毛细血管壁等病理改变有关。

**2. 低效性呼吸型态** 与肺顺应性下降、呼吸道分泌物潴留有关。

**3. 清理呼吸道无效** 与人工控制呼吸和排痰困难有关。

**4. 有感染的危险** 与抵抗力差、各种管道有关。

**5. 心排血量减少** 与正压通气使回心血量减少有关。

**6. 焦虑/恐惧** 与病情危重、ICU 环境、不能进行言语沟通等有关。

**（三）护理措施**

**1. 一般护理**

（1）体位：协助患者取半坐卧位或头高卧位，以改善患者呼吸。

（2）保持呼吸道通畅：及时抽吸呼吸道的分泌物。每 2 小时变动 1 次体位，并叩击背部。对能够合作的患者鼓励咳嗽、深呼吸，以促进分泌物的排出。

（3）防止损伤：对烦躁不安或神志不清的患者，应在床旁加护栏以防坠床，必要时以约束带适当固定肢体。同时注意保持患者床单清洁、平整、干燥，定时翻身、拍背，按摩受压部位皮肤，以防皮肤发生压疮。

（4）注意观察使用呼吸机的并发症：如肺泡破裂、颅内高压、氧中毒等。

**2. 病情观察**

（1）呼吸状况：每小时评估患者的呼吸频率、深度，有无咳嗽、痰鸣音、发绀等。

（2）循环功能：持续监测患者心率、血压、尿量和中心静脉压，维持正常的血容量和组织灌注量，维持血压在 100mmHg 以上。

**3. 配合治疗护理**

（1）纠正低氧血症：迅速纠正缺氧是抢救 ARDS 最重要的措施。一般需高浓度（＞50%）高流量（4～6L/min）给氧，通常的鼻塞和面罩给氧难以纠正缺氧状态，需及早应用机械通气。目前较常使用的通气方式是呼气末正压（positive end expiratory pressure，PEEP）通气，以尽早提高血氧分压。但是 PEEP 可使静脉回心血量减少，并使肺泡内压增加而导致肺气压伤和心脏循环负担加重，所以在护理时必须加强对呼吸、循环的监测和临床症状、体征的观察。在氧疗过程中，要记录给氧方式、给氧浓度及时间，观察氧疗的效果和不良反应等。

（2）人工气道：常用的人工气道有气管插管和气管切开 2 种。

1）经常查看人工气道有无脱落。

2）气管切开套管或气管插管的气囊压力应维持在 20～35cmH_2O，压力过低会影响呼吸机的使用效果，压力过高会影响气管黏膜的血液循环而造成气管软化、坏死。

3）气道湿化，患者在机械通气期间要防止分泌物黏稠及形成痰痂。吸入温热的气体可以减轻气道黏膜的刺激，以防止纤毛运动功能减弱，造成分泌物排出障碍，要求湿度98%～99%，温度 31～33℃。

（3）消除肺水肿：遵医嘱应用利尿剂、人血白蛋白等消除肺水肿，同时限制液体入量（1500～2000ml/d）；应用肾上腺皮质激素抗炎、缓解支气管痉挛。用药期间应观察疗效和药物不良反应。

（4）营养支持：ARDS 患者处于高代谢状态，患者应多补充高热量、高蛋白、高维生素、高脂肪饮食，必要时遵医嘱行肠内或肠外营养，以避免发生营养代谢失调和电解质紊乱。

（5）治疗原发病：配合医生针对病因进行治疗，如积极控制感染、抗休克等。

**4. 心理护理**　应根据患者的心理需求，通过语言、表情、手势等与患者交流，解释疾病的发展过程和积极配合治疗的重要性，鼓励患者树立战胜疾病的信心。

**5. 健康指导**

（1）加强急性呼吸窘迫综合征的预防：对容易诱发急性呼吸窘迫综合征的疾病，应积极采取有效措施预防急性呼吸窘迫综合征的发生。如对严重创伤患者要及时止痛、止血及包扎固定；对失血失液较多者宜尽早扩张血容量；对严重感染者，按医嘱及时应用抗生素等。

（2）对已发生急性呼吸窘迫综合征者，护士应积极配合医生做好各种抢救措施，加强对患者的监测与护理，使急性呼吸窘迫综合征及早得到纠正。

# 第 3 节　急性肾衰竭患者的护理

**案例 10-3**

患者，女性，36 岁。一天前外伤后尿量减少，约350ml/d，双眼睑水肿。实验室检查：血肌酐256μmol/L，尿素氮20.6μmol/L，血钾6.8mmol/L。

讨论分析：

1.该患者目前出现何种问题？

2.患者目前最危险的情况是什么？

3.如果患者无其他特殊情况，每天摄入的液体量应为多少？

急性肾衰竭（acute renal failure，ARF）是由于各种原因引起的急性肾损害，导致体内水、电解质、酸碱平衡紊乱和氮质血症等一系列临床综合征。主要临床表现为少尿或无尿、氮质血症、高钾血症和代谢性酸中毒。

# 一、概　　述

## （一）病因及分类

**1. 肾前性急性肾衰竭**　各种导致肾脏血液供给障碍的原因，包括以下几点。

（1）急性血容量不足：如消化道失液、各种原因所致的大出血、皮肤大量失液、过度利尿等。

（2）心血管疾病：如急性心肌梗死、心包填塞、严重心律失常、肾动脉栓塞或血栓形成等。

（3）末梢血管扩张或感染中毒：见于血压降低过快过猛或感染中毒性休克，此时有效循环血量重新分布。

（4）肾血管阻力增加：见于大手术及麻醉时；肝肾综合征；前列腺素抑制剂引起前列腺素分泌减少。

**2. 肾性急性肾衰竭**　各种导致肾脏自身损害的原因，包括以下几点。

（1）急性肾小管坏死：见于各种休克、急性溶血综合征、妊娠期高血压疾病等。

（2）急性肾毒性物质：如抗生素、造影剂、工业毒物、生物毒、重金属盐类等。

（3）肾小球疾病：如肾小球肾炎、肾病综合征、急进型肾炎、肺出血肾炎综合征、血清病等。

（4）急性间质性肾炎：常见的如肾脏感染性疾病、肾脏毒性物质、X 线长时间照射及各种药物中毒引起肾间质损害。

**3. 肾后性急性肾衰竭**　各种原因导致的泌尿道阻塞，包括以下几点。

（1）输尿管结石：双侧输尿管结石或一侧结石对侧反射性痉挛。

（2）良性前列腺增生或前列腺肿瘤

（3）膀胱肿瘤或膀胱内有较大的积血块等

（4）腹部肿瘤：如卵巢癌、结直肠肿瘤等压迫输尿管膀胱尿道等。

（5）尿道梗阻：见于结石、狭窄、后尿道瓣膜。

# 二、病　情　评　估

## （一）健康史

评估患者有无创伤、大出血、休克等原因导致肾脏血流灌注不足或肾小球坏死；有无使用或者服用氨基糖苷类抗生素、重金属、生物毒素导致的肾小管坏死；有无挤压伤、溶血产生的血红蛋白导致肾小管堵塞；有无输尿管结石、肿瘤、前列腺增生等导致的尿路阻塞。

## （二）身心状况

**1. 躯体表现**　ARF 临床上以少尿型占多数，典型的 ARF 病程分少尿期、多尿期、恢复期 3 个阶段。

（1）少尿或无尿期：一般为 7～14 日，持续时间长则预后较差。主要表现为以下几点。

1）尿量与质的变化：尿量突然减少，成人 24 小时尿量少于 400ml 称为少尿，尿量 24 小时少于 100ml 称为无尿。尿比重相对低而固定，一般在 1.010～1.014，尿中有蛋白、红细胞和粗大的颗粒管型。

2）水中毒：由于排尿减少，体内水分蓄积导致水中毒，可继发高血压、心力衰竭、脑水肿、肺水肿等。

3）电解质紊乱：肾脏是排钾的主要脏器，在 ARF 少尿期或无尿期将产生高钾血症，这是少尿期死亡的主要原因，常出现在发病后 1～2 天。可表现心律失常、Q-T 间期缩短、高尖型 T 波，血钾高于 7mmol/L 可产生心搏骤停。

4）氮质血症：由于体内蛋白质代谢产物不能从肾脏排出，血中尿素氮和肌酐增高，产生呕吐、腹泻、烦躁、头晕、意识障碍。

5）出血倾向：由于血小板功能障碍、毛细血管脆性增加，导致出血倾向，出现皮肤黏膜出血、鼻出血、牙龈出血、胃肠道出血，甚至引起 DIC。

（2）多尿期：少尿期过后，当每日尿量增加到 400ml 时，即为进入多尿期。此期肾小球率过滤功能的恢复快于肾小管的重吸收和浓缩功能的恢复，尿量逐渐增加，3～5 日后可增加到每日 3000ml 以上，尿量恢复越快预后越好。此期肾小球滤过功能尚未完全恢复，尿毒症仍未能改善，长时间多尿也可能造成脱水、低钾血症和低钠血症。由于机体抵抗力下降，此期极易并发感染。

（3）恢复期：一般在发病后 5 周进入恢复期。此期尿量逐渐转为正常，但肾小管浓缩功能要缓慢恢复，接近正常要半年到一年的时间。

**2. 心理 - 社会状况**　评估患者及家属有无心情紧张、焦虑或恐惧等表现。

**（三）实验室及其他检查**

**1. 血液检查**

（1）轻至中度贫血，白细胞增多，血小板减少。

（2）血尿素氮和肌酐：无并发症时，每日血尿素氮上升 3.6～7.1mmol/L，血肌酐上升 44.2～88.4μmol/L；在高分解状态时，每日血肌酐可升高 176.8μmol/L 或以上。

（3）电解质：血清钾升高＞5.5mmol/L。血清钠正常或偏低，血清钙减低，血清磷升高。

（4）血 pH：低于 7.35。

**2. 尿液检查**

（1）尿量：少尿型，每日尿量在 400ml 以下；非少尿型尿量正常或增多。

（2）尿常规：外观浑浊，尿色深，有时酱油色；尿比重低且固定，在 1.015 以下；尿呈酸性；尿蛋白定性＋～＋＋＋；尿沉渣镜检可见肾小管上皮细胞、上皮细胞管型、颗粒管型及少许红细胞、白细胞等。

（3）尿渗透浓度与血渗透浓度之比，低于 1：1。

（4）尿肌酐与血肌酐之比常低于 10。

（5）尿钠：增高，多在 40～60mmol/L。

# 三、救治与护理

**（一）救治原则**

急性肾衰竭的治疗应正对造成肾衰竭的原因和不同发展阶段的特点采取相应的治疗措施。主要包括少尿期应积极治疗原发病或诱发因素、纠正血容量不足、抗休克及有效的抗感染等；饮食控制；控制液体入量；纠正电解质平衡紊乱与酸中毒；如血尿素氮高 25mmol/L 则应采用透析疗法。多尿期前 1～2 天仍按少尿期的治疗原则处理。尿量明显增多后要特别注意水及电解质的监测，尤其是钾的平衡；适当补给葡萄糖、平衡液并给予足够的热量及维生素，适当增加蛋白质。恢复期避免使用肾毒性药物，防止高蛋白摄入，逐渐增加活动量。

**（二）主要护理问题**

**1. 体液过多**　与急性肾衰竭致肾小球滤过功能受损、水分控制不严有关。

**2．营养失调，低于机体需要量**　与营养的摄入不足及透析等原因有关。

**3．有感染的危险**　与饮食限制蛋白质摄入、机体抵抗力低下及透析有关。

**4．焦虑／恐惧**　与原发病、病情危重和周围环境有关。

**5．潜在并发症**　高钾血症、代谢性酸中毒、高血压脑病、急性左心衰竭、DIC、MODS等。

**（三）护理措施**

**1．一般护理**　患者卧床休息，减少活动。

**2．病情观察**　密切观察患者的神志、生命体征、尿量等变化。

**3．配合治疗护理**

（1）少尿期或无尿期：此期病程进展迅速，病情复杂多变，应密切监护。

1）控制蛋白：饮食含适量的蛋白质和充足热量，注意补充维生素。

2）监测肾功能：留置尿管，准确记录每小时和每一天的尿量，留置尿液测量尿比重。监测尿素氮、肌酐、血钾、血钠的情况。

3）严格控制入水量：记录尿、粪便、汗液、引流液等排水量，遵照"量出为入，宁少勿多"的原则，每日体重减轻0.5kg为宜，防止入液量过多导致心功能不全、肺水肿和脑水肿。每日补液量＝显性失水＋不显性失水－内生水。

4）禁止钾的摄入：禁止服用含钾药品和食物，不输库存血，纠正代谢性酸中毒。

5）防治感染：ARF部分患者原有感染疾病，另外由于机体抵抗力低下可能继发肺部、泌尿系统、引流管等感染。留置引流管的患者，护理时应严格遵守无菌操作原则；根据医嘱选用敏感的抗生素，避免应用有肾毒性的药物。

6）观察出血：监测出、凝血时间，观察泌尿、生殖、消化系统有无出血的表现。

7）透析疗法：血液透析作用是以"人工肾"来尽量取代已失去的肾脏功能，在尿毒症危重阶段可以起到迅速缓解症状维持生命的作用。护理人员应向患者及家属介绍血液透析有关知识和注意事项，减轻尿毒症患者恐惧心理，透析后压迫穿刺部位10～15分钟。

（2）多尿期

1）一般护理：监护患者的精神状态，鼓励其树立早日康复的信心。

2）维持水、电解质平衡：严密记录每日液体出入量，监测电解质的变化，及时调整补液的内容和剂量，鼓励患者进食，24小时的补液量应为出水量的1/2～1/3为宜。避免应用对肾脏有影响的药品。

3）提高免疫力：增加营养支持，提高患者的机体抵抗力，因此阶段是感染的多发期，要求严格无菌操作，防止交叉感染。

（3）恢复期：对患者做好康复指导和健康教育，增加营养，提高其机体免疫力。此期间患者机体抵抗力在逐渐恢复，应使其避免接触对肾有刺激的化学物品及药品，定期复查尿常规及肾功能。

**4．心理护理**　对早期患者，护士应充分理解患者焦虑不安的心情，关心、安慰患者，给予耐心细致的护理。病情严重者，护士护理时的各项操作应轻柔，尽量减少患者的痛苦。

**5．健康指导**

（1）加强急性肾衰竭的预防：对容易引起急性肾衰竭的疾病，应积极采取有效措施预防急性肾衰竭的发生。如对失血、失液较多者宜尽早扩充血容量，避免使用强烈的缩血管药物；对严重感染者，按医嘱及时应用抗生素，但应避免使用对肾有毒副作用的药物。

（2）对已发生急性肾衰竭者：向患者及家属讲述急性肾衰竭的临床过程和早期透析的重要性，以减轻其不安和恐惧的心理，指导患者保持乐观情绪，配合治疗和护理。告知患者及家属有关的家庭护理知识：①恢复期患者应增强营养，注意合理膳食，如勿食过咸和含钾高的食物，增强体质，适当锻炼；②注意个人清洁卫生，注意保暖，防止受凉、受潮，注意预防呼吸道、皮肤感染；③不适用对肾功能有害的药物，尽量避免使用大剂量造影剂的 X 线检查；④避免妊娠、手术、外伤等；⑤定期门诊随访，监测肾功能、尿量等。

（曾令斌）

### 案例分析

**案例 10-1 分析：**

　　1. 该患者目前发生了多器官功能障碍。

　　2. 发生的原因是车祸挤压伤。配合医生处理如下：①完善检查与评估；②积极治疗原发病；③迅速改善全身状况；④防治感染；⑤保护肠黏膜，防止应激性溃疡。

**案例 10-2 分析：**

　　1. 气体交换受损　与肺泡－毛细血管壁等病理改变有关。

　　2. 一般需高浓度（＞50%）高流量（4～6L/min）给氧，最有效的通气方式是应用呼吸机呼气末正压（PEEP）通气。

**案例 10-3 分析：**

　　1. 急性肾衰竭少尿期。

　　2. 高钾血症。

　　3. 显性失水＋不显性失水－内生水，即显性失水＋850－300，若未解粪便即为前一日尿量＋550ml。

## 要点总结与考点提示

　　1. MODS 的概念及最先受累的脏器。

　　2. ARDS 的主要临床表现。

　　3. ARDS 的给氧护理。

　　4. ARF 的主要临床表现。

　　5. ARF 的配合治疗护理。

## 复习思考题

【A₁ 型题】

1. 多器官功能障碍，多数情况下，首先受累的器官是（　　）。

　　A. 肺　　　　　　　B. 肾

　　C. 心　　　　　　　D. 脑

　　E. 肝

2. ARDS 的初期典型的表现是（　　）。

　　A. 循环血量下降　　B. 酸中毒

　　C. 弥散性血管内凝血　　D. 高钾血症

　　E. 呼吸困难，一般氧疗无效

3. ARDS 患者在使用人工呼吸机时，若通气过度可出现（　　）。

　　A. 皮肤潮红、出汗

　　B. 表浅静脉充盈消失

　　C. 呼吸浅快

　　D. 呼吸性酸中毒

　　E. 呼吸性碱中毒

4. 改善 ARDS 患者缺氧的最好的措施是（　　）。

　　A. 持续高流量吸氧

　　B. 按时使用有效抗生素

　　C. 呼气末正压通气

　　D. 避免输液过快过量

E. 鼓励深呼吸和排痰

【A₂型题】

5. 患者，男性，55岁，外伤致急性肾衰竭入院治疗半月，现患者每日尿量为3000ml，此时该患者的主要死亡原因是（　　）。
   A. 低钠血症　　　　　　B. 低氯血症
   C. 低钾血症　　　　　　D. 感染
   E. 高血钾症

6. 患者，男性，55岁。静脉滴注阿米卡星后出现肾衰竭，其病因属于（　　）。
   A. 肾性　　　　　　　　B. 肾前性
   C. 肾后性　　　　　　　D. 功能性
   E. 混合性

7. 患者，因车祸致急性肾衰竭，入院后饮食应该予（　　）。
   A. 高蛋白、高糖、多维生素
   B. 高脂、高糖、高蛋白
   C. 低蛋白、高脂、低维生素
   D. 低蛋白、低糖、多维生素
   E. 低蛋白、高糖、多维生素

【A₃型题】

（8～10题共用题干）

患者，女性，28岁，因车祸导致左大腿挤压伤，现患者伤后第一天，诉左腿疼痛明显，大便正常，尿量为250ml 查体：心肺腹无特殊，左下肢肿胀明显，皮下淤血瘀斑，活动可，屈伸肌群肌力Ⅴ级，肌张力正常。

8. 该患者最可能出现的是（　　）。
   A. 急性呼吸衰竭　　　　B. 急性肾衰竭
   C. 弥散性血管内凝血　　D. 急性肝功能衰竭
   E. 急性心力衰竭

9. 若该患者抽血查血钾7.2mmol/L，则该患者出现了（　　）。
   A. 低钠血症　　　　　　B. 低氯血症
   C. 低钾血症　　　　　　D. 感染
   E. 高血钾症

10. 应使用的抢救药物是（　　）。
    A. 乳酸钠静脉滴注
    B. 10%葡萄糖酸钙静脉推注
    C. 高渗葡萄糖胰岛素静脉滴注
    D. 苯丙酸诺龙肌内注射
    E. 10%葡萄糖酸钙静脉滴注

【全国职业院校技能大赛模拟试题】

病历摘要：患者，男性，32岁，因全身多处烧伤4天，并少尿2天入院。患者精神极度委靡，反应迟钝，全身水肿明显，少尿，约250ml/d，心悸，体温38.2℃，脉搏115次/分，呼吸26次/分，心电图见T波改变，实验室检查：血钾5.5mmol/l，血肌酐725μmol/l，尿素氮28mmol/l。

问题一：请按轻重缓急对该患者列出主要护理问题。（至少4个，5分）

问题二：针对该患者的首优护理问题，列出主要护理措施。（至少4项，5分）

# 第11章　重要脏器功能监测及护理

## 第1节　循环功能监测及护理

### 一、心电监护及多功能监护仪的使用

心电监护是监测心脏电活动的一种方法，通过显示屏可连续观察、监测被监护者的心脏电活动情况，能持续观察病情，为早期发现心电改变及心律失常提供可靠信息，其在危重患者的抢救中发挥着积极作用。

早期的心电监护仪是由心电示波器、心率计和心电记录器构成的最基本的心电监护仪。随着电子技术的不断进步、重症医学科的建立，以及对危重症患者脏器功能监测的需要，心电监护不断发展，目前已成为一个多功能的监测系统，可连续进行体温、心电示波、呼吸、血压、脉搏、血氧饱和度等多参数的连续监测。目前的监护系统既有良好的显示功能，又有报警装置，还能对监测信息进行存储、回放、打印，对心电示波进行自动分析，从而能将危重患者的信息及时、准确地向医务人员报告，极大地提高了急危重症患者的抢救成功率，显示了其特殊的价值。

#### （一）心电监护仪的分类

**1. 根据结构分为四类**　便携式监护仪、插件式监护仪、遥测监护仪、Holter（24小时动态心电图）心电监护仪。

**2. 根据功能分为三类**　床旁监护仪、中央监护仪、遥测监护仪。

（1）床旁监护仪：是设置在病床边与患者连接在一起的仪器，能够对患者的各种生理参数或某些状态进行实时监测，予以显示、记录或报警，也可以与中央监护仪构成一个整体来进行监测。

（2）中央监护仪：又称中央系统监护仪，它是由主监护仪和若干床旁监护仪组成，通过主监护仪可以控制各床旁监护仪的工作，对多个被监护对象的情况进行同时监护，它的一个重要任务是完成对各种异常的生理参数和病历的自动记录。

（3）遥测监护仪：是使患者可以随身携带的小型电子监护仪，可以在医院内外对患者的某种生理参数进行连续监护，供医生进行非实时性的检查。

#### （二）心电监护的意义

1. 及时发现心肌缺血或心肌梗死，及早发现致命性心律失常或其先兆。
2. 指导临床抗心律失常治疗，判断药物治疗效果。
3. 对各种手术，尤其是心血管手术的术前、术中、术后及各种特殊检查和治疗进行监测。
4. 监测电解质改变。
5. 对安装临时或永久起搏器患者，进行心脏起搏器起搏与感知功能的观察与监测。

#### （三）心电监护操作步骤

**1. 评估患者**　确定患者身份，根据实际情况解释目的。

**2. 物品准备**　主要有心电监护仪、心电血压插件连接导线、电极片、生理盐水棉球或

湿纱布、配套的血压袖带。

**3．心电监护连接**　连接心电监护仪电源，打开主开关。

**4．体位**　患者取平卧位或半卧位，用生理盐水棉球擦拭患者胸部贴电极处皮肤。

**5．正确粘贴电极**　先把心电导联线与电极片相连接，再把电极片贴在患者身上。

粘贴电极片的部位（5导联）：

（1）左臂电极：左锁骨中线锁骨下或左上肢连接躯干的部位。

（2）右臂电极：右锁骨中线锁骨下或右上肢连接躯干的部位。

（3）左腿电极：左锁骨中线第6、7肋间或左髋部。

（4）参照电极：右锁骨中线第6、7肋骨或右髋部。

（5）胸部电极：心电图胸导联的位置。

**6．正确放置袖带**　将袖带绑在至肘窝上两横指处。

**7．固定血氧饱和度探头**　将血氧饱和度探头固定于患者指端。

**8．导联选择**　选择合适的导联，正确调整波形、波幅、波速，设置报警上、下限。

**9．向患者做好宣教**　①告知患者不要自行移动或者摘除电极片，避免牵拉连接线，不要随意调节按钮，出现连续报警时按呼叫铃。②告诉患者和家属避免在监护仪附近使用手机，以免干扰监测波形。③指导患者和家属学会观察电极片周围皮肤情况，如有痒痛及时告知医务人员。

**10．整理用物**　将仪器按规范要求整理完毕。

**（四）注意事项**

1．心电导联要准确无误，贴电极片时要避开除颤、心电图胸导联、永久起搏器埋藏的位置。

2．经常检查巡视电极片、血压计袖带、血氧饱和度指套是否正常，仪器是否正常工作。

3．可根据情况改变报警上、下限，但不可关闭全部报警系统。

# 二、中心静脉压监测

中心静脉压（central venous pressure，CVP）是指血液流经右心房及上、下腔静脉胸腔段的压力，是反映右心功能和血容量的常用指标，正常值为5～12cmH_2O（0.49～1.18kPa）。

**（一）中心静脉压监测的适应证**

1．各类休克急需抢救的危重患者。

2．脱水、失血和血容量不足。

3．心力衰竭和低心排血量综合征。

4．大量输血和换血疗法。

5．大量静脉补液、给药和静脉营养支持治疗。

6．各类大中手术，尤其是心、胸、颅脑手术。

**（二）中心静脉压监测的方法及意义**

中心静脉压监测需首先进行中心静脉置管，即由颈内静脉或锁骨下静脉置管到上腔静脉，也可经股静脉置管到下腔静脉，之后将导管末端借助于测压装置与监护仪相连，从而获得连续的中心静脉压力波形及数值，动态地了解血容量的变化及判断心脏对补液的耐受能力，以调节补液治疗。临床常结合血压的变化综合判断（表11-1）。

表 11-1　血压与中心静脉压变化的临床意义

| CVP | BP | 临床意义 | 处理方法 |
| --- | --- | --- | --- |
| 低 | 低 | 血容量不足 | 充分补液 |
| 低 | 正常 | 心脏收缩功能良好，血容量轻度不足 | 适当补液 |
| 高 | 低 | 心功能不全，血容量相对过多 | 舒张血管 |
| 高 | 正常 | 容量血管过度收缩，循环阻力增加 | 舒张血管 |
| 正常 | 低 | 心排血量减少，容量血管收缩过度，血容量不足 | 补液实验[*] |

　*取等渗盐水 250ml，在 5～10 分钟内经静脉滴入，若血压不变而 CVP 升高 3～5cmH₂O，提示心功能不全；若血压升高而 CVP 不变，则提示血容量不足。

### （三）中心静脉压监测的注意事项

1. 操作时必须严格无菌，导管应保持通畅，否则会影响测压结果。

2. 测压管零点必须与右心房中部在同一平面，即患者平卧时腋中线第 4 肋间，体位变动后应重新校正零点。

3. 咳嗽、吸痰、呕吐、躁动、抽搐均影响测压值，应在安静 10～15 分钟后监测。

4. 静脉导管留置时间一般不超过 7 天，需用肝素冲洗、抗凝，以防血栓形成，否则易发生静脉炎或血栓性静脉炎。

5. 如怀疑有管腔堵塞时，不能强行冲注，先回抽，如无法抽吸动，只能拔除，以防止血块栓塞。拔除深静脉导管后，需按压穿刺处 10 分钟以上，用无菌纱布覆盖，保护穿刺点。

6. 如有明显腹胀、肠梗阻、腹内巨大肿瘤或腹部大手术时，利用股静脉插管测量的 CVP 可高达 25cmH₂O 以上，不能代表真正的 CVP。少数重症感染患者，虽 CVP < 10cmH₂O 也有发生肺水肿的可能，应予以注意。

### （四）中心静脉压监测的影响因素

1. **病理因素**　CVP 升高见于右心及全心衰竭、输血补液过量、心房颤动、支气管痉挛、肺梗死、张力性气胸及血胸、慢性肺部疾病、心包填塞、缩窄性心包炎等；CVP 降低则常见于失血或失液引起的低血容量、周围血管张力降低等。

2. **神经因素**　交感神经兴奋引起静脉张力升高，儿茶酚胺、抗利尿激素、肾素和醛固酮等分泌增加，均会使 CVP 升高；相反，低压感受器作用增强，使血容量相对减少和回心血量不足，会引起 CVP 降低。

3. **药物因素**　快速补液，应用去甲肾上腺素等血管收缩药物，会引起 CVP 升高；扩血管药物或心功能不全应用洋地黄等后，CVP 会降低。

4. **麻醉插管和机械通气**　麻醉和气管插管时，随动脉压升高 CVP 升高，机械通气时应用 PEEP 呼吸模式，CVP 升高；麻醉过深或椎管内麻醉时，CVP 会偏低。

5. **其他因素**　缺氧、肺血管收缩、患者挣扎或躁动、胸膜腔内压升高，腹腔手术和压迫等会使 CVP 升高。

### （五）中心静脉压监测的并发症

1. **感染**　中心静脉置管感染率为 2%～10%，因此，操作过程中应严格遵守无菌操作原则，加强护理，每天更换敷料，每天用肝素盐水冲洗导管。

2. **心律失常**　置入导管过程中，导管插入过深时，其顶端会进入右心房或右心室，对心肌造成机械性刺激而诱发心律失常，因此，操作过程应加强观察监测，确保导管插入不致过深。

**3. 出血和血肿**　穿刺过程中，穿刺点或进针方向选择不当可能会刺破邻近动脉而引起出血，在局部形成血肿，肝素化后或凝血机制异常的患者更容易发生。因此，穿刺前应熟悉局部解剖，掌握穿刺要点，一旦误穿动脉，应给予局部压迫，对肝素化患者，更应延长压迫时间。

**4. 其他**　包括气胸、血胸、空气栓塞、神经和淋巴管损伤等。虽然发病率很低，但后果严重，必须加强预防措施，熟悉解剖，仔细操作。一旦出现并发症，应立即采取积极治疗措施。

# 三、脉搏血氧饱和度监测

脉搏血氧饱和度（pulse oxygen saturation，$SpO_2$）监测是利用脉搏血氧饱和度仪（POM）经皮测得患者的血氧饱和度，从而间接判断患者的氧供情况，与动脉血氧分压有良好的相关性。现被称为第五生命体征监测，具有动态、快速、能连续监测的特点，临床已广泛应用。

## （一）基本原理

脉搏血氧饱和度仪是根据光电比色的原理，利用氧合血红蛋白和还原血红蛋白吸收光谱不同设计而成。假设手指或耳郭为盛满血红蛋白的透明容器，使用波长 660nm 的红光和 940nm 的红外光为入射光源，测定通过组织床的光传导强度来计算 $SpO_2$，还原型血红蛋白（Hb）在红光区吸收大于氧合血红蛋白（$HbO_2$），而在红外光区则相反。正常值为 96%～100%。

## （二）适应证

1. 具有氧合功能障碍或潜在氧合功能障碍的患者。
2. 麻醉手术或诊疗过程中（如支气管镜检查等）需连续监测血氧饱和度者。

## （三）影响 $SpO_2$ 监测准确性的因素

**1. 局部循环血流**　休克、局部低温、低血压或使用缩血管药物导致血管的收缩，局部灌注不良时，可影响 $SpO_2$ 监测的准确性。

**2. 局部皮肤因素**　测定部位的皮肤组织愈厚，精确度愈低。皮肤色素的沉着也会对 $SpO_2$ 的数值产生影响：①黑色素沉着可造成 $SpO_2$ 假性增高；②皮肤黄染对 $SpO_2$ 测定影响不大；③染甲或灰指甲（黑或蓝色）可造成 $SpO_2$ 假性降低。

**3. 血液因素**　①异常血红蛋白血症（如碳氧血红蛋白）时 $SpO_2$ 假性增高；②血液内有色物质（如甲基蓝）可影响 $SpO_2$ 监测的准确性；③血液中存在脂肪悬液（如脂肪乳或异丙酚输注）可吸收部分光线，影响 $SpO_2$ 监测的准确性。

## （四）注意事项

**1. 传感器的使用**　因 $SpO_2$ 监测传感器重复使用，应在每次使用后进行清洁、消毒。尽量选择指端监测，病情不允许时可监测趾端。$SpO_2$ 传感器不应与血压监测或动脉穿刺在同一侧肢体，否则可能会影响监测结果。监测过程中至少每 4 小时改变一次佩戴部位，防止局部组织循环障碍引起的青紫、红肿。

**2. 传感器的保护**　应注意保护传感器，以免碰撞、坠落，另外，在进行磁共振检查过程中使用 $SpO_2$ 可能会对传感器造成严重损伤。

# 四、输液泵及微量注射泵的使用

在危重症患者的治疗与康复过程中，往往需要长时间的液体治疗。无论是大量输液或多种药物输注，还是控制给药或肠外营养支持，都对输液通路的建立和护理提出了更高的要求。输液泵是一种由电脑控制输液的装置，临床应用日益广泛。

## （一）输液泵的作用

通常情况下，输液是以重力为动力，使溶液通过输液器进入静脉。而使用输液泵可提供适当的压力以克服阻力，保证输液速度。输液泵有如下作用。

1. 保证精确的输液速度，误差可小至 2%～5%。

2. 有报警安全装置，在输液通路中有空气或存在妨碍液体输入的因素，如过滤膜堵塞、输液管脱出及液体滴完时均可报警。

3. 可以显示液体的入量、输液的速度等。

4. 减轻护士的工作量（不必不断检查输液情况），中心控制室可得到各种记录。

## （二）输液泵的分类及运作机制

按其工作特点可分为蠕动控制式输液泵及针筒微量注射式输液泵（微量注射泵）2 类。

**1. 蠕动控制式输液泵**　其输液是依靠重力，通过电子电路控制来调整输液量。应用过程中，输液速度会受到液体浓度、黏度和液体压力及针头内径大小的影响。一般来讲，输液压力正比于液体瓶与被输液者心脏的高度差，增加或降低液体瓶的高度，就意味着压力会发生相应的变化。所以一般要求液体瓶应高于输液泵 30cm，输液泵高于患者心脏 30cm，以确保输液效果。

（1）特点：①操作简单，使用安全可靠，输出压力稳定。②仪器具有单通道，双速率旁路输液功能，根据需要可设两组参数，以不同的流速进行输液。③具有保持静脉开通（keep vein open，KVO）功能，一旦所设的参数输完，仪器就自动转为 KVO 功能，并在面板上给予显示，同时以声音报警显示。标准的 KVO 开通流速为 1～3ml/h。

（2）基本工作原理：蠕动式输液泵是利用微型计算机控制步进式电机，带动偏心凸轮作用于中心测压指状蠕动排，使蠕动排以波动方式连续挤压充满液体的输液管，液体在重力作用下源源不断地输入患者体内。按照操作要求，把充满液体的专用输液管放入泵管槽内，关闭泵门，由面板控制设置输液参数，仪器就按设定的参数工作，并自动进行输液参数监测。

**2. 针筒微量注射式输液泵（微量注射泵）**　适用于长时间、微量给药，其流速均匀，精确度高，微量注射泵使用的注射器容量均在 50ml 以下，故不宜作为普通式输液泵来使用。

（1）特点：目前微量注射泵作为便携式仪器，具有以下特点：①体积小，重量轻，注射药物精确、微量，给药均匀可靠，故在 ICU 中具有重要的应用意义。②常用的注射器容量为 50ml，有的注射泵具有多种注射器使用选择功能，应用时可根据工作需要进行选择。③具有可靠的功能检测系统，可及时检测出应用中出现的非正常情况。④具有外接电源接口，确保在机内电池失效时，仪器可继续使用。

（2）工作原理（过程）：微量注射泵在微型计算机的控制下，步进电机通过减速器带动泵内推杆缓慢、匀速的转动，推杆上面的注射器后支架在推杆匀速转动时，能实现匀速直线运动，推动注射器内活塞向前推注药液，实现匀速微量注射。

## （三）输液泵的使用及处理要点

**1. 使用前准备**

（1）初次使用任何类型的输液泵前，均应仔细阅读使用说明书，按规定掌握其操作程序和面板上的各种标志及其意义。

（2）输液泵使用前，应依次检查各部分功能及报警系统，此应处于良好工作状态，若有功能性故障应与有关医学工程技术人员联系解决。

（3）按需设定输液参数，包括设定单位时间内流速比率（ml/h）和预设输入液体总量。设定输液参数前可使用清零键，使显示的数字在零状态。

（4）选择的输液泵管应是透明度等性能良好的专用泵管，输液泵管不宜存放时间过久，以保证其质量。

**2. 使用中注意要点**

（1）首先应接通输液泵面板电源，使其通过自检功能检测。

（2）随时查看工作状态指示灯，了解输液泵是处于正常工作状态还是处于被迫停止工作的非正常状态，对于后者应及时处理。

（3）各类输液泵工作中由于每小时流速设置不同，仪器本身具有一定的压力，容易使患者穿刺部位注射针头和输液管接口处产生液体渗漏，使用中应注意观察并及时处理。

（4）正确掌握各功能键的使用方法。

（5）根据报警显示，查除故障，消除警报后启动输液泵重新工作，严防液体滴入失控现象。

（6）务必保持输液泵在充电状态。充电指示灯呈现绿色时表示仪器正在充电。

（7）某些输液泵设有第二输液流速程序功能键，用该键可为患者预设第二组参数，以转换为不同流速或转换为输入另一种药物时的启动。

**3. 使用后整修**　应及时清除输液泵表面的污迹与尘埃，并充电备用。若有功能障碍，应及时送检维修。

# 第2节　呼吸功能监测及护理

正常的呼吸功能是维持生命及机体内外环境稳定的重要生理活动之一。其功能障碍将不同程度地影响患者的生命状况，使其趋于恶化，增加死亡率。为急危重症患者进行呼吸功能监测是判断其功能状况、防治并发症和推测预后的重要手段，对临床诊疗及护理具有重要指导意义。

## 一、呼吸功能测定

**（一）临床观察**

通过观察可以发现呼吸频率、深度和节律的变化，了解有无异常呼吸。

**1. 正常呼吸**　正常平静时的呼吸节律是均匀的，成人安静状态下，平均每分钟呼吸16～20次。整个呼吸过程包括呼气和吸气，正常人吸气期较短而且是主动的，呼气期较长而且是被动的，吸气时间与呼气时间之比为1∶（1.5～2）。

**2. 异常呼吸**　在各种病理情况下，呼吸频率加快或减慢或节律不规则，吸气幅度减小或增大，称为异常呼吸。常见有以下几种。

（1）潮式呼吸：又称陈－施呼吸（Cheyne-Stokes respiration），呼吸由浅慢逐渐变为深快，然后再由深快转为浅慢，随之出现一段呼吸暂停，如此周而复始。每个潮式呼吸周期可长达30秒～2分钟，呼吸暂停可持续5～30秒。常见于中枢神经系统疾病、糖尿病昏迷、中毒等。

（2）深大呼吸：其特点为呼吸深而慢，是呼吸中枢功能严重障碍的表现。常见于糖尿病所致的代谢性酸中毒、尿毒症、肝性脑病等。

（3）间停呼吸：表现为呼吸几次后，突然停止，间隔一段短的时间后，又开始呼吸，周而复始地间断呼吸。常见于中枢神经系统疾病，如脑炎、颅内压增高、某些中毒（如糖尿病酮症酸中毒、巴比妥类药物中毒）等。

### （二）通气功能监测

**1. 潮气量（VT）**　指平静状态下每次吸入或呼出的气体量，成人为 400～500ml。潮气量增加，见于中枢神经系统病变、酸中毒等；潮气量减少，见于气道梗阻、肺部感染、肺纤维化、肺水肿、血气胸等。

**2. 肺活量**　指深吸气后做最大呼气时所能呼出的最大气体量，为深吸气量与深呼气量之和。正常肺活量平均男性为 3500ml，女性为 2500ml。

**3. 残气量**　是肺内气体交换的重要指标。它使气体交换即使在呼吸间歇时也能连续进行，同时对稳定肺泡气体分压具有缓冲作用；但残气量绝对值的过度增加和减少对肺泡内的气体交换均是不利的。过度增加时，吸入的新鲜气体将被大量肺泡残气稀释，使肺泡氧分压降低；过度减少时，因呼气末肺泡内没有充分的气体继续与肺血流进行交换，易造成肺动静脉分流增加。

**4. 生理无效腔/潮气量**　即 VD/VT 值，正常为 0.3，对调整呼吸机参数有一定的指导意义，因为要保持正常的 $PaCO_2$，每分钟通气量必须随着比值的增加而增加。

**5. 分钟通气量（MV）和肺泡通气量（VA）**　分钟通气量为平静状态下每分钟吸入或呼出的气体量，等于潮气量与呼吸频率的乘积（MV＝VT×f）。但气体只有进入肺泡才能参与气体交换，故只有肺泡通气量才能真正反映气体交换的量。肺泡通气量 VA＝（VT－VD）×f，正常的肺泡通气量为分钟通气量的 70%。在临床上，测得无效腔气体量、潮气量，即可由上式求得每分钟的肺泡通气量。肺泡通气量不足是低氧血症、高碳酸血症的主要原因，而肺泡通气量过大，又可引起呼吸性碱中毒。

**6. 用力肺活量**　指深吸气后以最大的力量所呼出的气体量，在 1、2、3 秒内呼出的气体量称 1、2、3 秒用力呼气容量，其中第一秒内呼出的气体量在临床上意义较大，正常值为 50～80ml/kg。若第一秒内呼出的气体量降低，即反映气道阻力增加。

### （三）换气功能监测

氧和指数是动脉血氧分压与吸入氧浓度之比（$PaO_2/FiO_2$），是监测换气功能的主要指标之一，其正常值是 360～500mmHg（48～67kPa）。当肺弥散功能正常时，$PaO_2$ 随 $FiO_2$ 的升高而升高。尤其是对接受呼吸机治疗的患者，提高 $FiO_2$，$PaO_2$ 应相应升高。倘若随 $FiO_2$ 的升高，$PaO_2$ 不能相应升高，除提示患者有一定程度的肺弥散功能障碍外，还提示可能存在不同程度的肺内分流所致的低氧血症。

### （四）血气监测

血气分析有助于对呼吸状态全面而又精确的分析判断、评价呼吸机治疗效果、调整呼吸机参数，已经成为危重病抢救过程中常规的监测手段，可以为机械通气治疗的患者提供呼吸机参数调整的依据，指导呼吸衰竭和酸碱失衡患者的治疗。

**1. 动脉血酸碱度（pH）**　是表示血浆中氢离子（$H^+$）浓度的指标，以其负对数来表示。正常值为 7.35～7.45，平均值为 7.40，是酸碱平衡测定中最重要的指标，反映体内呼吸和代谢因素综合作用的结果。pH＜7.35 表明有酸中毒，pH＞7.45 为碱中毒。

**2. 动脉血氧分压（$PaO_2$）和血氧饱和度（$SaO_2$）**　指血浆中物理溶解的氧分子所产生的压力，正常值为 80～100mmHg（10.64～13.3kPa）。$SaO_2$ 是指氧与血红蛋白结合的程度，即单位血红蛋白含氧的百分数，是反映机体氧合状态、判断缺氧和缺氧程度的重要指标，正常值为 96%～100%。

**3. 动脉血二氧化碳分压（$PaCO_2$）**　指血液中物理溶解的二氧化碳所产生的压力，是反映呼吸性酸碱失衡的重要指标，正常值为 35～45mmHg（4.7～6kPa），平均为 40mmHg。

**4. 标准碳酸氢盐（SB）和实际碳酸氢盐（AB）**　SB 是指将全血校正到标准状态下所测

得的血浆 $HCO_3^-$ 含量。正常值为 $22\sim27mmol/L$，由于去除了呼吸的影响，故反映的是代谢性酸碱失衡的指标。AB 指血浆中 $HCO_3^-$ 的实际含量，受呼吸和代谢的双重影响，正常值为 $22\sim27mmol/L$。

**5. 碱剩余（BE）** 指在标准条件下将全血的 pH 滴定到 7.40 所需要的酸或碱的量。正常值为 $\pm3mmol/L$，是反映代谢性酸碱失衡的指标。$BE<-3mmol/L$ 为代谢性酸中毒，$BE>+3mmol/L$ 为代谢性碱中毒。

**6. 缓冲碱（BB）** 指全血内具有缓冲作用的阴离子浓度的总和，正常值为 $45\sim50mmol/L$，反映机体对酸碱紊乱时总的缓冲能力。

# 二、机械通气及护理

机械通气（mechanical ventilation）是指利用人工方法或机械装置的通气代替、控制或辅助患者呼吸，以达到增加通气量、改善气体交换、减轻呼吸功能消耗、维持呼吸功能等为目的的一种通气方式。其原理是呼吸机将一定气量、一定压力的气体经患者口、鼻、气管插管或气管切开套管等送入呼吸道，当气体压力超过肺泡压力时，外界气体流向肺泡产生吸气；当呼吸机停止送气，因肺泡压高于大气压及借助于胸廓和肺组织的弹性回缩力，将肺泡内气体排出体外形成呼气，当肺泡压低于外界压力时呼气终止，进入下一个呼吸循环。

## （一）适应证

**1. 心肺复苏后呼吸支持** 由于呼吸停止或通气不足而需呼吸支持者。

**2. 严重的急、慢性呼吸衰竭** 如 COPD、重症哮喘、中枢神经系统或呼吸肌疾患所致的严重通气不足；严重肺部感染、ARDS 所致的严重换气功能障碍等。

## （二）禁忌证

严格地说机械通气治疗无绝对禁忌证，相对禁忌证为：

1. 伴有肺大泡的呼吸衰竭。

2. 未经引流的张力性气胸。

3. 大咯血。

4. 急性心肌梗死。

5. 低血容量性休克未补足血容量前。

## （三）呼吸机与患者的连接方式

**1. 面罩** 适用于神志清楚、能合作、短时间使用机械通气者。其优点是方便，无需气管插管。缺点是：①容易漏气；②舌后坠时可造成通气不足；③对面部有压迫作用；④不利于口腔护理和吸痰；⑤可能存在面罩内 $CO_2$ 重复呼吸的问题；⑥增加一定的机械死腔。不适用于昏迷、吞咽障碍、气道分泌物多且伴清醒障碍或伴多器官功能不全者。

**2. 气管插管** 有经口和经鼻插管两种途径。适用于昏迷、重症及手术等短期做机械通气治疗的患者。一般不超过 72 小时，如经鼻气管插管、低压力套管插管者可延长时间。

**3. 气管切开** 适用于需长时间进行机械通气治疗或已行气管插管但吸痰不畅者，可更有效地保证气道通畅，并能在允许的情况下，便于患者经口饮水、进食而保证营养和水分的补充。

## （四）呼吸机的类型

**1. 定容型（容量转换型）** 呼吸机将预定的气体压入气道，又依赖于肺泡、胸廓弹性回缩将肺泡内气体排出体外。

**2. 定压型（压力转换型）** 呼吸机产生的气流进入气道使肺泡扩张，当肺泡内压达到预定压力时气流即终止，肺泡和胸廓弹性回缩将肺泡气排出，当气道内压力降至呼吸机预定参数时再次供气。

**3. 定时型（时间转换型）** 按预定吸气时间送气入肺。

**4. 高频通气型** 是一种通气频率比生理状态高 4 倍以上，潮气量小于解剖无效腔的机械通气方式。

#### （五）机械通气的模式

**1. 间歇正压通气（intermittent positive pressure ventilation，IPPV）** 也称机械控制通气（controlled mechanical ventilation，CMV），吸气时气道内压力不断上升，呼气借胸廓弹性回缩力，将气体排出体外，直至与大气压相等。可分为控制通气、辅助通气和辅助 - 控制通气。

（1）控制通气（controlled ventilation，CV 或 C）：呼吸机按预设的通气参数给予患者间歇正压通气。主要用于无自主呼吸和呼吸很微弱的患者。

（2）辅助通气（assisted ventilation，AV 或 A）：机械通气的启动由患者自主吸气动作来触发，因而通气频率取决于患者的自主呼吸，潮气量则取决于预设值的大小。

（3）辅助 - 控制通气（assist-control ventilation，A/C）：与单纯辅助通气的主要区别是呼吸机本身有监测和调节功能，当自主呼吸频率过慢，每分钟通气量小于设定值时，呼吸机本身可检知，并自动以控制通气方式来补充，以防止通气不足的发生。

**2. 同步间歇正压通气（synchronized intermittent positive pressure ventilation，SIPPV）** 通气与患者自主呼吸同步，与 IPPV 的区别在于由患者自主吸气触发呼吸机供给 IPPV 通气。

**3. 间歇指令性通气（intermittent mandatory ventilation，IMV）** 与同步间歇指令通气（synchronized intermittent mandatory ventilation，SIMV）的共同特点是在单位时间内既有机械通气又有自主呼吸。IMV 是控制通气与自主呼吸的结合（现少用），SIMV 则是辅助通气与自主呼吸的结合（现多选用）。按预设频率给予辅助通气，在间隙期间允许自主呼吸存在。主要用于撤离机械通气的过程中，通过设定不能满足机体需要的机械通气频率，使患者在机械通气间期内可进行自主呼吸，随病情好转逐渐减少机械通气次数，直至停机。

**4. 分钟指令性通气（minute mandatory ventilation，MMV）** 每分钟通气量恒定并能自动调节，当患者自主呼吸降低时，该系统会自动增加机械通气水平；反之，当患者自主呼吸能力恢复时，在没有改变呼吸机参数的情况下会自动将通气水平越降越低。对于自主呼吸不稳定的患者，MMV 可保证这类患者撤机过程的安全。

**5. 呼气末正压（positive end- expiratory pressure，PEEP）** 吸气可由患者自发或呼吸机发生，而呼气终末则借助于装在呼气端的限制气流活瓣等装置，使气道压力高于大气压，从而提高氧合。这种呼气末正压能使肺泡在呼气末仍保持膨胀，防止小气道闭合，因而有利于减少肺泡萎陷、增加功能残气量，改善肺顺应性。

**6. 持续气道正压（continuous positive airway pressure，CPAP）** 呼吸机内装有灵敏的气道测量和调节系统，能随时调整正压气流的流速，维持气道基本恒定在预调的 CPAP 水平，波动较小。在整个呼吸周期施以一定程度的气道正压的通气方式，防止肺与气道萎陷，改善肺顺应性，减少吸气阻力。

**7. 压力支持通气（pressure support ventilation，PSV）** 是一种比其他辅助通气模式更接近生理状态的通气模式。患者每次自发吸气，都自动接受预先设定的一定程度的压力支持，患者本身独自控制呼吸频率及呼、吸气时间，并与支持压力共同决定吸气流速及潮气量。与 SIMV 相比，它不增加呼吸功的消耗，但对自主呼吸不稳定者要谨慎应用。

**8. 压力控制通气（pressure controlled ventilation，PCV）** 是一种时间起动、压力限定、

时间切换的通气方式。预先设置气道压和吸气时间。吸气开始，气流速度很快进入肺，达到预设压力水平后，通过反馈系统使气流速度减慢，维持预设压力水平于整个吸气期，然后呼气。

### （六）呼吸机的使用

**1. 连接呼吸机有关部件**  电源、湿化器、出入管道，检查有无漏气等情况，开机观察运转及性能是否良好。

**2. 连接患者**  按病情需要选择呼吸机与患者的连接方式。

**3. 调节呼吸机参数**

（1）呼吸频率（f）、潮气量（VT）、每分钟通气量（MV）：机械通气之初，一般设定呼吸频率每分钟 10～15 次；VT 设定在 7～15ml/kg；维持每分钟通气量 6～10L。以后根据血气分析指标及需要调节。

（2）吸呼时间比（I：E）：根据病情在 1：（1.5～2）范围内选择、调节。

（3）吸气峰压（peak inspiratory pressure，PIP）或气道峰压力：一般为 15～20cmH$_2$O，最高可达 30cmH$_2$O。通气压力的高低由肺顺应性、气道通畅程度、潮气量多少及吸气流速等因素决定。力求以最低通气压力获得满意的潮气量，同时又不影响循环功能为原则，此外可根据肺内病变的轻、中、重度进行调节，应注意避免设置过高而造成肺的气压伤和对循环的不良影响。

（4）吸入氧浓度（FiO$_2$）：现代呼吸机 FiO$_2$ 可在 21%～100% 之间任意选择。低浓度吸氧，一般以吸入氧浓度 40% 为宜，病情需要高浓度给氧者，可酌情增加，但不宜长时间（＞24 小时）超过 60%，以免发生氧中毒。

（5）呼气末正压（PEEP）：最佳 PEEP 值的设定应对循环无不良影响，但可达到最大的肺顺应性、最高的氧运输、最低 FiO$_2$ 时的最小 PEEP 值。一般在 10cmH$_2$O 左右，多数患者使用 3～5cmH$_2$O 即可。若 PEEP≥15cmH$_2$O 可使胸腔内压上升而致回心血量减少，心排血量下降。

（6）触发敏感度（trigger）：为提示呼吸机产生人机同步性的指示，是患者吸气触发力量的估计，可分为压力触发和流速触发两种。

**4. 机械通气中的护理**

（1）气道的湿化与温化

1）室内温度与湿度：温度应保持在 22～24℃；相对湿度 50%～70%。

2）气道护理：加强气道湿化，主要目的是防止痰液干涸，保持气道通畅。①电热恒温湿化器，可对吸入气体进行加温加湿。②气道内滴注湿化液，常用湿化液有蒸馏水、0.9% 氯化钠注射液或稀释的抗生素溶液，应根据分泌物的黏稠度及性质选择，于吸痰后滴注 2～3ml，每次滴入量不能超过 5ml，温度为 32～35℃。③雾化吸入，常用方法有超声雾化吸入和以氧气为动力通过射流气雾形成气雾吸入气道两种。④湿热交换器，利用人体呼出气体的温度和水分来加温湿化吸入的气体，对细菌有一定的过滤作用。

（2）气道分泌物的吸引：根据分泌物多少决定吸痰时间和次数。严重缺氧者在吸引前应适当增加氧浓度和通气量，每次吸痰时都应仔细观察并记录痰液的色、质、量和黏稠度，为肺部感染的治疗和气道护理提供主要依据。吸痰过程注意监测血氧饱和度和心率变化情况，吸痰结束后协助患者摆好体位，并记录吸痰时监护仪上有关生理参数的变化。

（3）口腔护理：经口气管插管容易引起口腔溃疡及口腔分泌物过多，每日 4 次口腔护理。注意观察口腔有无真菌感染、黏膜溃疡等并发症，以便及时给予针对性治疗。

（4）营养支持：针对人工气道患者，营养支持的目的主要为：①维持正常体重，减少机体营养物质的消耗；②促进蛋白质的合成，修复组织，恢复肌肉的功能。可根据情况选择肠内营养或肠外营养以满足机械通气患者的营养需求。

**（七）呼吸机的撤离**

**1. 脱机指征**　①患者神志清醒，导致呼吸衰竭的原发病因已解除，呼吸、咳嗽、咳痰能力恢复，反射良好，肺部感染基本控制；②呼吸频率<25 次 / 分，自主呼吸潮气量>6ml/kg，$FiO_2$<40%；③血气分析各项指标正常。

**2. 停机前后的护理**

（1）撤机前准备：向患者做好解释工作，尤其是原有慢性肺功能不全的患者，常可能在心理上产生呼吸机依赖性，因而要加强心理护理，并加强营养支持和呼吸功能锻炼等，以增强自主呼吸能力和自信心，解除患者的心理负担和顾虑。

（2）按步骤有序撤机

1）调整呼吸机参数：逐渐降低呼吸频率、压力支持和吸氧浓度。

2）间断脱机：①同步间歇指令通气（SIMV）撤离法，可降低 SIMV 的呼吸次数，从每分钟 12 次逐渐减少至每分钟 2～5 次，患者呼吸平稳，通气及氧合指标均为正常时可停用。②自主呼吸实验，断开呼吸机进行 2 分钟自主呼吸实验，如患者通过后，逐渐延长脱机时间，至自主呼吸达 30～120 分钟，患者没有呼吸困难征象，通气和氧合指标均正常时可停用。

3）快速脱机，用"T"形管接简易呼吸器作辅助呼吸，仅适用于短期机械通气的患者（手术后患者）。

4）当患者具备完全脱离呼吸机的能力后，需按以下 4 个步骤进行：撤离呼吸机→气囊放气→拔管→吸氧。撤机时间，一般选择在上午，以便于观察，最初的 1～2 天夜间仍可做间歇辅助呼吸，辅助经过至少 2 天，患者自主呼吸良好时才能完全停止使用呼吸机。

（3）拔管后的气道护理：拔管后患者气道不能马上适应空气吸入，湿化作用尤为重要。超声雾化吸入次数及气道内滴注水量应相对增加，可通过拍背、振荡或刺激咽部产生咳嗽动作等方法促进气道分泌物的排出，保持气道通畅，预防肺部感染。

---

**案例 11-1**

患者，男性，58 岁，食管癌根治术后第 2 天出现呼吸困难，给予面罩吸氧（$FiO_2$ 40%）后无缓解，呼吸 30 次 / 分，血气分析示：$PaO_2$ 56mmHg，$PaCO_2$ 40mmHg，给予增加吸氧浓度后呼吸困难仍无改善，$SpO_2$ 在 75% 左右，急转入 ICU。

讨论分析：

1. 患者目前的呼吸功能状况如何？

2. 患者有无机械辅助呼吸的指征？

3. 患者行机械通气后，为判断呼吸功能的改善情况，应进行哪些检查？

4. 患者呼吸功能达到何指标可试行撤机？

---

# 第 3 节　肾功能监测及护理

# 一、尿　量

血液流经肾小球毛细血管袢过滤形成原尿，其成分与血浆相近，只是不含蛋白质，成人每日形成 180～200L 原尿，后经肾小管重吸收而形成尿液。正常成人 24 小时尿量 1000～2000ml，昼夜尿量之比为（3～4）：1。尿量的多少与水分摄入量等原因有关，但在病理情况下，尿量的多少与有效循环血量是否充足、肾脏疾病及泌尿系统的机械性梗阻有关（即肾前性、肾性、肾后性）。尿量每天少于400ml为少尿，每天少于100ml为无尿。如尿量<30ml/h为肾血流灌注不足；若<17ml/h需考虑有无肾功能不全，但非少尿型肾衰竭时尿量不减少甚至增多，多见于急性肾衰竭。正常情况下夜尿量应<750ml，24小时尿比重为1.015～1.030，最高与最低比重之差不应少于0.009。当夜尿量>750ml，考虑有早期肾功能损害；若尿比重固定在1.010～1.012之间，则为固定低比重尿，说明肾小管浓缩功能严重损害。

## 二、血尿素氮

血中非蛋白氮（nonprotein nitrogen，NPN）指血液中蛋白质以外的含氮化合物，如尿素氮（BUN）、氨基酸、尿素、肌酐、嘌呤和胆红素等，其中BUN占50%，当肾功能不全时，BUN比NPN升高得快，可占NPN的80%～90%。BUN主要经肾小球滤过随尿排出，反映肾小球滤过功能，故BUN对肾功能不全尤其是尿毒症有重要价值，且增加程度与肾功能损害程度成正比，BUN正常值为2.9～6.4mmol/L（8～18mg/dl）。虽然BUN比NPN准确，但也受一些因素影响，如血容量不足、使用利尿剂、摄入高蛋白、机体高分解代谢状态（甲状腺功能亢进、手术、感染等）均可使BUN增高。

## 三、血 肌 酐

血肌酐（Cr）由外源性和内生性两类组成，机体每20g肌肉每天代谢产生1mg肌酐，如机体肌肉量没有明显改变，则每天的肌酐生成量比较稳定。血中肌酐主要由肾小球滤过排出体外，而肾小管基本上不吸收而且分泌也较少。在外源性肌酐摄入量稳定的情况下，其血中的浓度取决于肾小球滤过能力。但由于肾脏的储备能力和代偿能力很强，故在肾小球受损的早期或轻度损害时，血中浓度可正常；而当血中浓度明显增高时，常表示肾脏功能已严重受损。正常值为83～177μmol/L。

## 四、内生肌酐清除率

内生肌酐由肌酸代谢产生，基本上不被肾小管重吸收及排泄，故其浓度相当稳定，临床上常用24小时内生肌酐清除率（Ccr）来估计肾小球滤过率（GFR）。由于计算Ccr需同时测定尿中肌酐浓度，故对无尿者并不适用。常用以下公式计算24小时Ccr：24小时Ccr=尿肌酐浓度（mg/100ml）×24小时尿量（L）/血浆肌酐的浓度（mg/100ml），正常值为85%～115%。矫正清除率：由于肾体积个体差异，需按体表面积矫正，矫正清除率=1.73m²×应得肌酐清除率/实际体表面积，实际体表面积=0.006×身高（cm）+0.0128×体重（kg）-0.152。现在也可将Ccr简化为4小时留尿法，即于试验日凌晨3时排尿弃去，饮水400ml，20分钟后排尿弃去，准确收集4小时尿液并抽取抗凝血，测定尿中和血中的肌酐含量，计算出每分钟的尿量，按以下公式计算出清除率：每分钟肌酐清除率=尿中肌酐×每分钟尿量（ml）。肾功能轻度损害时为51～70ml/min，中度损害时为31～50ml/min，重度损害时为10～30ml/min，严重损害时为10ml/min。

# 第4节　脑功能监测及护理

**案例 11-2**

患者，男性，33岁，主因头痛1月余，进行性加重伴右侧肢体活动不便3天入院。患者神志清楚，双侧瞳孔正大等圆，对光反射灵敏，呼吸平稳，HR 62次/分，BP135/90mmHg，颅内压监测压力为 20mmHg，$SpO_2$ 在 95% 以上。头颅 CT 示：右额叶胶质瘤。

讨论分析：

1.患者是否存在颅内压增高症？

2.引起颅内压增高的因素有哪些？导致该患者颅内压增高的原因是什么？

3.患者夜间突然头痛加剧，并频繁出现呕吐，颅内压力为 43mmHg，右侧瞳孔散大，对光反射消失，左侧肢体偏瘫，随后意识丧失。该患者发生了什么情况？

4.护士该如何处理？

# 一、颅内压监测

颅腔容纳着脑组织、脑脊液和血液三种内容物，当儿童颅缝闭合后或成人，颅腔的容积是固定不变的，为 1400～1500ml。颅腔内的上述三种内容物，使颅腔保持一定的压力，称为颅内压（intracranial pressure，ICP）。颅内压监测是观察颅脑危重患者的一项重要指标，正常值为 10～15mmHg( 1.33～2kPa )，颅内压超过 15mmHg 称为颅内压增高，按程度可分为三级。①轻度升高：15～20mmHg；②中度升高：20～40mmHg；③重度升高＞40mmHg。

**1. 适应证**　①严重颅脑损伤；②颅内出血；③脑积水；④颅内感染；⑤脑梗死；⑥代谢性脑损害；⑦颅脑手术后。

**2. 颅内压监测方法**

（1）脑室内插管监测：经颅骨钻孔后，导管插入侧脑室，接压力换能器直接监测。

（2）硬脑膜下压力监测：导管插入硬脑膜下，操作较侧脑室压容易且测出值与颅内压相似，但需切开硬脑膜，增加感染机会。

（3）硬脑膜外压力监测：将测压装置经颅骨进入硬脑膜与颅骨内板之间。这一方法不切开硬脑膜，故颅内感染机会明显减少，平均监测时间可达 2 周左右，但不能同时引流脑脊液；对监测时间较长患者，硬脑膜可因受刺激而增厚，使传感器灵敏度下降，从而影响监测结果。

（4）经腰椎穿刺压力监测：操作较简便，但易受体位影响，效果欠佳。

**3. 影响 ICP 的因素**

（1）颅内压增高：颅内压增高的原因常见于以下几种情况。①脑水肿（脑组织体积增大）、脑积水（脑脊液增多）等颅腔内容物体积增大；②颅内占位性病变，如颅内血肿、脑肿瘤、脑脓肿等，使颅内空间相对变小；③先天性畸形，如狭颅症、颅底凹陷症等，使颅腔的容积变小。

（2）颅内压降低：静脉麻醉药如硫喷妥钠、依托咪酯、异丙酚、地西泮和麻醉性镇痛药可使脑血流减少，颅内压下降；甘露醇等渗透性利尿药使脑细胞脱水，颅内压下降；体温每下降 1℃，颅内压降低 5.5%～6.7%；反复腰穿、脑室引流、休克、脑脊液鼻漏等均可使颅内压降低。

# 二、电生理监测

**1. 脑电图监测**　脑电图是应用脑电图记录仪，将脑部产生的自发性生物电流放大 100 万倍后，记录获得的图形，通过脑电活动的频率、振幅、波形的变化，了解大脑功能状态。脑电图检查方法简单，经济方便，又便于在疾病过程中反复监测。不但可以通过脑电活动变化反映脑部本身疾病，还可以根据异常脑电图呈弥散性或局限性及节律变化等估计病变的范围和性质，对癫痫、脑炎、颅内肿瘤及脑血管疾病等有一定的诊断价值。近年来国内外更强调对复苏后脑功能的恢复和预后的判断，其在"脑死亡"判断方面有着重要作用。

**2. 脑血流图监测** 脑是机体代谢最旺盛的器官之一，脑重量仅为体重的 2%，但血流量却占心排血量的 15%，脑的耗氧量为全身耗氧量的 20%～25%，脑功能的维持需要依赖足够的血供，通过脑血流监测可以反映脑功能状态。目前常用的脑血流测定装置主要有脑电阻、Doppler 血流测定仪等。

（1）脑电阻（REG）检查：为头部通过微弱高频交流电时，可产生与脉搏一致的导电改变而描记的一种阻抗脉搏波，为主动脉内脉压波向脑血管传递的容积脉搏波，一般认为头部阻抗脉搏波 2/3 来自颅内血流，1/3 来自颅外血流。故 REG 变化主要受颅内动脉血流的影响，主要反映脑血管的血流充盈度、动脉壁弹性、血流动力学变化，据此可以判断脑血管和脑功能状态。

（2）Doppler 血流测定：原理是通过发射的超声位相与折返的超声波音频变化来判断血流方向和血流速度，从而了解脑血流或其他部位的血流动态，进一步评估脑部的功能状态。Doppler 血流测定为非创伤性的简单监测方法。由于监测手段和方法不断改进，现已能同时对多个部位进行监测，目前发展的 Doppler 超声彩色显像定量血流仪，对受检动脉呈彩色显像，可直接反映病变部位和狭窄程度。

（尤雪剑）

**案例分析**

**案例 11-1 分析：**

1. 患者目前存在严重缺氧，考虑发生了 ARDS。

2. 患者氧合指数为 160mmHg，存在 ARDS，应给予气管插管接呼吸机进行机械通气支持治疗。

3. 应进行血气分析检查，通过 $PaO_2$、$PaCO_2$、$SaO_2$ 来判断呼吸功能改善情况。

4. 撤机指征：①患者神志清醒，导致呼吸衰竭的原发病因已解除，呼吸、咳嗽、咳痰能力恢复，反射良好，肺部感染基本控制；②呼吸频率＜25 次 / 分，自主呼吸潮气量＞6ml/kg，$FiO_2$＜40%；③血气分析各项指标正常。

**案例 11-2 分析：**

1. 颅内压持续超过 15mmHg 即为颅内压增高症。

2. 影响颅内压的因素有脑脊液、脑组织、脑血流等。该患者因患胶质瘤，脑组织容积升高；同时，肿瘤周围的脑组织产生广泛和严重的脑水肿，引起颅内压增高。

3. 该患者突发了脑疝。

4. 护士应立即通知医生，安置患者平卧位，头偏向一侧，保持呼吸道通畅，吸氧，遵医嘱给予 20% 甘露醇快速静脉滴注，同时做好急诊手术准备。

# 要 点 总 结 与 考 点 提 示

1. 心电监护仪电极片粘贴的位置。

2. 中心静脉压的概念、正常值、临床意义。

3. 脉搏血氧饱和度的正常值、影响因素。

4. 输液泵的使用要点。

5. 呼吸功能、肾功能、脑功能监测的临床意义。

6. 动脉血气分析结果的判读。

# 复习思考题

【A₁ 型题】

1. 动脉血氧分压正常值（　　）。
 A. 60～70mmHg  B. 70～80mmHg
 C. 80～90mmHg  D. 95～100mmHg
 E. 80～100mmHg

2. 肾血流灌注不足时，每小时尿量一般少于（　　）。
 A. 10ml  B. 30ml
 C. 50ml  D. 70ml
 E. 100ml

3. 少尿是指 24 小时尿量少于（　　）。
 A. 100ml  B. 400ml
 C. 600ml  D. 1000ml
 E. 1500ml

4. 测量 CVP 时，必须调节换能器位置，以防测量有误，一般水平于（　　）。
 A. 心脏水平
 B. 胸壁水平
 C. 第 4 肋间，腋中线水平
 D. 第 4 肋间，腋前线水平
 E. 第 5 肋间，腋中线水平

5. CVP 是反映右心功能和血容量的重要指标。其正常值为（　　）。
 A. 1～7cmH₂O  B. 5～12cmH₂O
 C. 12～19cmH₂O  D. 19～26cmH₂O
 E. 20～30cmH₂O

6. 使用呼吸机的禁忌证有（　　）。
 A. 休克  B. 张力性气胸
 C. 心力衰竭  D. ARDS
 E. 大咯血清理呼吸道之后

【A₂ 型题】

7. 某严重肾盂肾炎患者，血气分析测定结果：pH 7.32，PaCO₂30mmHg，HCO₃⁻15mmol/L，应诊断为（　　）。
 A. 代谢性酸中毒  B. 代谢性碱中毒
 C. 呼吸性酸中毒  D. 呼吸性碱中毒
 E. 混合性碱中毒

8. 患者，男性，42 岁，因车祸外伤 4 小时入院。查体：昏迷，心率 135 次 / 分，血压 85/55mmHg。辅助检查：头颅 CT 示脑挫裂伤；X 线示右股骨完全性骨折。入院后即行右颈内静脉穿刺置管术并行中心静脉压（CVP）监测。下列有关 CVP 的描述分析，不正确的是（　　）。
 A. CVP 低，血压低，提示血容量不足
 B. CVP 高，血压低，提示血容量相对过多
 C. CVP 正常，血压低，提示容量血管过度收缩
 D. CVP 低，血压正常，提示心排血量低
 E. CVP 高，血压高，提示外周阻力或循环血量增多

9. 患者，男性，45 岁，因高处坠落伤 3 天由基层医院转入 ICU。诊断胸腹闭合性损伤，并行紧急手术治疗，术后第 2 天出现无尿，肾功能检查：血尿素氮 27.8mmol/L，血肌酐 467μmol/L。诊断急性肾衰竭。下列治疗、护理措施中不正确的是（　　）。
 A. 准确记录每日尿量及尿比重变化
 B. 监测血液肾功能的各项指标
 C. 水的摄入量应与排出量及不显性失水量平衡
 D. 避免或减少使用肾毒性药物
 E. 尽快行肾脏移植手术以彻底纠正肾衰竭

【全国职业院校技能大赛模拟试题】

病历摘要：患者，男性，65 岁，急性病容，突发呼吸困难，被迫端坐，咳嗽，咳粉红色泡沫痰，烦躁不安，大汗淋漓，面色苍白，口唇青紫，四肢末梢发绀，心悸乏力。查体：喘息貌，皮肤湿冷，口唇发绀，端坐呼吸，听诊双肺满布湿啰音。心电监护示：血压波动在 150～180/100~110mmHg，心率波动在 106～117 次 / 分，SpO₂波动在 80%～85%，诊断：急性心力衰竭。

问题一：请按轻重缓急列出该患者的主要护理问题。（至少 4 个，5 分）

问题二：针对该患者的首优护理问题，列出主要护理措施。（至少 4 项，5 分）

# 第12章 常用急救技术

## 第1节 环甲膜穿刺术

　　环甲膜穿刺术是一种临时急救措施。临床上若遇到上呼吸道阻塞的患者，在没有条件立即施行气管切开时，才可紧急进行环甲膜穿刺术，达到使呼吸道通畅，抢救患者生命的目的。

## 一、适 应 证

1．各种原因所致的上呼吸道完全或不完全梗阻者。

2．牙关紧闭且经鼻气管插管失败者。

3．3岁以下小儿不宜做环甲膜切开者。

4．气管内给药者，治疗下呼吸道和肺部疾病。

## 二、禁 忌 证

有出血倾向患者禁忌。

## 三、用 物 准 备

环甲膜穿刺针或16号粗针头，无菌注射器，1%奴弗卡因溶液，皮肤消毒液及棉签。

## 四、操 作 方 法

　　**1．患者体位** 仰卧，头保持正中、尽力后仰。

　　**2．穿刺定位** 喉结下方，甲状软骨与环状软骨之间（图12-1）。

　　**3．穿刺步骤** 常规消毒颈前部皮肤，操作者戴无菌手套，铺洞巾；以1%奴弗卡因做穿刺点皮肤局部浸润麻醉；左手拇指和示指固定环甲膜处皮肤，右手持穿刺针垂直刺入环甲膜，穿过皮肤、筋膜进入喉腔后有落空感，回抽注射器见有气体。

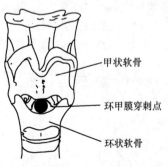

甲状软骨
环甲膜穿刺点
环状软骨

图 12-1　环甲膜穿刺定位

固定注射器于垂直位置，按穿刺目的进行操作。术毕，迅速拔出穿刺针，用消毒干棉球压迫穿刺点片刻，观察病情。

## 五、护理要点

1. 术前向患者及家属说明穿刺目的，消除他们的思想顾虑。
2. 术后注意观察穿刺部位有无出血，避免血液反流入气管内而造成窒息。
3. 术后密切观察患者生命体征，特别是呼吸频率、血氧饱和度、神志等。
4. 记录穿刺日期和时间。

## 六、注意事项

1. 环甲膜穿刺仅仅是呼吸复苏的一种急救措施，不能作为确定性气管开放技术，待呼吸困难稍缓解后、临床急救复苏或异物消除成功后，立即改做正规气管切开。
2. 穿刺时进针不要过深，以免损伤喉后壁黏膜或食管壁；针头拔出以前应防止喉部上下运动，否则容易损伤喉部的黏膜；如患者出现剧烈咳嗽，应放弃穿刺。
3. 必须回抽有空气，确认针尖在喉腔内方可注药。
4. 环甲膜穿刺用物应随时消毒备用，接口必须衔接紧密不漏气。
5. 术后患者常咳出带血分泌物，嘱患者勿紧张，一般在1～2天内即消失。

# 第2节　气管插管术

气管插管术是临床常用的一种急救和麻醉技术，是将特制的气管导管经口或鼻插入气管建立人工气道，以保持呼吸道通畅，保证有效通气，为有效给氧、人工正压呼吸及气管内给药等提供条件，是抢救急危重症患者和施行全身麻醉时进行人工通气的重要方法之一。

## 一、适应证

气管内插管原则上是在病情紧急且插管保持时间较短时使用。
1. 呼吸、心搏骤停而需立即行心肺脑复苏者。
2. 呼吸困难综合征或呼吸功能不全，需进行人工加压给氧和辅助呼吸者。
3. 各种原因所致的下呼吸道分泌物不能自行咳出，需行气管内吸引者。
4. 头面部严重创伤，颈部、颌面部大手术不能保证呼吸道通畅者。
5. 需要建立人工气道而施行全麻或静脉复合麻醉的各种手术患者。
6. 各种原因所致的新生儿呼吸困难者。
7. 呼吸肌麻痹、气管塌陷及喉痉挛患者。

## 二、禁忌证

1. 明显喉头水肿、喉头黏膜下血肿、声门及声门下狭窄者。
2. 气管急性炎症患者。
3. 咽喉部烧灼伤，肿瘤或异物存留者。
4. 主动脉瘤压迫气管者，插管易损伤动脉瘤而发生出血。
5. 颈椎骨折或脱位者。
6. 下呼吸道分泌物潴留难以清除，需行气管切开置管者。

# 三、用物准备

**1. 气管插管包或插管盘** 包括以下物品。

（1）喉镜：由喉镜柄和喉镜片组成。镜片是插管时伸入口腔咽喉部显露声门的部分。分直型和弯型两种，每种又有成人、儿童、幼儿3种规格。成人常使用弯型，暴露声门时不挑起会厌，可减少对迷走神经的刺激。

（2）气管导管：多采用带气囊的硅胶导管，其长度、粗细根据患者性别、年龄及不同插管方法进行选择。一般经口插管时，成年男性选用F36～40号，成年女性选用F32～36号。小儿可按以下公式选择：1～7岁，号数＝年龄＋19；8～10岁，号数＝年龄＋18；11～14岁，号数＝年龄＋16。经鼻插管时相应小2～3号，且不带气囊。

（3）导管管芯：其作用是使导管保持一定弯度，以协助插管操作。可选用细金属条，其长度以插入导管后远端距离导管开口0.5～1cm为宜。

（4）其他：开口器、喷雾器（内装局麻药）、消毒凡士林、牙垫、吸痰管、听诊器、胶布等，经鼻插管时还需备插管钳。

**2. 其他** 另备呼吸机，吸引器等。

# 四、操作方法

根据插管路径不同，气管插管分为经口腔插管和经鼻腔插管；根据插管时是否利用喉镜暴露声门，分为明视插管和盲探插管。

## （一）经口明视插管术

该法借助喉镜在直视下暴露声门后，将导管经口腔插入气管内，能快速建立可靠的人工气道，是临床最方便且常用的插管方法。缺点：不易固定，妨碍患者吞咽、咀嚼及沟通。

**1. 患者准备**

（1）解释操作目的及注意事项，取得患者配合。

（2）清除口咽部分泌物，取下活动义齿。

（3）给予高浓度氧气吸入2～3分钟。

（4）体位：平卧，头后仰，双手将下颌向前、向上托起，使口、咽和气管基本保持一条直线。如声门暴露不好，可在肩下垫一软枕，头尽量后仰，便于插管。

**2. 开口** 立于患者头侧，以右手拇指和示指分别推开患者下唇、下颌及上门齿，使嘴张开；如患者昏迷或牙关紧闭可用开口器协助。

**3. 置入喉镜** 左手持喉镜柄将喉镜片自患者右口角插入口腔，将舌体推向一侧后缓缓推进使喉镜片至正中位，可见悬雍垂（暴露声门的第1个标志）。然后将喉镜片顺舌背弯度向下推进抵达舌根，稍向上提，可见会厌边缘（暴露声门的第2个标志）。

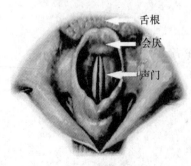

图 12-2 咽喉部图示

舌根
会厌
声门

**4. 显露声门** 将喉镜片继续推进抵达舌根与会厌交界处，再上提，可使会厌翘起、上贴镜片而显露声门。声门呈白色，透过声门可见呈暗黑色的气管，声门下方是食道黏膜，呈鲜红色关闭状态（图12-2）。

**5. 插入导管** 右手持已润滑好的导管，尖端斜口对准声门，于患者吸气末（声门打开）将导管沿弧形弯度轻柔地插入气管内（图12-3）。当导管尖端过声门约1cm后立即拔出管芯，再将导管继续深入，成人5cm，小儿2～3cm。一般情况下，成人男性患者插入深度为距门齿

22～24cm，女性为 20～22cm，小儿插入深度为（12＋年龄 /2）cm。

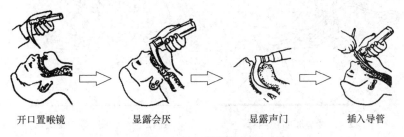

开口置喉镜　　　　显露会厌　　　　显露声门　　　　插入导管

图 12-3　气管插管步骤

**6. 牙垫固定**　导管插入气管后，立即放置牙垫，再将喉镜退出。

**7. 确认插管部位**　将耳凑近导管外端，感觉有无气体进出。若患者已停止呼吸，可连接简易呼吸器挤压，观察胸廓有无起伏，并用听诊器听两肺呼吸音是否一致。如果呼吸音不对称，可能为导管插入过深进入一侧支气管，可将导管稍向后退，直至两侧呼吸音对称。

**8. 固定**　确认导管已准确置入气管后，用长胶布妥善固定导管和牙垫。

**9. 气囊充气**　将适量空气（3～5ml）注入导管前段的气囊内，以气囊恰好封闭气道不漏气为准，以免机械通气时漏气或呕吐物、分泌物反流入气管内。

**10. 吸引**　吸痰管连接吸引器，试吸导管内的气道分泌物，了解呼吸道通畅情况。

**（二）经鼻腔插管术**

该法适用于张口困难（如颞颌关节强直）、口腔内插管妨碍手术进行时，尤其适用于需长时间插管呼吸支持的患者。

经鼻插管的气管导管较经口插管者稍小，使用时不易造成损伤，易于固定，且不妨碍吞咽。但操作费时，不易成功，且导管长而细，易被分泌物阻塞，因此不适于急诊抢救。

**1. 经鼻腔明视插管术**

（1）术前准备：仔细检查患者鼻腔情况，排除鼻中隔歪曲、息肉及纤维瘤等异常。选择合适的不带气囊的导管，头端涂以润滑油。

（2）操作过程：患者体位同前，操作者右手持导管与面部呈垂直方向插入鼻孔，沿下鼻道缓缓推进，经鼻底部出后鼻孔至咽喉腔。当插入的导管深度相当于鼻翼至耳垂长度时，用喉镜显露声门，继续将导管向下深入，进入声门。如遇困难，可用插管钳将导管前端挑起，由助手将导管送入声门（图 12-4）。其他步骤同"经口腔明视插管术"。

**2. 经鼻腔盲探插管术**

（1）鼻腔准备：滴入 1% 麻黄碱使鼻腔黏膜的血管收缩，以增加鼻腔容积，并减少出血，并用 2% 利多卡因喷雾做表面麻醉。

（2）持管插管：操作者右手持导管经鼻腔插入，左手托住患者枕部并将头部抬起稍前屈，当声门打开，在导管内可听到最清晰的管状呼吸音时，迅速将导管推入（图 12-5）。通常导管通过声门时患者会出现强烈的咳嗽反射。

（3）插管判断：导管进入气管后推进阻力减小，管内呼出气流明显。如导管推进阻力减弱但呼出气流中断，提示导管误入食管，立即将导管后退至鼻咽部，并将头稍后仰使导管尖端上翘以对准声门，继续插入。插入深度成人为距外鼻孔 27±2cm。

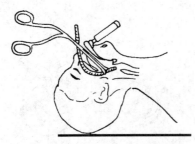　　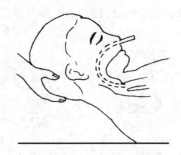

图 12-4　经鼻腔明视插管　　　　　　图 12-5　经鼻腔盲探插管

# 五、术后护理要点

**1. 随时保持气管导管的通畅**

（1）观察导管有无扭曲：经口插管时应防止牙垫脱出或滑落而将导管咬扁。若出现牙垫移位应重新更换并用胶布固定稳妥。

（2）气道湿化：应用加温湿化器内加灭菌注射用水进行持续气道湿化，也可以用湿热交换器进行气道湿化，以防止气管内分泌物黏稠结痂而影响通气。

（3）按需吸痰：每次吸痰时间≤15 秒，连续不超过 3 次，吸痰前后给予预充纯氧 30 秒～2 分，以提高氧储备，尽可能避免低氧血症发生。

**2. 妥善固定导管**　随时注意气管导管的固定情况和导管外露的长度，以防管道脱出并保持清洁。

**3. 预防口腔感染**　置管 12 小时以上者，应每天口腔护理 4 次，根据口腔情况选用不同的口腔护理液，以去除口腔异味；用湿棉签擦洗鼻腔、湿润鼻黏膜。

**4. 气囊的管理**　气囊的充气量以控制在呼吸时不漏气的最小气量为宜，保持气囊压力在 20～35cmH$_2$O。若充气过度可致气管壁黏膜因受压而溃烂、坏死，充气不足痰液坠入肺内引起肺部感染。

# 六、注意事项

1. 对呼吸困难或呼吸暂停的患者，插管前应先吸氧或人工呼吸，保持 SpO$_2$ 在 90% 以上，以免因插管费时过长而加重患者缺氧症状；适当喷雾咽喉做表面麻醉，减少咽喉反射。

2. 插管前需备齐用物并检查喉镜灯泡的亮度和导管气囊是否漏气。

3. 经鼻插管者，必须先检查鼻腔情况，选择通气良好的鼻孔，排除鼻中隔偏曲、息肉及纤维瘤等异常。

4. 置喉镜时，切勿以上切牙为支点，以防门齿脱落。

5. 插管时，要充分暴露喉头声门，动作要轻柔，迅速而准确，以免患者缺氧时间过长，引起反射性心跳、呼吸骤停。

6. 一般置管时间≤72 小时，若超过 72 小时病情仍无改善，应考虑行气管切开术。

# 第 3 节　气管切开置管术

气管切开置管术是将患者颈部正中气管上段前壁第 3～5 软骨环切开，并插入合适的金属或硅胶气管套管，以开放呼吸道，改善呼吸的手术。气管切开是急症抢救和呼吸监护中保证患者呼吸道通畅的有效方法。

# 一、适 应 证

**1. 喉梗阻者**　咽喉部肿瘤、异物、外伤、炎症或瘢痕性狭窄等引起的严重喉阻塞导致缺氧、窒息者。

**2. 下呼吸道分泌物潴留者**　各种原因引起的昏迷、下呼吸道炎症、胸部外伤或手术后不能有效咳嗽排痰者。

**3. 呼吸道异物不能经喉取出者**　如儿童将果冻误吸入呼吸道、大咯血患者。

**4. 预防性气管切开者**　某些口、鼻、咽、喉部手术，为了便于气管内麻醉（此时不宜经口鼻插管）及防止血液、分泌物流入下呼吸道，可行气管切开。

**5. 呼吸肌麻痹患者**　需较长时间应用呼吸机辅助呼吸者。

# 二、禁 忌 证

1. 严重出血性疾病患者。
2. 气管切开部位以下占位性病变所致的呼吸道梗阻患者。

# 三、用 物 准 备

1. 气管切开包，包括 3 号刀柄 2 把、尖刀片和圆刀片各 1 片、气管钩 2 个、无齿镊 1 把、有齿镊 2 把、蚊式血管钳 4 把、拉钩 4 个、手术剪 2 把（尖头、圆头各 1 把）、持针钳 1 把、三角缝针 2 根、洞巾 1 块、气管垫 2 块、缝线 2 卷、纱布数块、弯盘 1 个、药杯 1 个、5ml 注射器 1 支、气管套管 1 套（儿童用 0～3 号、成人用 4～6 号）。

2. 另备无菌手套、消毒用物、1% 普鲁卡因溶液、0.9% 氯化钠溶液、吸引器、吸痰管、照明灯等。

# 四、操 作 方 法

**1. 患者准备**

（1）核对解释，介绍气管切开有关知识，消除患者紧张、恐惧心理，取得合作。

（2）术前 24 小时作普鲁卡因皮试，并记录结果。

（3）体位：患者仰卧，肩下垫一软枕，使其头后仰并固定于正中位（下颌、喉结、胸骨切迹保持在同一水平线上），以便暴露和寻找气管。呼吸困难不能平卧者，可取半坐卧位，头稍向后仰。患儿应由助手协助固定其头部。

**2. 消毒铺巾**　操作者常规消毒颈部皮肤后，戴无菌手套，铺洞巾。

**3. 局部麻醉**　用 1% 普鲁卡因溶液于颈前中线做局部浸润麻醉，上至甲状软骨下缘，下至胸骨上切迹。如情况紧急或患者深昏迷，可不考虑麻醉。

**4. 切开、分离组织**　于颈前正中自环状软骨下缘至胸骨上凹上 1～1.5cm 处做一长 3～5cm 的纵行切口（图 12-6）。分离颈前各层组织，使气管前壁良好显露。

**5. 确认、切开气管**　用示指触摸有一定弹性及凹凸感可确认为气管。一般在第 3、4 或 4、5 软骨环之间，持尖刀，刀刃向上，自气管软骨环之间插入，自下而上挑开气管。

**6. 插入气管套管**　用气管扩张器或气管钳撑开气管切口，置入气管套管，立即有气体及分泌物喷出，用吸引器吸出分泌物（图 12-7）。

**7. 固定气管套管**　用系带将套管缚于患者颈部，于颈后正中打结。将剪开的纱布块夹于外套管两侧，覆盖伤口。

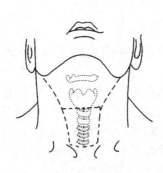

图 12-6　气管切开部位

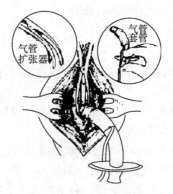

图 12-7　气管切开置管

# 五、术后护理要点

**1. 备齐用物**　床旁备齐急救药品和物品，如气管切开包、吸引器、给氧装置、止血钳、呼吸机、照明灯等，以备气管套管阻塞或脱出时急用。

**2. 严密观察**　①生命体征，包括血压、脉搏、呼吸、血氧饱和度及神志等；②伤口出血情况；③颈部皮下有无气肿。如发现异常，及时报告医生。

**3. 保持气道通畅**

（1）充分湿化气道：气道湿化是所有人工气道护理的关键，气管切开的患者失去湿化功能，容易发生气道阻塞、肺不张和继发性感染等并发症。应保持病室内温度 22～24℃，湿度 60% 以上，室内经常洒水或应用加湿器。气管套管不接呼吸机时应用双层生理盐水湿纱布覆盖。如痰液黏稠，可在气管套管内滴入 α- 糜蛋白酶和 0.5% 新霉素溶液，以利于分泌物排出，有效防止结痂阻塞，并能预防感染。

（2）鼓励患者咳嗽，按需吸痰：吸痰时应①动作轻柔迅速，减少对气管壁的损伤。一般选用软硬度适中、表面光滑、外径不能超过套管内径 1/2 的吸痰管，太粗可阻塞气道造成缺氧。每次吸痰时间≤15 秒。②注意无菌操作，气管内与鼻、口腔吸痰管不可混用，吸痰用的生理盐水也不可混用。③吸痰前后应充分给氧。④吸痰过程中要密切观察患者病情，如心率、呼吸、血压、血氧饱和度有明显改变时，应立即停止，并及时报告医生。

（3）内套管清洗消毒：每日 2～3 次清洗消毒内套管，分泌物稠厚又多时可适当增加次数。方法：用清水及纱布将内套管内的痰液清洗干净后，用蒸馏水煮沸消毒或送供应室消毒。但内管取出刷洗时间不宜过长，每次≤30 分钟，否则外套管被分泌物阻塞，最好备一个同型号的内管交替使用。

**4. 保持切口清洁干燥**　每日更换切口敷料，如潮湿或痰液污染，应随时更换、消毒。

**5. 牢固固定气管套管**　松紧以能伸进一指为度，防止患者躁动、翻身时牵拉脱出。

**6. 带气囊套管的护理**　为防止气管黏膜压迫性坏死和溃疡，保持气囊压力在 20～35cmH$_2$O。

**7. 脱管的紧急护理**　套管自造瘘口脱出称脱管。脱管的体征是患者重新出现呼吸困难，或者突然发出哭声或声音，以棉絮放在套管口不见有气息出入。

一旦判断为脱管，若气管切开在 48 小时内，立即用钳子将切口左右撑开，使患者呼吸得以缓解，立即通知医师请耳鼻喉医师重新插入套管；如切开时间 7 天以上窦道形成，吸痰后经窦道吸氧，立即通知医师经窦道重新插入套管。

**8. 拔管护理**

（1）呼吸道梗阻解除后患者可经喉正常呼吸时，可行拔管。如配有套管外气囊，先将气囊放气，再用木塞或套管芯试堵内套管（由 1/3、1/2、至全堵）。堵管全程必须监护患者呼吸及血氧饱和度，如出现呼吸困难，应及时拔除堵塞；一般全堵 24～48 小时后患者呼吸平稳，痰液可经喉自口内咳出，呼吸平稳，即可拔管。

（2）拔管后切口用凡士林纱布或消毒纱布覆盖，再用蝶形胶布将切口两侧皮肤向中线拉拢并固定。一般不需缝合（因甲状软骨愈合较快，缝合后反使肉芽向内生入气管），2～3天后便可自行愈合。

---

### 海姆立克腹部冲击法（Heimlich Maneuver）

海姆立克腹部冲击法也称海氏手技，是美国医生海姆立克先生发明的。1974 年他首先应用该法成功抢救了一名因食物堵塞呼吸道而发生窒息的患者，从此该法在全世界被广泛应用，拯救了无数患者，被人们称为"生命的拥抱"。

1. 适应证　呼吸道被异物完全堵塞或严重堵塞患者。

2. 操作方法

（1）成人：救护者在患者身后以前腿弓、后腿蹬的姿势站稳，双臂分别从患者两腋下前伸并环抱患者，左手握拳，右手从前方握住左手手腕，使左拳虎口贴在患者剑突与肚脐之间的上腹部中央，形成"合围"之势，然后突然用力收紧双臂，用左拳虎口向患者上腹部内上方猛烈施压，使其上腹部下陷。施压完毕后立即放松手臂，然后再重复操作，直到异物被排出。

（2）3 岁以下幼儿：将患儿抱起来，一只手捏住患儿颧骨两侧，手臂贴着患儿前胸，另一只手托住患儿后颈部，让其脸朝下，趴在救护者膝盖上。在患儿背上拍 1～5 次，并观察患儿是否将异物吐出。

（3）婴儿：①5 次拍背法：将患儿的身体趴在救护者前臂上，头部朝下，救护员用手支撑患儿头部及颈部；用另一手掌掌根在患儿背部两肩胛骨之间拍击 5 次。②5 次压胸法：如果堵塞物仍未排除，实施 5 次压胸法。使患儿平卧，面向上，躺在坚硬的地面或床板上，救护者跪下或立于其足侧，或取坐位并使患儿躺在救护者腿上。救护者以两手的中指或食指，放在患儿胸廓下和脐上的腹部，快速向上重击压迫，但要刚中带柔。重复之，直至异物排出。

3. 注意事项　海氏冲击法虽然有一定的效果，但也可能带来一定的危害，尤其对老年人，因其胸腹部组织的弹性及顺应性差，故容易导致损伤的发生，如腹部或胸腔内脏的破裂、撕裂及出血、肋骨骨折等，故发生呼吸道堵塞时，应首先采用其他方法排除异物，在其他方法无效且患者情况紧急时才能使用该法。

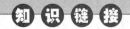

知 识 链 接

---

# 第 4 节　动静脉穿刺置管术

## 一、静脉穿刺置管术

### （一）适应证

1. 外周静脉穿刺困难，需建立静脉通路者。

2. 需迅速输入大量液体，纠正血容量不足、升高血压或监测中心静脉压者。

3. 放置肺动脉漂浮导管和起搏导管者。

4. 需长时间输注高渗或刺激性较强药液及实施静脉营养者。

5. 血液净化治疗患者。

### （二）禁忌证

有出血倾向或局部皮肤破损感染者。

### （三）用物准备

治疗盘1个，一次性中心静脉置管包1个（导管，导丝，穿刺针1副，扩张器1根，5ml注射器1副，无菌洞巾1块，肝素帽2个，固定夹1个，针和缝线），无菌手套2副，无菌贴膜1块，125U肝素生理盐水20ml，0.9%氯化钠溶液250ml，1%普鲁卡因溶液，消毒用物及小枕1个。

### （四）操作方法

**1. 锁骨下静脉穿刺置管术**

（1）体位：患者去枕仰卧，肩下垫一小枕使其头低肩高，头偏向穿刺对侧，使静脉充盈，减少空气栓塞的发生。

（2）穿刺定位：首选右锁骨下静脉，以避免损伤胸导管。2种穿刺路径：①经锁骨上穿刺：胸锁乳突肌锁骨头外侧缘与锁骨上缘形成一夹角，穿刺点在该角平分线的顶端或其后0.5cm处。②经锁骨下穿刺：穿刺点在锁骨中点内侧1～2cm，锁骨下缘1cm处。体表用记号笔做标记。

（3）准备：检查中心静脉导管是否完好，用肝素生理盐水冲管，肝素化待用。常规消毒皮肤，铺洞巾，用1%普鲁卡因2～4ml作局部浸润麻醉。

（4）穿刺：用导入针自标记点进行穿刺。①经锁骨上穿刺：针尖指向胸锁关节，与皮肤呈30°～40°进针，边进针边抽回血，一般进针1.5～2cm可进入静脉。②经锁骨下穿刺：针尖指向头部方向，与锁骨纵轴呈45°，先指向锁骨，再紧贴胸锁下缘缓慢刺入，深度一般为4～5cm，针头进入静脉时有一突破感，并可抽出暗红色静脉血。

（5）置管：左手固定导入针，右手将导引钢丝自导入针送入静脉，钢丝插入约30cm后退出导入针。沿导引钢丝插入扩张管，以扩张皮肤及皮下组织。退出扩张管后，沿导引钢丝插入中心静脉留置导管，插入长度一般为12～15cm。退出导引钢丝，再次回抽有回血后注入3～5ml肝素生理盐水，拧上肝素帽。

（6）固定：于穿刺点皮肤缝2针固定导管，穿刺部位以无菌贴膜或无菌纱布覆盖。

**2. 颈内静脉穿刺置管术**

（1）体位：患者去枕仰卧，肩下垫一小枕使其头低15°～30°，头偏向穿刺对侧。

（2）穿刺定位：有3种方法可供选择，依照穿刺点与胸锁乳突肌的关系分别如下。①前路：胸锁乳突肌前缘中点或稍上方。②中路：胸锁乳突肌的锁骨头、胸骨头和锁骨所组成三角区（又称胸锁乳突肌三角）的顶端（距锁骨上缘2～3横指处）。③后路：胸锁乳突肌后缘的中、下1/3交界处。体表用记号笔做标记。

（3）准备：检查中心静脉导管是否完好，注入肝素生理盐水待用。常规消毒皮肤，铺洞巾，局部浸润麻醉。

（4）穿刺：术者用导入针进行穿刺。①前路：左手示、中指推开颈总动脉，针尖指向锁骨中、内1/3交界处或同侧乳头，针柄与皮肤呈30°～50°角进针。②中路：针柄与皮肤呈30°夹角，与中线平行，指向尾端。③后路：针柄呈水平位，针尖指向胸锁乳突肌深部朝胸骨柄上窝方向进针。边进针边抽回血，见有暗红色血液，提示已进入静脉。

（5）其他步骤同"锁骨下静脉穿刺置管术操作方法（5）～（6）"。

**3. 股静脉穿刺置管术**

（1）体位：患者仰卧，穿刺侧大腿放平外展与身体纵轴呈45°。

（2）穿刺定位：于腹股沟三角区内，在腹股沟韧带下方1～2cm处触及股动脉搏动，其内侧0.5～1cm处为股静脉穿刺点。

（3）穿刺：常规消毒局部皮肤、待干，术者戴无菌手套。左手示指扪及股动脉后，向内移1cm左右，即以示指、中指分开按压股静脉，右手持穿刺针，针尖指向脐，与皮肤呈30°～45°角进针，边进针边抽吸，见有暗红色血液提示已刺入股静脉。

（4）其他步骤同"锁骨下静脉穿刺置管术操作方法（5）～（6）"。

**（五）注意事项**

1. 躁动不安而无法约束者、呼吸困难不能取平卧位者及胸膜顶上升的肺气肿患者均不宜行颈内静脉和锁骨下静脉穿刺置管。

2. 颈内静脉和锁骨下静脉穿刺置管时，严格按解剖位置操作，防止发生气胸、血胸、气栓等并发症；避免反复多次穿刺，以免形成血肿。

3. 导管固定要牢固，以防脱出。

4. 静脉导管留置时间一般为2周。如穿刺部位有严重反应、疼痛或原因不明的发热时，应拔出导管，并做导管尖端和血培养，以明确有无导管相关性血流感染。

**（六）护理要点**

1. 若进行锁骨下静脉或颈内静脉置管，因导管置入上腔静脉，吸气时常为负压，所以输液时应将一段输液导管低于患者心脏水平，输液完毕后要及时拔管或更换输液瓶，以避免发生空气栓塞。

2. 严格无菌操作，穿刺部位每周2次消毒，并更换无菌贴膜。如用纱布块覆盖，每日消毒1次，并更换无菌纱布。如有渗液和脱落等异常情况随时更换。

3. 为防止导管内血液凝固，输液完毕后要及时用肝素生理盐水冲管。

# 二、动脉穿刺置管术

**（一）适应证**

**1. 重度休克** 尤其是创伤性休克患者需经动脉快速补液、输血，以提高冠状动脉灌注量及增加有效循环血量。

**2. 施行某些特殊检查** 如选择性动脉造影、左心室造影、采集动脉血进行血气分析。

**3. 施行某些特殊治疗** 如经动脉注射抗癌药物行区域性化疗。

4. 危重或大手术后患者行有创血压监测。

**（二）禁忌证**

有出血倾向、局部皮肤破损、感染及侧支循环差的患者。

**（三）用物准备**

动脉穿刺插管包（内有弯盘1个、洞巾1块、纱布数块、动脉穿刺套管针1根、无菌三通开关及相关导管），2ml、5ml注射器各一副，无菌手套、1%普鲁卡因溶液，动脉压监测仪及肝素注射液。

**（四）操作方法**

**1. 确定穿刺部位** 常选股动脉、肱动脉、桡动脉等，其中桡动脉为首选。

**2. 皮肤准备** 暴露穿刺部位，常规消毒皮肤，术者戴手套，铺洞巾。

**3. 穿刺** 左手触及欲穿刺动脉搏动最明显处，将示指、中指间隔0.5～1cm分别固定动脉上、下端；右手持注射器或动脉插管套针（先用1%普鲁卡因在穿刺处进行局麻），针尖指向近心端，与皮肤呈15°～30°角刺向动脉搏动点。如针尖部传来搏动感，说明已触及动脉，再快速刺入少许，回抽见鲜红色血液，表明已刺入动脉。

**4. 按需操作**

（1）动脉采血：用注射器抽足所需血量即可拔针。

（2）动脉插管：取出套管针针芯，可有鲜红色血液喷出，立即将外套管继续推进少许，以防脱出，再根据需要连接动脉压监测仪或动脉加压输血装置等。若取出针芯后无回血，可将外套管缓慢后退，直至动脉血喷出。若仍无，则将外套管退至皮下后插入针芯重新穿刺。

**5. 操作完毕**　快速拔针后用无菌纱布块按压穿刺点5~10分钟。

**（五）注意事项及护理要点**

1. 严格遵守无菌操作原则，以防感染。

2. 严格掌握适应证仅于必要时使用。

3. 穿刺点应选择动脉搏动最明显处。如施行动脉注药治疗，头面部疾病应注入颈总动脉，上肢疾病应注入锁骨下动脉或肱动脉，下肢疾病应注入股动脉。

4. 为保证留置导管通畅，需用稀释肝素生理盐水持续冲洗导管（3ml/h），以避免局部血栓形成和远端栓塞。

5. 留置导管时间不宜过长，一般不超过7天，以防导管相关性血流感染的发生。

# 第5节　外伤止血、包扎、固定与搬运

**案例12-2**

患者，男性，60岁。意外事故致胫骨开放性骨折伴有大出血，面色苍白，脉搏细速，为98次/分，R 26次/分，BP 98/50mmHg。

讨论分析：

1. 现场急救时，首先应采取什么措施？该措施常用的方法有几种？该伤员应选哪种方法？急救人员实施时应注意哪些问题？

2. 该伤员在转送到医院前，伤口还需做哪些处理？

止血、包扎、固定、搬运是院前现场救护的四项基本技术。开展现场救护时，正确有效地应用这些技术能够及时地挽救伤者生命，防止病情恶化，减少伤者痛苦及预防并发症的发生，所以每一位急救人员都必须熟练。现场急救的原则是：先抢后救、先重后轻、先急后缓、先近后远、先止血后包扎、先固定后搬运。

## 一、止 血

血液是维持生命的重要物质，正常成人血容量占体重的7%~8%，为4000~5000ml。如机体失血量达20%（约800ml）时，可出现血压下降、脉搏细速、面色苍白、肢端厥冷、意识模糊等失血性休克症状；如失血量达30%，将发生严重失血性休克，如不及时抢救，可危及患者生命。因此，外伤出血患者必须及时止血。临床上常用的止血方法有指压止血法、止血带止血法、加压包扎止血法及加垫屈肢止血法等。

**（一）指压止血法**

指压止血是一种简单有效的临时性止血方法，是根据动脉的走向，用手指、手掌或拳头压迫伤口近心端动脉经过骨骼表面的部位，阻断血液流通，达到临时止血的目的。因动脉有侧支循环，故其止血效果有限，应及时根据现场情况改用其他方法。

**1. 适应证**　适用于头、颈、四肢的动脉出血。

**2．方法**　实施指压法止血，应正常掌握出血处血管行径和体表标志。常见部位的指压点及方法如下。

（1）头顶部出血：用拇指压迫同侧耳屏前方颧弓根部的搏动点（颞浅动脉）（图 12-8）。

（2）颜面部出血：用拇指或示指压迫同侧下颌骨下缘、咬肌前缘（下颌角处）的搏动点（图 12-9）。

（3）头后部出血：一只手固定伤员头部，另一手用拇指或其他四指压迫同侧耳后乳突下稍后方的搏动点（枕动脉）（图 12-10）。

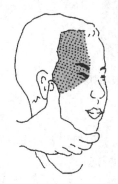
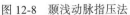
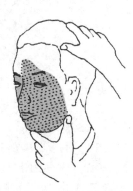
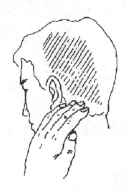

图 12-8　颞浅动脉指压法　　　图 12-9　面动脉指压法　　　图 12-10　动脉指压法

（4）头颈部出血：用拇指或其他四指压迫同侧气管外侧与胸锁乳突肌前缘中点之间的强搏动点（颈总动脉），压向颈椎方向。忌同时压迫双侧颈总动脉，以免造成脑缺氧。

（5）腋窝及肩部出血：用拇指或示指压迫同侧锁骨窝中部的搏动点（锁骨下动脉），将其压向第一肋骨（图 12-11）。

（6）上臂出血：一手将患肢抬高外展 90°，另一手在腋窝中点用拇指将腋动脉压向肱骨头。

（7）前臂出血：用拇指或其余四指压迫上臂内侧肱二头肌内侧沟中部的搏动点（肱动脉）（图 12-12）。

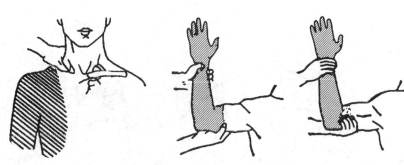

图 12-11　锁骨下动脉指压法　　　　图 12-12　肱动脉指压法

（8）手掌、手背出血：用双手的拇指分别压迫伤侧手腕横纹稍上处的内、外侧搏动点（尺动脉和桡动脉）。因为桡动脉和尺动脉在手掌部有广泛吻合支，所以必须同时压迫（图 12-13）。

（9）大腿出血：用手掌根部或双手拇指重叠用力压迫同侧腹股沟中点稍下方的强搏动点（股动脉），将其压向耻骨上支（图 12-14）。

（10）小腿出血：用拇指压迫腘窝中部的搏动点（腘动脉）。

（11）足部出血：用双手拇指分别压迫足背中部近脚腕处的搏动点（胫前动脉）及足跟

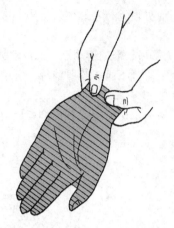

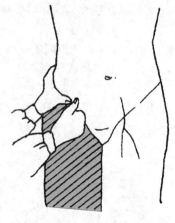

图 12-13　尺动脉及桡动脉指压法　　　图 12-14　股动脉指压法

与内踝之间的搏动点（胫后动脉）（图 12-15）。

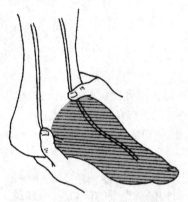

图 12-15　胫前、胫后动脉指压法

（12）手指（脚趾）出血：用拇指和示指分别压迫手指（脚趾）两侧的指（趾）动脉。

**（二）止血带止血法**

**1. 适应证**　适用于不能用加压止血的四肢大动脉出血。

**2. 方法**　专用的制式止血带有橡皮止血带和充气止血带等。紧急情况下，也可用绷带、三角巾、布带等代替。

（1）橡皮止血带止血法：借助橡皮管的弹性压迫血管而达到止血的目的。于肢体伤口近心端，用绷带、棉垫、纱布或毛巾等物作衬垫，两手将止血带中段适当拉长，一手持止血带头端，另一手将止血带尾端绕肢体一圈压住头端，再绕一圈后，用左手示指、中指夹住尾端从止血带下拉出，使之成为一个活结（图 12-16）。如需放松，只要

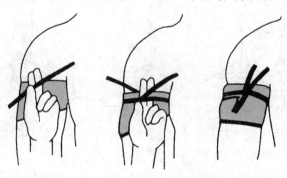

图 12-16　橡皮止血带止血法

将尾端拉出即可。

（2）充气止血带止血法：根据血压计原理设计，有压力表指示压力大小，压力均匀，效果较好。将袖带绑于伤口近心端，充气后即可起到止血的作用（图 12-17）。

（3）布带止血带止血法：将三角巾叠成带状，平整地在加有布垫的伤肢上缠绕一圈，两端向前拉紧打一活结，再将小木棒、笔杆或筷子等做绞棒插入带圈内，提起绞棒绞紧后插入活结套内，最后将活结套拉紧、固定（图 12-18）。

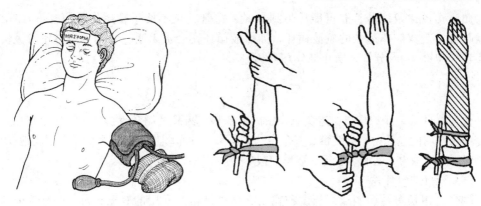

图 12-17　充气止血带止血法　　　　图 12-18　布带止血带止血法

**3. 注意事项**　止血带止血是抢救大血管损伤的应急措施，但也是危险措施，如使用不当可出现严重并发症，过紧会压迫损害神经或软组织，过松则达不到止血效果，过久（＞5小时）会引起肌肉坏死、厌氧菌感染，甚至危及生命。因此，必须注意以下几点。

（1）部位：止血带要扎在伤口的近心端，尽量靠近伤口处。上臂避免扎在中 1/3 处，以免损伤桡神经。

（2）衬垫：止血带不能直接扎在皮肤上，应先用棉垫、三角巾、毛巾或衣服等平整地垫好，以避免止血带勒伤皮肤。

（3）止血带的选用：以充气性止血带最好，因其压迫面积大，可以控制压力，对组织损伤小，定时放松方便。严禁使用电线、铁丝、绳索等。

（4）松紧度适宜：以刚好使远端动脉搏动消失为度。如使用充气性止血带，上肢标准压力为 33.3～40.0kPa（250～300mmHg），下肢为 40.0～66.7kPa（300～500mmHg）。

（5）使用时间：一般不超过 5 小时。

（6）定时放松：每 30～60 分钟放松 2～3 分钟，放松时可用指压法临时止血。如需再止血，再在稍高平面扎上止血带，不可在同一水平反复缚扎。

（7）标记明显：在伤者前额、胸前衣服或手腕上做明显标记，注明绑扎止血带时间和部位，以便后续救护人员继续处理。

**（三）加压包扎止血法**

**1. 适应证**　多用于静脉或毛细血管出血，是一种比较可靠的非手术止血法。但关节脱位、骨折或伤口内有碎骨存在时不宜使用。

**2. 方法**　先用无菌纱布覆盖伤口，外用布垫覆盖，再用三角巾或绷带以适当压力包扎，松紧度以能达到止血目的为宜（图 12-19）。包扎止血同时抬高伤肢以利静脉回流。

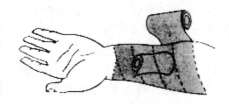

图 12-19　加压包扎止血法

这是一种目前最常用的止血方法，在没有无菌纱布时，可使用消毒卫生纸、毛巾等替代。

**（四）加垫屈肢止血法**

**1. 适应证**　多用于四肢出血，在无骨关节损伤时可使用。

**2. 方法**　于腋窝、肘窝、腹股沟或腘窝处放置一绷带卷或纱布垫，用力屈曲关节，并以绷带或三角巾扎紧，以控制关节远端血流而止血（图 12-20）。

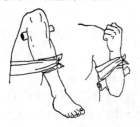

图 12-20　加垫屈肢止血法

此法伤员比较痛苦，并可能压迫到神经、血管，且不便于搬运伤员，故不宜首选，并且要经常观察肢体远端的血液循环，如血液循环完全被阻断，每隔1小时左右慢慢松开1次，观察3～5分钟，防止肢体坏死。

# 二、包　扎

包扎的目的是保护伤口，避免感染；固定敷料、药品及制动骨折部位；压迫止血，减轻疼痛。常用的包扎材料有绷带、三角巾、多头带、纱布绷带等。紧急情况下可就地取材，如相对干净的毛巾、衣服、手绢、床单、被单等。

## （一）绷带包扎法

绷带是用长条纱布制成，长度和宽度有多种规格。常用的有宽5cm、长600cm和宽8cm、长600cm两种。

**1. 基本要领**　面向伤者，用消毒纱布覆盖全部创面后，左手拿绷带的头端并将其展平，右手握住绷带卷，以绷带的外面贴近创面局部，自左向右、由肢体远端向近端，均匀用力缠绕。为防止绷带在肢体活动时松动滑脱，开始包扎时在同一平面环绕两圈，并将绷带头端折回一角，于绕第二圈时将其压紧；包扎完毕后再在同一平面环绕2～3圈，最后将绷带尾端剪开或撕开成两股打结，或用胶布固定末端。

**2. 基本方法及适用范围**

（1）环形包扎法：最常用的基础包扎方法，是将绷带在伤口上做环形缠绕。常用于各种包扎的起始和结束及粗细相等部位，如额、颈、腕、腹及腰部。

（2）螺旋法包扎：先以环形法缠绕数圈，然后稍微倾斜螺旋向上缠绕，使每圈遮盖上圈的1/3～1/2。常用于粗细相差不多的部位，如手指、上臂、大腿、躯干等。

（3）螺旋反折包扎法：与螺旋法基本相同，但缠绕每圈时都将绷带向下反折一次，反折时用左手拇指按住反折处，右手将绷带向下拉紧缠绕肢体。注意每圈反折处应在同一直线上，但应避开伤口和骨突处。常用于直径大小不等的肢体，如小腿、前臂等。

（4）蛇形包扎法：与螺旋法相似，但每周以绷带宽度为间隔，相互不覆盖。常用于简单夹板固定。

（5）"8"字形包扎法：在伤处上下，或关节上下，将绷带自下而上，再自上而下，重复做"8"字形旋转缠绕，每圈遮盖上圈1/3～1/2。常用于固定屈曲的关节部位，如肩关节、肘关节、膝关节等（图12-21）。

## （二）三角巾包扎法

三角巾是用边长为1m的正方形白布或纱布，将其对角剪开即分成两块三角巾，90°角称为顶角，其他两个角称为底角，顶角上缝一根带子称为顶角系带，斜边称为底边。三角巾的用途比较多，既可折叠成带式作为悬吊带用于肢体创伤及头、肘、手或膝部较小伤口的包扎，也可展开或折成燕尾式用于躯干或四肢大面积创伤的包扎，还可两块连接成燕尾式或蝴蝶状进行包扎（图12-22）。常见部位的各种三角巾的包扎法如下。

**1. 头面部外伤**

（1）帽式包扎法：将三角巾底边向内反折约两指宽，底边正中放于伤员眉间上部，顶角经头顶拉到枕部，底边分别经两耳上向后拉紧压住顶角，在枕部交叉再经耳上绕回前额中央，将两底角打结固定，顶角上卷塞入底边内（图12-23）。该法适用于头顶部外伤。

（2）风帽式包扎法：将三角巾顶角打一个结，放于前额中央，底边向外反折放于枕后，分别将两底角向前拉紧，包绕兜住下颌后交叉，再绕到颈后在枕部打结（图12-24）。该法适用于枕部、耳部外伤。

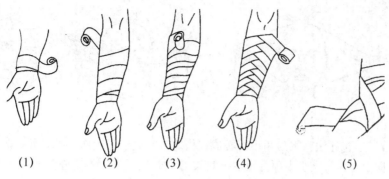

图 12-21　绷带包扎基本方法

（1）环形法；（2）蛇形法；（3）螺旋法；（4）螺旋反折法；（5）"8"字形法

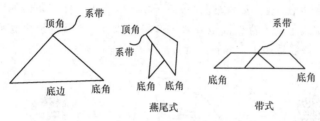

图 12-22　三角巾规格及各种用法

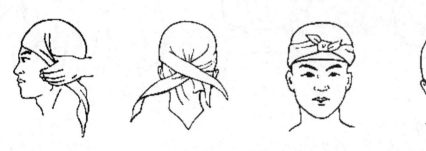

图 12-23　帽式包扎法

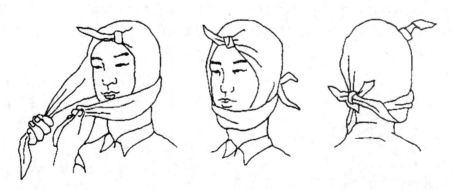

图 12-24　风帽式包扎法

（3）面具式包扎法：把三角巾顶角打结放在头正中，罩住头部及面部，分别将两底角向后拉紧，至枕后交叉再绕至前额打结。在眼、鼻、口处提起三角巾，用剪刀剪洞开窗（图 12-25）。该法适用于颜面部外伤。

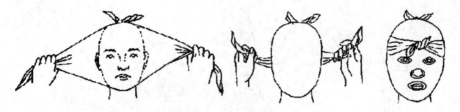

图 12-25　面具式包扎法

（4）"十"字包扎法：将三角巾折叠成三指宽带状放于下颌伤口敷料处，两手将两底角分别经耳部向上提，长端绕头顶与短端于颞部交叉成"十"字，然后分别水平环绕头部经额、颞、耳上、枕部后打结（图 12-26）。该法适用于下颌、耳部、前额、颞部小范围伤口。

**2. 颈部外伤**　伤员健侧手臂上举置于头顶，将三角巾折成带状，中段压紧覆盖伤口敷料，两端于健侧上臂根部打结（图 12-27）。

**3. 胸（背）部外伤**　将三角巾的顶角放于伤侧的肩上，使三角巾的底边正中位于伤口下方，将底边两端绕下胸（背）部至背后（胸前）打结，最后将顶角的系带穿过底边与其打结（图 12-28）。该法适用于一侧胸（背）部外伤。

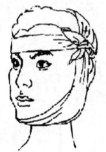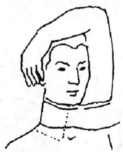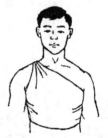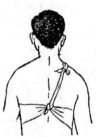

图 12-26　头部"十"字包扎法　　图 12-27　颈部包扎法　　　　图 12-28　胸部包扎法

**4. 肩部外伤**

（1）单肩包扎法：将三角巾折成燕尾巾，夹角对着伤侧颈部，先将燕尾底部包绕上臂后打结，再将两燕尾角（三角巾两底角）分别经胸、背拉到对侧腋下打结（图 12-29）。

（2）双肩包扎法：将三角巾折成两燕尾角等大的燕尾巾，夹角朝上，两燕尾分别披在双肩上，两燕尾角分别经左、右肩拉至腋下与燕尾底角打结（图 12-30）。该法也可用于胸部外伤的包扎。

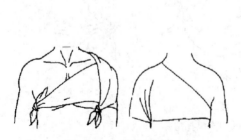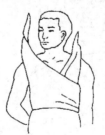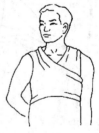

图 12-29　单肩包扎法　　　　　　　　图 12-30　双肩包扎法

**5. 腹部外伤**　双手持三角巾两底角，将三角巾底边拉直放于胸腹部交界处，顶角置于会阴部，然后将两底角绕至伤员腰部打结，最后将顶角系带穿过会阴与底边打结（图 12-31）。

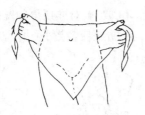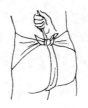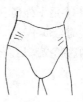

图 12-31　腹部包扎法

**6. 臀部外伤**

（1）单侧臀部包扎法：将三角巾折成燕尾巾，燕尾夹角朝下正对大腿外侧，大片在伤侧臀部压住前面的小片，顶角系带绕腰腹部到对侧与底边中央打结，两燕尾角包绕伤侧臀部至大腿根部打结（图 12-32）。

（2）双侧臀部包扎法：将两块三角巾连接成蝴蝶巾，连接处放于腰骶部，先将朝上的两底角于腹前打结，再分别将朝下的两底角由大腿后绕至腹股沟部，与其底边打结（图 12-33）。

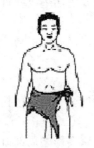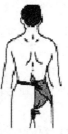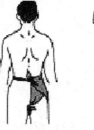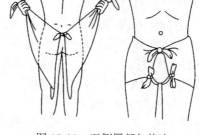

图 12-32　单侧臀部包扎法　　　　图 12-33　双侧臀部包扎法

**7. 上肢外伤**

（1）悬吊包扎法：将三角巾一底角置于健侧肩部，顶角朝向患肢，屈曲伤肢肘约 80°

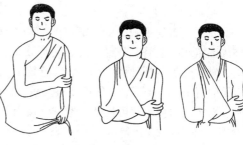

于三角巾上，再将三角巾向上反折，使另一底角绕到伤侧肩部，两底角于颈后打结，最后将三角巾顶角折平用安全别针固定（大悬臂带）。也可将伤肢屈肘约 80°，用三角巾折成的带巾悬吊于颈后（图 12-34）。

图 12-34　上肢悬吊包扎法

（2）三角巾包扎法：将三角巾一底角打结（结的余头留长些备用）后套于患肢手上，另一底角沿手臂后侧拉至对侧肩上，用顶角包裹伤肢后适度固定，再将前臂屈至胸前，最后将两底角打结（图 12-35）。

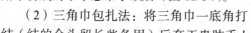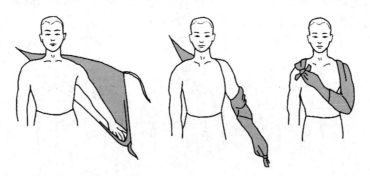

图 12-35　上肢三角巾包扎法

**8. 手（足）外伤**　将手（足）放于三角巾中央，手指（脚趾）对准顶角，先将顶角提起反折覆盖全部手（足）背部，再将手（足）两侧的三角巾向上折叠使之与手（足）外形相符，最后将两底角交叉后绕过腕（踝）部打结（图12-36）。

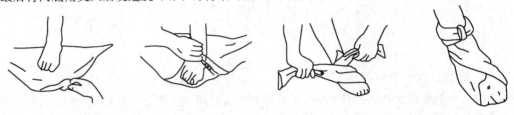

图 12-36　手（足）包扎法

**（三）注意事项**

1. 根据受伤部位及现场材料选择合适的包扎用物和包扎方法。

2. 包扎时要使患者处于舒适体位，皮肤皱褶处及骨隆突处要用棉垫或纱布作衬垫，包扎四肢时应将肢体保持功能位置。

3. 包扎伤口前，先初步清创并覆盖以无菌敷料，以减少伤口污染的机会。严禁用手或脏物触摸伤口；严禁将已脱出于体腔外的内脏送回。

4. 包扎时动作要轻巧、快捷，以免增加出血或加重疼痛。

5. 包扎的顺序应是由远心端到近心端，以帮助静脉血液的回流。四肢包扎时，应将指（趾）端外露，以便观察血液循环。

6. 包扎要牢固，松紧适宜，过松易使敷料脱落或移位，过紧会影响局部血液循环。打结时应避开伤口和坐卧受压部位。

# 三、固　　定

固定的目的是限制受伤部位的活动，减少出血和肿胀，减轻疼痛，避免骨折端移位损伤周围组织、血管和神经，便于转运伤员。现场急救时，所有的四肢骨折均须初步固定制动，脊柱骨折、骨盆骨折及四肢广泛软组织创伤也应相对固定。夹板是最理想的固定器材，常用的有木质、金属、充气性塑料夹板或树脂做的可塑性夹板。紧急情况下可就地取材，竹板、木棒、树枝等都可代替。也可直接用伤员的健侧肢体或躯干固定伤肢。固定还需纱布、棉垫、绷带或三角巾等。

**（一）常见部位骨折的固定方法**

**1. 锁骨骨折**　如仅一侧锁骨骨折，可用三角巾将患侧手臂悬吊于胸前，限制上肢活动即可。双侧锁骨骨折，在伤员背后放"T"形夹板，用绷带在两肩及腰部包扎固定。若无夹板，用敷料或毛巾垫于两腋前上方，将折成带状的三角巾两端分别绕两肩呈"8"字形，拉紧三角巾两头在背后打结，尽量使两肩后张（图12-37）。

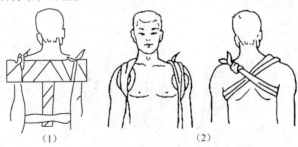

（1）　　　　　　　　　　　（2）

图 12-37　锁骨骨折固定

**2. 上臂骨折**　将夹板放于伤臂外侧，用绷带或带状三角巾在骨折部位上下两端固定，再将肘关节屈曲 90°，使前臂呈中立位，再用三角巾将上肢悬吊固定于胸前。如无夹板，可用两块三角巾，一块将前臂悬吊于胸前，另一块折成宽带，环绕伤肢上臂包扎固定于胸侧（图 12-38）。

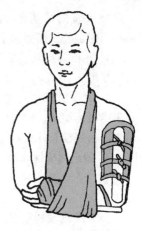

图 12-38　上臂骨折固定

**3. 前臂骨折**　协助伤员屈肘 90°，拇指在上。取两块长度超过肘关节至腕关节的夹板，分别置于前臂内、外侧，用绷带或带状三角巾在骨折部位上下两端固定，再用三角巾将上肢悬吊固定于胸前。

**4. 大腿骨折**　在伤腿外侧放一长夹板（长度为腋窝至足跟），伤腿内侧放一短夹板（长度为大腿根部至足跟），关节与空隙部位加棉垫，再用绷带或带状三角巾等将夹板分段固定（图 12-39）。

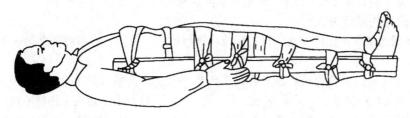

图 12-39　大腿骨折固定

**5. 小腿骨折**　在伤腿内、外侧分别放一夹板（长度为足跟至大腿），用绷带分段固定。紧急情况下无夹板时，可将伤员两下肢并紧，两脚对齐，将健肢与伤肢固定在一起，须在关节和两小腿之间的空隙处加棉垫以防包扎后骨折部弯曲（图 12-40）。

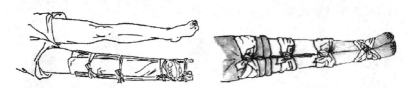

图 12-40　小腿骨折固定

**6. 脊柱骨折**　立即使伤员俯卧于硬板上，不可使其移动。必要时可用绷带或带状三角巾将其固定在木板上，胸部与腹部需垫上软枕（图 12-41）。

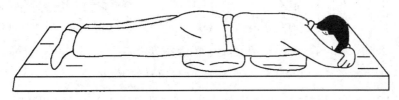

图 12-41　脊柱骨折固定

## （二）注意事项

1. 固定前应先处理危及生命的伤情和病情，如心肺复苏、止血包扎及抗休克处理等。

2. 骨折初步固定的目的是为了限制伤肢活动，防止骨折断端移位，而不是复位。开放性骨折刺出的骨断端未经清创不可直接还纳伤口内，以免造成感染。

3. 夹板的宽度要与伤肢相称，长度必须超过骨折上、下两个关节。除骨折部位上、下两端需固定外，还要固定上、下两个关节，绑带不要系在骨折处。

4. 夹板与皮肤、关节及骨突出部位间要加棉垫或软织物衬垫，以加强固定和防止局部组织受压。

5. 固定应松紧适度，牢固可靠，以免影响血液循环。固定肢体时，应暴露末端以便观察末梢血运情况，如肢体出现肿胀、剧痛、麻木、发凉、苍白或青紫等，说明血运不良，必须立即松解检查并重新固定。如条件允许，应抬高伤肢。

6. 固定时应保持肢体处于功能位，上肢为屈肘位，下肢呈伸直位。

# 四、搬　　运

伤员经过现场初步急救处理后，要及时转送到安全地带，以免再次受伤，并迅速送往医院进一步救治。现场急救搬运时多为徒手搬运，也可用专用搬运工具或临时制作的简单搬运工具，但不要为寻找搬运工具费时过长而贻误搬运时机。

## （一）常用的搬运方法

**1. 徒手搬运法**　不使用工具，只运用技巧进行搬运。适用于伤势较轻且运送距离较近的伤员。

（1）单人搬运：①扶行法：搬运者站于伤员一侧，将伤员一侧上肢绕过搬运者颈部，搬运者一手抓住伤员的手，另一手扶持伤员的腰背部，搀扶行走。适用于伤势不重、能够站立行走的伤员。②抱持法：搬运者一手托住伤员背部，一手托起大腿，将伤员抱起。如伤员神志清楚，可嘱其双手环抱搬运者颈部。适用于年幼伤员，或体重较轻、伤势不重、无骨折伤员，是短距离搬运的最佳方法。③背负法：搬运者用肩背部将伤员背起。适用于老幼、体轻、清醒的伤员（图12-42）。④爬行法：将伤员的双手用布条或绳子系牢，搭在搬运者颈后，然后骑跨在伤员身上，爬行前进。适用于无骨折、上肢无受伤、不能够站立行走伤员，且环境狭窄或有浓烟，如狭小的山洞、火灾时。

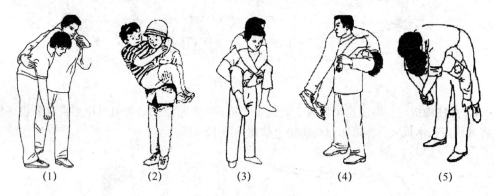

图 12-42　单人搬运法

（1）扶行法；（2）抱持法；（3）（4）（5）背负法

（2）双人搬运：①椅托式：两搬运者各用一手伸入伤员大腿下并互相紧握，另一手彼此交叉支持伤员背部，将伤员托起步调一致前行。伤员可将双臂分别环绕搬运者颈肩部。②拉车式：将伤员双臂交叉于胸前，一名搬运者站在伤员背后将双手经其腋下插入，分别抓住其对侧手腕，将伤员抱在怀里；另一名搬运者背向伤员站在其两腿中间，抬起伤员两腿；两人行动一致前行（图12-43）。

（3）三人或多人搬运：三人并排站立将伤员抱起，齐步前行。多人时可面对面站立将

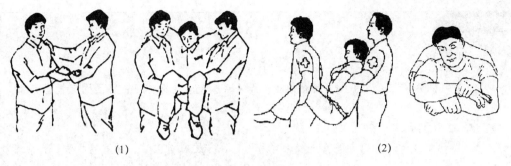

图 12-43　双人搬运法

（1）椅托式；（2）拉车式

伤员平托进行搬运（图 12-44）。

**2. 器械搬运法**

（1）椅托搬运法：让伤员坐稳于椅子上，两名搬运者一前一后抬起椅子，步伐一致前行（图 12-45）。适用于下肢骨折患者。

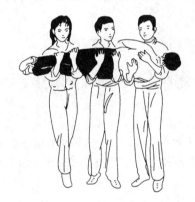

图 12-44　三人或多人搬运法

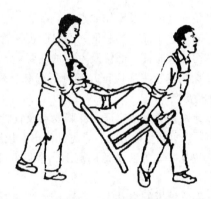

图 12-45　椅托搬运法

（2）担架搬运法：适用于伤势较重，路途较长又不适合徒手搬运的伤员。常用的担架有帆布担架、绳索担架、被服担架、门板、床板及铲式、包裹式、充气式担架等。搬运时3～4人一组，将伤员平放到担架上，加以固定，并使其足部向前，头部向后，以便后面搬运者随时观察伤员的病情。搬运者要行动一致，平稳前进；往高处抬时，担架前面要放低，后面要抬高，使伤员保持水平；往低处抬时，反之；不同病情的伤员要选用不同的担架和搬运方法，下肢骨折者可用普通担架，而脊柱骨折者要用硬担架或木板，并要填塞固定，颈椎和高位胸脊椎骨折者，还要用颈托，由专人牵引头部，避免晃动。

**（二）注意事项**

1. 根据伤员的病情和环境采取不同的搬运方法，避免因搬运不当而发生意外伤害。

2. 搬运时，动作要轻巧、敏捷、行动一致，避免减少伤员痛苦。

3. 搬运途中，要严密观察伤员生命体征及伤情变化。昏迷伤员要保持呼吸道通畅，可采用半卧位或侧卧位，防止窒息。

4. 凡怀疑有脊柱、脊髓受伤者，搬运前须先固定。搬动时将伤者身体以长轴方向拖动，不可从侧面横向拖动。

（胡小芳）

**案例分析**

**案例12-1分析：**

1. 应行气管切开置管后应用呼吸机辅助呼吸。

2. 护理措施包括：床旁备齐急救用物；严密观察患者生命体征；牢固固定气管套管，松紧适宜；保持呼吸道通畅；保持切口清洁干燥等。

**案例12-2分析：**

1. 现场急救时，首先应进行止血。常用的止血方法有指压法、加压包扎法、止血带法及屈肢加垫法。该伤员应用止血带止血法。实施该法时应注意部位、衬垫、松紧度、使用时间、定时放松、标记明显等。

2. 该伤员还需用无菌纱块包扎伤口，并对伤肢进行固定后再转运。

# 要点总结与考点提示

1. 环甲膜穿刺定位及操作要点。

2. 气管插管适应证、禁忌证，经口明视插管术操作要点及术后护理要点。

3. 气管切开适应证、部位及术后护理要点。

4. 静脉穿刺置管术适应证，锁骨下静脉、颈内静脉及锁骨下静脉穿刺定位、穿刺要点及置管后护理要点。

5. 动脉穿刺置管术适应证，穿刺要点及置管后护理要点。

6. 常用外伤急救止血方法；常见部位出血指压止血点及方法；止血带止血法注意事项。

7. 绷带包扎基本方法及适用范围；常见部位的各种三角巾的包扎法；伤口包扎的注意事项。

8. 常见部位骨折的临时固定方法及注意事项。

9. 常用现场搬运法及注意事项。

# 复习思考题

【A1型题】

1. 气管内插管导管留置超过多长时间病情无改善者应考虑气管切开（　　）。
   A. 6小时　　　　　　B. 12小时
   C. 24小时　　　　　D. 48小时
   E. 72小时

2. 气管插管后每次吸痰时间不宜超过（　　）。
   A. 5秒　　　　　　　B. 10秒
   C. 15秒　　　　　　D. 20秒
   E. 25秒

3. 最常采用的动脉穿刺置管的部位是（　　）。
   A. 左侧股动脉　　　B. 右侧股动脉
   C. 左侧桡动脉　　　D. 右侧桡动脉
   E. 左侧肱动脉

4. 下列哪项不符合静脉穿刺置管术的要求（　　）。
   A. 严格无菌操作
   B. 可多次、反复穿刺
   C. 要防止出现空气栓塞
   D. 误入动脉要立即拔出并按压止血
   E. 经常用稀释肝素液冲管

5. 锁骨下静脉穿刺若经锁骨下进针，则穿刺点在（　　）。
   A. 锁骨中点外侧1～2cm的锁骨下缘
   B. 锁骨中点内侧1～2cm的锁骨下缘
   C. 锁骨中点外侧2～4cm的锁骨下缘
   D. 锁骨中点内侧2～4cm的锁骨下缘
   E. 锁骨中点外侧3～4cm的锁骨下缘

6. 小腿外伤使用绷带进行包扎时，常采用（　　）

方法进行包扎。

A. 环形法　　　　　B. 螺旋法

C. 螺旋反折法　　　D. "8" 字形法

E. 蛇形法

7. 最简单、有效的临时止血方法为（　　）。

A. 指压止血法　　　B. 加压包扎止血法

C. 屈肢加垫止血法　D. 止血带止血法

E. 填塞止血法

8. 颜面部外伤大出血时，采取指压法止血按压的部位是（　　）。

A. 同侧颞浅动脉　　B. 双侧颈总动脉

C. 同侧颈总动脉　　D. 同侧面动脉

E. 同侧锁骨下动脉

【A₂ 型题】

9. 患者，25 岁，因车祸左前臂折断，现场急救时使用血压计袖带进行止血，此时应充气至（　　）合适。

A. 100mmHg　　　　B. 200mmHg

C. 300mmHg　　　　D. 400mmHg

E. 500mmHg

10. 某火灾救援现场一窒息伤员，初步检查发现喉头严重水肿，此时最快最安全的急救措施是（　　）。

A. 气管切开　　　　B. 经口腔明视插管

C. 经鼻腔明视插管　D. 经鼻腔盲探插管

E. 环甲膜穿刺

11. 患者，73 岁，慢性呼吸衰竭。护士为他抽取桡动脉血做血气分析，拔针后应用无菌纱布压迫针眼至少（　　）。

A. 1 分钟　　　　　B. 2 分钟

C. 3 分钟　　　　　D. 4 分钟

E. 5 分钟

【A₃ 型题】

（12～15 题共用题干）

某交通事故现场，一女性伤员，32 岁，股骨骨折伴大出血，查体：BP 68/45mmHg，P 118 次 / 分，R 28 次 / 分。

12. 此时，首选的止血方法是（　　）。

A. 指压股动脉止血　B. 加压包扎止血

C. 屈肢加垫止血　　D. 止血带止血

E. 伤口填塞止血

13. 用上述方法仍血流不止，测得伤员 Bp 48/25mmHg，此时应改用（　　）。

A. 指压股动脉止血　B. 加压包扎止血

C. 屈肢加垫止血　　D. 止血带止血

E. 伤口填塞止血

14. 为防止远端肢体缺血坏死，该法一般使用时间不超过（　　）。

A. 1 小时　　　　　B. 2 小时

C. 3 小时　　　　　D. 4 小时

E. 5 小时

15. 使用该法止血，应多长时间放松一次，每次放松时间为（　　）。

A. 30～60 分钟，2～3 分钟

B. 15～30 分钟，2～3 分钟

C. 30～60 分钟，4～5 分钟

D. 15～30 分钟，4～5 分钟

E. 45～60 分钟，4～5 分钟

【全国职业院校技能大赛模拟试题】

病历摘要：患者，女性，59 岁，子宫颈癌行子宫切除术后第二天并发肺部感染。体温 38.9℃，脉搏 90 次 / 分，呼吸 28 次。患者神志清楚，面色潮红，呼吸急促，痰多不易咳出，精神不振。主诉伤口疼痛，不敢用力咳痰，担心咳嗽剧烈会使伤口裂开。

问题一：请按轻重缓急对该患者列出主要护理问题。（计 5 分。至少写出 4 个护理问题，首优护理问题 2 分，另外 3 个护理问题各 1 分。护理问题应符合标准答案中的内容，否则不能得分）

问题二：针对该患者的首优护理问题，列出主要护理措施不少于 4 项。（5 分，必须是针对患者首优护理问题的措施）

# 实　　训

## 实训一　心肺复苏术

【实训目的和要求】　熟练掌握心肺复苏术的操作方法和技巧，能够独立、准确地完成心搏骤停患者的抢救。

【实训内容】　心肺复苏术（包括胸外心脏按压、口对口人工呼吸）。

【实训准备】　物品准备：心肺复苏模拟人、诊察床、治疗车、人工呼吸膜、纱布（用于清除口腔异物）、弯盘、抢救记录卡、洗手液、手电筒、脚踏垫。

【实训方法】　实验室心肺复苏模拟人实训。

【考核方式与成绩评定】

| | | | | | |
|---|---|---|---|---|---|
| 心肺复苏技术 | 判断与呼吸（5分） | • 判断意识、呼吸，5秒钟内完成，报告结果 | 2 | | |
| | | • 触摸大动脉搏动，10秒钟内完成，报告结果 | 2 | | |
| | | • 确认患者意识丧失，立即呼叫 | 1 | | |
| | 安置体位（5分） | • 将患者安置于硬板床，取仰卧位 | 2 | | |
| | | • 去枕，头、颈、躯干在同一轴线上 | 2 | | |
| | | • 双手放于两侧，身体无扭曲（口述） | 1 | | |
| | 心脏按压（30分） | • 抢救者立于患者右侧 | 2 | | |
| | | • 解开衣领、腰带，暴露患者胸腹部 | 2 | | |
| | | • 按压部位：胸骨中下1/3交界处 | 3 | | |
| | | • 按压方法：两手掌根部重叠，手指翘起不接触胸壁，上半身前倾，两臂伸直，垂直向下用力 | 3 | | |
| | | • 按压幅度：胸骨下陷至少5cm | 10 | | |
| | | • 按压频率：≥100次/分（不超过120次/分） | 10 | | |
| | 开放气道（10分） | • 检查口腔，清除口腔异物 | 3 | | |
| | | • 取出活动义齿（口述） | 3 | | |
| | | • 判断颈部有无损伤，根据不同情况采取合适方法开放气道 | 4 | | |
| | 人工呼吸（30分） | • 捏住患者鼻孔 | 2 | | |
| | | • 深吸一口气，用力吹气，直至患者胸廓抬起 | 10 | | |
| | | • 吹气毕，观察胸廓情况 | 3 | | |
| | | • 连续2次 | 10 | | |
| | | • 按压与人工呼吸之比为30:2，连续5个循环 | 5 | | |
| | 判断复苏效果（10分） | 操作5个循环后，判断并报告复苏效果 | | | |
| | | • 颈动脉恢复搏动，平均动脉血压大于60mmHg（口述） | 4 | | |
| | | • 自主呼吸恢复 | 2 | | |
| | | • 瞳孔缩小，对光反射存在 | 2 | | |
| | | • 面色、口唇、甲床和皮肤色泽转红 | 2 | | |
| | 整理记录（10分） | • 整理用物 | 4 | | |
| | | • 六步洗手 | 3 | | |
| | | • 记录患者病情变化和抢救情况 | 3 | | |

# 实训二　常用监测技术

**【实训目的和要求】**

1. 掌握多功能监护仪的使用方法、保养与清洁。
2. 掌握常用监测指标的正常值范围及意义。
3. 掌握护理操作中的基本原则：如无菌技术操作原则、隔离消毒原则等。

**【实训内容】**

1. 患者心率、呼吸、血压的监测。
2. 患者血氧饱和度的监测。

**【实训准备】**

**1. 护士准备**　着装规范、仪表端庄、态度认真，洗手、戴口罩。

**2. 患者准备**　彻底清洁局部皮肤，除去皮屑和油脂。

**3. 监护仪准备**　确定监护仪电源接通，试功能正常运转，检查导联、传感器导线是否正常，将脉搏血氧饱和度传感器及导线与多参数监护仪连接。

**【实训方法】**

1. 检查监护仪功能及导线连接是否正常。
2. 将心电监测电极板连接至监护仪导联线上，按照监护仪标识要求贴在患者胸部正确位置，避开伤口，必要时应当避开除颤部位。
3. 放置尺寸合适的血压监护袖带。
4. 将脉搏血氧饱和度传感器放于患者手指、足趾或耳郭处，使其光源透过总部组织，保证接触良好。
5. 根据患者的具体情况设定报警上下限。

**【考核方式与成绩评定】**　操作考核和理论考核，学生能否正确为患者进行多参数监测，能否说出各项监测指标的正常值范围及意义。

# 实训三　气管插管术

**【实训目的和要求】**

1. 了解气管插管术的适应证和禁忌证。
2. 熟悉气管插管术用物准备。
3. 掌握气管插管术及护理要点。

**【实训内容】**　经口腔明视气管内插管术。

**【实训准备】**　气管插管包、喉镜、气管插管模型。

**【实训方法】**

1. 学生观看气管内插管术操作视频。
2. 带教老师在气管插管模型上进行操作示范。
3. 学生分组在气管插管模型上模仿操作练习，老师巡视校正。
4. 带教老师进行课堂小结，归纳并纠正巡视过程中已校正的操作步骤。

**【考核方式与成绩评定】**　由带教老师担任考官，学生在气管插管模型上进行操作考核。考核成绩按比例计入课程总成绩。

# 实训四　止血、包扎

**【实训目的和要求】** 掌握各种止血技术和包扎技术。

**【实训内容】**

1. 指压止血法。

2. 止血带止血法。

3. 加压包扎止血法。

4. 加垫屈肢止血法。

5. 绷带包扎法。

6. 三角巾包扎法。

**【实训准备】** 止血带、绷带、三角巾、棉垫等。

**【实训方法】**

1. 学生观看止血术和包扎术操作视频。

2. 请学生模拟伤员，带教老师一一示范各种止血术和包扎术。

3. 学生分组相互进行练习，老师巡视校正。

4. 带教老师课堂小结，归纳已校正的技术方法。

**【考核方式与成绩评定】** 由带教老师担任考官，学生在模型上进行操作考核（考核项目可采取抽签的方式随机确定）。考核成绩按比例计入课程总成绩。

# 参考答案

**第 2 章**

复习思考题参考答案　1-5　BABAE

**第 3 章**

复习思考题参考答案　1-2　DB

**第 4 章**

复习思考题参考答案　1-5　BADAC
6-10　BDAAD

**第 5 章**

复习思考题参考答案　1-5　BCEBB
6-9　DDDBB　10-12　DBC

全国职业院校技能大赛模拟试题答案

一、主要护理问题

1. 疼痛。

2. 组织完整性受损。

3. 体液不足。

4. 躯体移动障碍。

5. 焦虑或恐惧。

二、1. 首优护理问题：疼痛。

2. 主要护理措施

（1）评估患者疼痛部位、性质、程度及持续时间。

（2）立即给予清创、缝合。

（3）左上肢予以固定、制动、抬高患肢、伤处局部冷敷。

（4）与患者多沟通交流，转移其注意力，减轻疼痛。

（5）行 X 线检查，明确是否有左上肢骨折，

以确定下一步治疗方案。

**第 6 章**

复习思考题参考答案　1-5　EDEBE
6-10　ECCAE　11-15　DCABB
16-20　AACEC　21-25　ADEAA
26-30　BEDEB　31-35　CABDC

全国职业院校技能大赛模拟试题答案

一、主要护理问题

1. 急性意识障碍

2. 气体交换受损

3. 有窒息的危险

4. 潜在并发症：脑水肿、呼吸衰竭。

二、1. 首优护理问题：急性意识障碍。

2. 主要护理措施。

（1）迅速清除毒物，清水反复洗胃，直至洗胃液清亮、无大蒜味为止。经胃管注入活性炭吸附肠道内的毒物，同时注入硫酸镁或硫酸钠进行导泻，必要时进行灌肠，尽快排出肠道内未吸收的毒物。

（2）保持呼吸道通畅。患者昏迷者取仰卧位，头偏向一侧。遵医嘱给予 4～5L/min 的高流量吸氧，注意随时清除呕吐物及痰液，备好气管切开包、呼吸机。呼吸衰竭时进行机械通气。

（3）迅速建立两组静脉通道，遵医嘱早期、足量、联合、重复使用抗胆碱药、胆碱酯酶复能剂等药物。如使用阿托品，直至阿托品化或毒蕈碱样症状消失。同时准确记录出入量，注意纠正水、电解质、酸碱平衡紊乱。

（4）病情监测

1）生命体征监护：每 15 分钟测呼吸、心率、脉搏、血压 1 次，如患者出现咳嗽、胸闷、咳粉红色泡沫痰时提示发生急性肺水肿；如出现呼吸频率、节律及深度改变应警惕呼吸衰竭发生。

2）神经系统监护：严密监测患者神志、瞳孔的变化。如患者有意识障碍伴有头痛、剧烈呕吐、惊厥、抽搐等应考虑是否发生急性脑水肿，可予利尿脱水剂、糖皮质激素静脉滴注进行治疗。

3）观察药物的药效及不良反应：患者在"阿托品化"后应逐渐减少用量，维持至症状、体征基本消失，观察 24 小时病情无反复方可停药。观察胆碱酯酶复能剂副作用，如短暂眩晕、视力模糊或复视、血压升高等。

## 第 7 章

复习思考题参考答案　1-5　ABBCB
6-10　BBDDD　11-15　DDDDA
16-20　CCECB　21-24　EDAE

全国职业院校技能大赛模拟试题答案
一、主要护理问题
1. 体温升高（高热）：体温 40℃；
2. 急性意识障碍；
3. 有受伤的危险；
4. 潜在并发症：休克、脑水肿、心力衰竭。
二、1. 首优护理问题：体温升高（高热）：体温 40℃。
2. 主要护理措施：
（1）迅速将患者转移至温度 20~25℃ 的空调监护病房，脱去外衣平卧，头偏一侧，清除鼻咽分泌物，保持呼吸道通畅。
（2）高流量吸氧 6~8L/min，必要时准备机械通气。
（3）降温
1）物理降温：头部冰帽降温，腹股沟、颈

动脉、腋窝处放置冰袋，全身降温可用冰毯或乙醇擦浴。

2）迅速建立两组静脉通路，遵医嘱给予 4℃ 5% 葡萄糖盐水 1000~2000ml 静脉滴注，开始宜缓慢，适应后再适当加快速度，以降温、利尿。

3）遵医嘱给予冰盐水 200ml 注入胃内或灌肠进行体内中心降温。

4）若条件允许，可采用低温透析液（10℃）血液透析。

（4）病情监测：密切观察意识、生命体征、血氧饱和度、尿量等，在 4℃ 5% 葡萄糖盐水 1000~2000ml 静脉滴注过程中注意观察有无急性肺水肿征象。

## 第 8 章

复习思考题参考答案　1-5　ADCCB
6-7　AD

## 第 9 章

复习思考题参考答案　1-5　BCEBE
6-9　DDAD

## 第 10 章

复习思考题参考答案　1-5　AEECC
6-10　AEBEE

全国职业院校技能大赛模拟试题答案
一、主要护理问题
1. 体液过多
2. 血钾过高
3. 焦虑、恐惧
4. 有感染的危险
5. 营养失调　低于机体需要量
二、1. 首优护理问题：体液过多
2. 主要护理措施
（1）一般护理：患者卧床休息，减少活动。

（2）病情观察：密切观察患者的神志、生命体征、尿量等变化，监测尿素氮、肌酐、血钾、血钠的情况。

（3）饮食护理：饮食含适量的蛋白质和充足热量，注意补充维生素，严格控制入水量，禁止钾的摄入。

（4）根据医嘱选用敏感的抗生素，避免应用有肾毒性的药物。

（5）透析疗法：血液透析作用在尿毒症危重阶段可以起到迅速缓解症状维持生命的作用。

（6）心理护理：关心、安慰患者，给予耐心细致的护理。

## 第 11 章

复习思考题参考答案　1-5　EBBCB

6-9　BADE

全国职业院校技能大赛模拟试题答案

一、主要护理问题

1. 气体交换受损

2. 潜在并发症：洋地黄中毒

3. 知识缺乏

4. 恐惧

二、1. 首优护理问题：气体交换受损。

2. 主要护理措施：

（1）安置患者端坐位，双腿下垂。

（2）高流量吸氧，必要时湿化液加入 20%～30% 的乙醇。

（3）心电监护，观察患者生命体征和血氧饱和度。

（4）快速建立静脉通道，遵医嘱给药。

（5）安慰患者，稳定情绪，做好心理护理。

## 第 12 章

复习思考题参考答案　1-5　ECCBB

6-10　CADCE　11-15　EBDEA

全国职业院校技能大赛模拟试题答案

一、主要护理问题

1. 清理呼吸道无效

2. 体温过高

3. 疼痛

4. 焦虑

5. 知识缺乏：缺乏术后咳嗽排痰技巧

二、1. 首优护理问题：清理呼吸道无效。

2. 主要护理措施：

（1）评估患者呼吸道痰液性质及量。

（2）指导患者咳嗽技巧：将双手掌置于患者手术切口缝线的两侧，嘱患者连续小声咳嗽，在咳嗽的瞬间将双手向切口中心部位适当用力按压。

（3）根据患者病情采取辅助排痰措施：①叩击；②震颤；③体位引流；④雾化吸入；⑤吸痰。

（4）遵医嘱给予有效抗生素治疗肺部感染。

（5）给予心理支持，使患者建立战胜疾病的信心。